贝尔维尤

美国公立医院的死与生

Bellevue

David Oshinsky

Three Centuries of Medicine and Mayhem at America's Most Storied Hospital

[美国] 戴维·奥辛斯基 著

武忠明 译

译林出版社

图书在版编目（CIP）数据

贝尔维尤 ： 美国公立医院的死与生 / （美） 戴维·奥辛斯基 （David Oshinsky） 著 ； 武忠明译. -- 南京 ： 译林出版社, 2024. 11. --（医学人文丛书 / 梁贵柏主编）. -- ISBN 978-7-5753-0272-2

Ⅰ. R199.712

中国国家版本馆CIP数据核字第2024UT6007号

著作权合同登记号　图字：10-2021-380号

贝尔维尤：美国公立医院的死与生　［美国］戴维·奥辛斯基／著　武忠明／译

责任编辑　黄　洁
装帧设计　周伟伟
校　　对　孙玉兰
责任印制　单　莉

原文出版　Doubleday, 2016
出版发行　译林出版社
地　　址　南京市湖南路 1 号 A 楼
邮　　箱　yilin@yilin.com
网　　址　www.yilin.com
市场热线　025-86633278
排　　版　南京展望文化发展有限公司
印　　刷　徐州绪权印刷有限公司
开　　本　890 毫米 ×1168 毫米　1/32
印　　张　20.125
插　　页　12
版　　次　2024 年 11 月第 1 版
印　　次　2024 年 11 月第 1 次印刷
书　　号　ISBN 978-7-5753-0272-2
定　　价　89.00 元

主编序
生命、医学和人文故事

在我们能看到的所有现象中，生命现象是最神奇的。

伟大的美国物理学家理查德·费曼在他的畅销书《费曼物理学讲义》的开篇指出：“如果某种大灾难摧毁了所有的科学知识，我们只有一句话可以传给下一个（智慧）物种，那么用最少的词汇来表达最多信息的陈述是什么？我相信这应该是原子假设，即万物都是由原子构成的。这些微小的粒子一刻不停地运动着，在彼此分离时相互吸引，但被挤压在一起时又会相互排斥。只要略加思考和想象，你就可以从那句话中得到关于这个世界的大量信息。”

“一切生命世界的行为都可以被理解为原子的颤动和扭动。”

一堆杂乱无章的原子在一定物理规则之下排列组合，变成了性质各异的分子，这是生命的物质基础，我们所了解的所有生命，都是建立在这个物质基础之上的；一堆性质各异的分子在一定物理规则之下排列组合，又变成可以从外界获取能量，从而完成自我复制的细胞，这是生命的原始状态。我们所知道的所有生命，都是从一个细胞开始的；一堆完全相同的细胞，在外界能量驱动下不断复制的过程中出现了几个随机的错误，生成了性质各异的新细胞，这是生物世界多样性的基础，我们所看到的各种美丽的生命形式，竟然都源于这些“不经意的复制错误”……

细胞的协同形成了器官，器官的协同塑造了小草和大树，塑造了小狗和大象，也塑造了你和我。

下一次，当你看到一棵枝叶被压弯的小草，奋力托起一滴露珠，在阳光里闪烁着晶莹；当你看到一株挺直了躯干的大树，轻松抖落一身雪花，在乌云下舞动着狂野；你是否会想：若干年前，我们都曾是一堆杂乱无章的原子？

下一次，当你看到一条摇头摆尾的小狗，当你看到一头步履沉重的大象，你是否会想：曾经有一天，我们都只是一个尚未分裂的卵细胞？

科学把我们带到了生命的源头。

费曼教授在谈及生命现象时还指出：“我相信，（艺术家）看到的美丽对我和其他人来说也都是可以看到的，尽管我可能不如他在审美上那么精致……我也可以欣赏花朵的美丽，但我对花的了解比他所看到的外观要多。我可以想象其中的细胞和内部的复杂机制。我的意思是，（花朵）并不只在宏观的尺度上很美，在微观的尺度上，它们的内部结构和进化过程也很有美感……科学知识只会增加花朵的美感和神秘感，人们对花朵更加兴趣盎然、惊叹不已。”

将在10个月后长成你的那个受精卵细胞开始分裂了。

在第7周时，当超声波的探头第一次“听”到你的心跳，你的整个“躯体”才一颗蓝莓那么点大！

到了第9周，你长到了一颗樱桃的大小。你已经不再是胚胎，而是已发展为胎儿，虽然消化道和生殖器官已形成，但即使是最有经验的技术员，要辨出你是男孩还是女孩尚为时过早。

第15周到了，你仍旧只有一个苹果的大小，但你的大脑已经开始尝试控制你的肌肉。你能够活动肢体，甚至可以翻跟斗，吮吸大拇指的“坏习惯”也有可能已经形成了，但是你妈妈还不知道，也管不到你。

在第23周时，你猛增到一个木瓜的大小。这时你的听力已经相当发达，开始能识别妈妈的声音，以免日后一“出门”就认错了人。至于爸爸的声音嘛，没那么重要，再等一个月（第27周）吧。

第32周到了，你差不多是一颗大白菜的尺寸。这时你的味蕾已基本长成，你会在吞咽羊水的时候知道妈妈今天是不是吃了大蒜。你没有选择，只能习惯于妈妈常吃的食物，日后挑食也不完全是你的责任哦。

终于到第39周，你已经长到了一个西瓜的大小，感到了周围空间的狭小，稍稍展臂和伸腿都会引来妈妈的注意和安抚。于是你们俩默默地“商量”：时机成熟的话就到外面的世界去（来）看看吧。

从第一声响亮的啼哭开始，你踏上人生的旅途，义无反顾地一路走去。虽然欢笑多于苦恼，但是每个人都会生病，这是生命的一部分。

没有人能真正记住第一次生病吃药的感受：妈妈说你很乖，不哭也不闹；爸爸却说你一口全吐了出来，弄脏了他的衣裤。也没人能真正回忆起第一次看病打针的情形：妈妈说你很勇敢，还冲着打针的护士阿姨笑呢；爸爸却说你哭得那个惨啊，两块冰激凌才止住。

因为每个人迟早都会生病，所以我们有了医药学，一门专门研究疾病与治疗的学问。千百年来，医药学的精英们一直在探究生命的奥秘、疾病与健康的奥秘。在21世纪的今天，我们对于生命、疾病和健康的认知达到了不可思议的深度和广度。

1981年4月26日，在迈克尔·哈里森医生的主持下，美国加利福尼亚大学旧金山分校医院进行了世界上首例成功的人类开放式胎儿手术。接受手术的孕妇腹中的胎儿患有先天性的尿路阻塞，出现了肾积水，这很可能导致胎儿在出生之前就肾脏坏死，危及生命。为了抢救胎儿的生命，做手术的医生给胎儿做了膀胱造口术，在胎儿的膀胱中放置了一根临时性的导管让尿液正常释放。胎儿出生之后，医生又进行了尿路再造手术，彻底解决了这个婴儿的遗传缺陷。

也许你开始想象，手术时这个胎儿才多大？他能感觉到疼痛吗？做这个手术的医生必须何等精准？也许你还会想：这种先天性的遗传缺陷是如何发现的？是哪一种先进的诊断技术隔着肚皮还有如此高的可信度，可以让接诊的医生如此精准地知道是胎儿的尿路出现了阻塞？

每年在美国出生的约400万婴儿中，约有12万（约占3%）患有某种先天性缺陷，其中一部分可以在出生后得到成功治疗。随着胎儿影像学和各种无创产前检查技术在过去几十年中取得突破性进展，我们对胎儿发育的了解也有很大程度的提高，越来越多的诊断工具使我们能够更精确地识别胎儿发育过程中出现的病情及其恶化的程度和速度，同时辅助我们开发新的医疗技术来帮助子宫内的胎儿早日康复。

如今，胎儿治疗被公认为儿科医学中最有前途的领域之一，而产前手术正成为越来越多具有先天缺陷的婴儿的一种治疗方案。在婴儿出生之前我们就可以相当准确地了解其发育和成长，及时发现可能出现的病变并实施治疗，这是所有家长的祈盼，也是几代医生的夙愿。

2012年4月17日，年仅7岁的美国女孩艾米丽成为第一个接受“融合抗原受体疗法”（Chimeric Antigen Receptor Therapy，简称CAR–T疗法）治疗的儿科患者。在其后的几个星期里，费城儿童医院的医生从艾米丽的血液中提取她的免疫T细胞，将其在体外培养，然后用最先进的生物工程技术对这些免疫T细胞进行了化学修饰，使得这些免疫T细胞能有效识别正在艾米丽体内野蛮生长的癌细胞。体外实验成功之后，这些修饰后的（融合抗原受体）免疫T细胞被重新植入艾米丽的血液中，再次与癌细胞决一死战。

从5岁开始，勇敢的艾米丽与一种最常见的儿童癌症——急性淋巴细胞白血病——顽强地抗争了两年，她的医生穷尽了当时已有的一切治疗方法，在短暂的疗效之后，癌细胞总是一次又一次卷土重来，侵蚀着她越来越虚弱的生命。这一次会有不同的结果吗？修饰后的免疫T细胞移植后，剧烈的免疫反应开始了，昏迷中的艾米丽在生与死的边缘足足挣扎了两个星期。她战胜了死神，苏醒过来，随后的测试震惊了所有人：癌细胞不见了，而那些修饰后的T细胞仍然在那里，准备清除任何试图卷土重来的癌细胞。

在许多人的眼里，这样的描述似乎只应该出现在科幻作品而不是科普作品中。如今，随着基因编辑技术的突飞猛进，我们的医疗技术已经精准到了患者免疫细胞表面标记分子的水平，大概不能更精准了。当然这只是开始，在分子水平和细胞水平上，我们对疾病和健康的了解才刚刚揭开了一角，还有许许多多的未知等着我们去深入探索。

如果说产前手术与 CAR–T 疗法代表了医药学发展的深度，那么全球基础公共卫生系统的建设和疫病防控则体现了医药学涉及的广度。例如，天花病毒被牛痘疫苗彻底灭绝，引起河盲症的盘尾丝虫已经在伊维菌素的围剿下成为濒危物种……

2019 年 6 月 18 日，世界卫生组织在官方网站以“从 3 000 万到零：中国创造了无疟疾的未来”为题发文，高度赞扬中国人民在消除疟疾上所取得的成就：自 2016 年 8 月以来，中国尚未发生任何疟疾本地病例。

在 20 世纪 40 年代，中国每年有大约 3 000 万例疟疾，其中有 30 万人死亡。1955 年，中国卫生部制定了《国家疟疾防控规划》，各社区团结一致，改善灌溉条件，减少蚊子滋生地，喷洒杀虫剂并推广使用蚊帐。地方卫生组织建立了防控体系，以尽早发现病例并及时制止疫情的蔓延。到 1990 年底，全国疟疾病例总数下降到 12 万左右，疟疾相关的死亡人数减少了 95%。从 2003 年开始，在全球抗击艾滋病、结核病和疟疾基金的支持下，中国卫生部门加强了培训和灭蚊措施，人员配备、实验室设备、药品等方面都有改善。在其后10年间，全球基金提供了总计超过1亿美元的支持，帮助中国的762个县终结了疟疾，使每年的疟疾病例数减少到不足5 000例。

2010年，中国提出了一个宏大的计划：在2020年之前消除疟疾，这是对2000年世界卫生组织《千年发展目标》中的疟疾目标的回应。为了达到这一目标，中国实施了一种高效的监测策略，在病例传播之前迅速发现并制止疟疾，它被称为“1–3–7”策略：在1天内必须报告任何疟疾病例；到第3天结束时，县疾控中心将确认并调查该病例，确定是否存在传播风险；到第7天结束时，县疾控中心将采取措施确保不再传播，包括对发现疟疾病例的社区成员进行检测。

在2016年上半年，全国范围内仅报告了3例本土疟疾病例，在2017年、2018年和2019年均未发现本土病例，实现了3年无病例、彻底消灭疟疾的预定目标。

这是一项很了不起的成就，但是我们离高枕无忧的日子还差得很远。随着全球人口持续增长，全球化经济持续发展，对抗传染性疾病的基础公共卫生建设正面临着新的挑战。2020年，新型冠状病毒引发全球疫情，很及时地给我们敲响了警钟。截至近日，全球被感染人数已经超过250万，死亡人数也超过20万，同时还造成了全球性的经济停摆，各种次生危机与相关的生命和财产损失也将是前所未有的。

有各国政府的高度关注和积极行动，有众多民间组织的志愿加入，有医药界的全力救治和疫苗及药物研发，人类终将凭借集体智慧战胜疫情。但是我们必须警钟长鸣，进行更多的战略投资和储备，健全及时的多重预警系统，才有能力应对各种可能的全球性健康威胁；我们必须携起手来，实现公共卫生资源与信息的共享，因为疫病是我们共同的敌人。

我们走在人生旅途上，有着各自不同的节奏、色彩和旋律，但是我们每个人的结局没有丝毫悬念，哪怕百转千回，必定殊途同归。

英国著名生物学家、教育家理查德·道金斯在他的畅销书《解析彩虹：科学、虚妄和对奇观的嗜好》中写道："我们都将死去，因为我们都是幸运儿。绝大多数人永远也不会死，因为他们根本就没有出生。那些本来可以成为你我，但实际上永远看不到这一天的人，加起来比阿拉伯的沙粒数目还要多。那些未出生的灵魂中肯定有比约翰·济慈更伟大的诗人，比艾萨克·牛顿更伟大的科学家。我们可以肯定这一点，因为我们的DNA可能造出的人数要远远超过实际出生的人数。在这种令人感到渺小的赔率中，却是你和我，本着我们的平常心，来到了这里。我们这些赢得了出生彩票而享有特权的少数人，怎么还能因为我们都要不可避免地回到出生前的状态而发牢骚？绝大多数人根本就没有这个机会！”

与生的权利一同降临你我的，是死的归宿。

普利策奖获奖作品《拒绝死亡》(*The Denial of Death*)的作者厄内斯特·贝克尔指出：死亡的威胁始终困扰着我们，但同时也激励着我们。贝克尔认为，我们有许多行为都源于对死亡的恐惧，都是为了减轻我们对即将不复存在的恐惧而进行的无谓努力。在这种恐惧心理的影响下，我们很难以一种平常心去面对死亡，以及死亡带给我们的悲伤。

2017年4月20日，在生命的最后一个早晨，87岁的查理·埃默里克和88岁的弗朗西·埃默里克紧紧地手牵着手，这对住在美国俄勒冈州波特兰市的老夫妇已经结婚66年了。

查理退休前曾经是一位受人尊敬的五官科医生，在2012年被诊断出患有前列腺癌症和帕金森病。在与多种疾病的抗争中，查理的健康状况愈来愈糟糕，生活质量每况愈下。他夫人弗朗西曾在查理工作过的一家印度医院负责营销和公共关系工作，晚年后一直被心脏病和癌症严重困扰，健康状况极不稳定。

2017年初，查理感觉到终点正在临近，得知自己可能只剩下6个月的时间了，便跟弗朗西开始认真地讨论他们人生的最后选项：在何时何地以何种方式有尊严地死去？埃默里克夫妇仔细研究了俄勒冈州《尊严死亡法》的规定，该法律要求两名以上不同的医生进行检查，确定生存期6个月或更短的预后，并多次确认意图以及患者自行摄入致死性药物的能力，整个程序不得少于15天。非营利机构俄勒冈生命终选（End of Life Choices Oregon）的资深专家为埃默里克夫妇提供了专业的咨询，解答了他们和亲属的各种相关问题。

埃默里克夫妇做出了他们自己的选择。

在那个最后的早晨，查理和弗朗西坐在轮椅里来到大厅，与家人告别，然后紧紧地手牵着手，在处方药物的辅助下一起平静地离开了这个令人留恋的世界，他们的遗体捐赠给了科学研究。

女儿和女婿在二老的许可下记录了他们的谈话和准备工作，直到最后时刻，记录下他俩最终抉择的背景以及坚定的信念。这本来只是为家人留作纪念的，但最终埃默里克夫妇同意将这些影像记录剪辑成短片《生与死：一个爱情故事》，公之于众。“他们没有遗憾，没有未了的心愿。感觉这就是他们的时刻，知道他们能永远在一起真是太重要了。”女儿如是说。

自俄勒冈州1997年成为美国第一个将医学辅助死亡合法化的州以来，已经有1 000多名临终的患者在那里完成了医学辅助死亡。从许多方面看，医学辅助死亡仍旧极具争议，但关于死亡的选择和讨论是十分有必要的。

如今在发达国家里，绝大多数人死于繁忙的医院或养老院中，通常是在医生和护理人员的陪伴下。殡仪馆迅速移走死者并进行最后的护理和化妆，几天后在殡仪馆或教堂举行短暂的仪式，随后下葬或火化，一切就结束了。

我们能做得更好吗？如果可能的话，每个人是不是都应该在何时何地死亡方面有所选择？这不再是科学问题，而是人文的问题。

我们讲述生命的故事，在任何一个尺度上它们都是如此神奇美妙。我们讲述医学的故事，从防疫到治疗，它们都是如此鼓舞人心。我们讲述来自生命和医学前沿的人文故事：有急救病房的生死时速，也有重症监护室的悲欢离合；有法医显微镜下的蛛丝马迹，也有微生物世界里的隐秘凶手；有离奇死亡的扑朔迷离，也有临终关怀的爱与尊严……

译林出版社的“医学人文丛书”讲述的就是这样一些扣人心弦的故事。

医学人文丛书主编

梁贵柏

2020年4月于美国新泽西

给我的儿子埃弗雷姆，

他令我欢喜和骄傲。

目录

导言

“送往贝尔维尤”——这个短语几乎和纽约市一样古 1
老，最早在18世纪用来描述黄热病患者被匆匆送往东河边一家荒凉的隔离病院的情景，如今已广为人知，连报纸都懒得在头条加上“医院”二字：“埃博拉医生被送往贝尔维尤”，“被圆锯片划伤的妇女被送往贝尔维尤”，“著名涂鸦艺术家因用啤酒杯打人而被捕——已送往贝尔维尤”。

这简直成了一种仪式。“如果一名警察在曼哈顿遭枪击，他的第一选择往往是贝尔维尤……如果一位投资银行家心脏停搏，他的豪华轿车司机知道该把他送到哪里。”贝尔维尤医院前医疗主任埃里克·曼海默写道。消防员受伤，囚犯生病，工人从脚手架上摔下，无家可归者在大街上昏倒，同样如此——目的地很可能就是贝尔维尤。如果到访的教宗或总统需要紧急医疗服务，该医院一流的急诊科正严阵以待。

贝尔维尤密切反映出一个不断变迁的纽约。在贝尔维尤，有 100 多种语言被翻译，最常见的有西班牙语、普通话、广东话、波兰语、孟加拉语、法语和海地克里奥尔语。在训练有素、熟悉各地方言的译员帮助下，医生和病人通过双线电话沟通。医院内设置有多语种指示牌来引导来访者——目的地如今包括一间穆斯林祈祷室、一间接收政治
2 迫害幸存者的医务室。医生和护士时常提到，外国人抵达肯尼迪机场，叫来出租车后，只说一个词："贝尔维尤。"

他们知道自己不会被拒之门外。数个世纪以来，每个移民群体都被置于贝尔维尤的保护伞下；每场灾难和流行病的发生，都会把它简陋的病房塞满。"它从来都不是世上最整洁的（地方）——既然其宗旨总是接收那些可被称为'人类渣滓'的病人，它怎么可能是最整洁的？"才华横溢的外科医生威廉·A. 诺伦指出："医院时常挤满罹患伤寒、霍乱和黄热病的患者，病人才死没几分钟，尸体就被装进棺材，床上又躺下新的病人。"

统计该医院胸科的肺炎患者人数，可跟踪纽约冬天的严重程度；统计停尸房里中毒尸体的总数，可评估禁酒令的危害。结核病在城中肆虐时，贝尔维尤就诊治结核病。艾滋病来袭，暴力犯罪激增，瘾君子吸食可卡因，出狱的精神病患者无家可归，通常都是由贝尔维尤第一时间发现。

很少有哪家医院如此深植于我们的大众文化。收容

暴力犯罪的受害者、凶险的精神病患者和毫无指望的无家可归者，在贝尔维尤本是稀松平常，但在19世纪末，威廉·伦道夫·赫斯特与约瑟夫·普利策发起报纸发行量大战，大量炮制耸人听闻的曝光式报道（其中最受瞩目的是内莉·布莱的《疯人院十日》[1]），产生了不可磨灭的影响。自那时起，该医院就成了疯人院的代名词，遮蔽了其在临床护理和医学研究方面的巨大成就。

好莱坞发现贝尔维尤具有不可抗拒的吸引力。比利·怀尔德执导的《失去的周末》于1945年获得奥斯卡金像奖最佳影片奖，这部电影的大部分情节就发生于此，《纽约时报》称之为“贝尔维尤酗酒者病房中一次极丑陋的经历”。可爱的电影《34街的奇迹》中也有一段医院的镜头：骄傲到荒唐的克里斯·柯林格勒被关在一间小小牢房里，窗户上了封条，别人认为他是偏执狂，建议入院治疗。拍摄《教父》时，为寻找最令人生畏的医院，弗朗西斯·福特·科波拉很自然地选择了贝尔维尤，它的停尸房在后面的剧情中被用作片中角色博纳塞拉的殡仪馆。 3

更糟的是，贝尔维尤离格林威治村不远，救护车很快即可赶到。因此，贝尔维尤拥有600个床位的精神科大楼，

---

1 可参看该书中译本（中信出版社2014年版，程光锦译）。——译注（除另有特别说明，本书页下注皆为译者注，以下不再一一注明。）

成为迎来送往无数作家、艺术家和音乐家的旋转门，他们遭受着各类精神疾病困扰。威廉·巴勒斯为讨好情人，砍掉了自己的一根手指，而后在贝尔维尤度过了一段日子。德尔莫尔·施瓦茨在试图掐死一名敌对的书评家后，被戴上手铐送到这里。尤金·奥尼尔是酗酒者病房的常客，与工作人员彼此直呼其名。西尔维娅·普拉斯精神崩溃后来到这里，萨克斯管演奏家“大鸟”查理·帕克 1954 年两次自杀未遂后被送入院（他于次年离世）。据说，贝斯手查尔斯·明格斯为躲避与黑手党的商业纠纷，自愿签字入院。后来，他创作出刺耳的《关住他们（贝尔维尤的地狱景象）》来反映他内心的狂躁情绪。

诗人和小说家，如索尔·贝娄、艾伦·金斯堡、理查德·耶茨，都曾在作品中为贝尔维尤留下一笔。但最详细的一手记录仍未出版。1960 年，诺曼·梅勒酒醉后愤怒地刺伤妻子，而后被送往贝尔维尤，显然是因妻子嘲笑他没资格给陀思妥耶夫斯基擦鞋所致。梅勒存有一份私人日记，记录了他住院观察的 17 天；里面充斥着各种细节，读起来像是个缺少情节的故事。病人们到来又离去——“黑鬼”和“毒瘾者”，“波多黎各杀人犯”和“青少年流氓同性恋”。守卫们挥舞拳头和棍棒来维持秩序。束缚衣用来管束最凶恶的罪犯。两个男人回到梅勒的病房时接近昏迷。“两人都接受过休克疗法，他们咬着烟斗，屁股坐在枕头上，手捂着头。哇的一声，口水直流。”梅勒曾考虑把他在贝尔维尤的病友写进一部长篇新闻作品，但从未成行。“我向他们告别，”日记结尾处写道，“离开他们时，我感怀不已。”

梅勒是众多实施暴力犯罪行为后，交由贝尔维尤精神科医师观察的名人之一。（他被认为有能力接受审判，但他妻子拒绝起诉，他被判缓刑。）“炸弹狂人”乔治·梅特斯基在20世纪50年代制造了一系列爆炸案，令全市陷入恐惧。他先被送往贝尔维尤，而后被送进州立精神病院度过 4
余生。连环杀手戴维·柏科威兹又称“山姆之子”，被抓获前不久，他给报社寄去一封离奇的信。贝尔维尤的一个团队对这封信进行了仔细分析，以寻找线索。他们最后大致推测，写信者性格偏执，患有精神分裂症，很可能是个厌女的独居者，在一名观察者看来，他们的高谈阔论是“一堆毫无价值的建议”。

暗杀约翰·列侬的凶手马克·戴维·查普曼面临的则是截然不同的情境：对列侬非常崇拜的工作人员，无不对其愤恨不已，以至于有些医生怀疑自己能否做出公正的诊断。“初次得知我要去看他时，我担心对他的愤怒会影响我的工作，”贝尔维尤的首席心理学家回忆说，“但他着实是个可怜人，我说‘你好’，他朝我微笑，然后说：‘哦，对不起，我不该笑的。’”与此同时，列侬的尸体被裹进一张床单，躺在几栋楼外的贝尔维尤停尸房。

一些鼎鼎大名的病人悄无声息地来到这里。伟大的作曲家斯蒂芬·福斯特于1863年被送往贝尔维尤，他头骨上裂了个洞；1910年，多产的短篇小说家欧·亨利因肝硬化而被送来；传奇蓝调歌手利德·贝利在1949年因肌萎缩侧索硬化症（即卢伽雷氏病）引发的骨骼感染而被送来。等候他们的，既无私人病房或私人医生，也无特殊的便利设施。他们来此，是因他们穷困潦倒、病入膏肓，三人都在接受紧急治疗时死去。他们的经历，比梅勒和查普曼更能反映出贝尔维尤的本质。2014年，利德·贝利一首之前不为人知的歌曲神秘地浮出水面：《贝尔维尤医院蓝调》，写于他去世前几日。这首歌是一份感谢辞，表达他对所受照顾的感激。

贝尔维尤在公众想象中占据了一席之地，但也付出了代价。人们对其怪异与反常的不懈关注，模糊了它作为美国典型公立医院的角色——美国最大城市中的旗舰医院，在这里，给“医疗穷人”提供的免费医疗是一种权利，而非特权。在扮演该角色的过程中，贝尔维尤见证了每一种可以想象到的疾病和公共卫生恐慌，每一次经济震荡和人
5 口激增，每一次医学突破和可以追溯到200多年前的争议。贝尔维尤的历史充满冲突，因为在国家对穷人应承担的责任这一问题上，它反映出不断变化的政治潮流。要求取缔

贝尔维尤的呼声，和医院的历史一样古老。它存在的根基一直不够牢固。

在任一时代，贝尔维尤的来访者兴许都会看到同样的景象：在荒凉破败的背景下，一名受过良好教育的医生正在医治没有医保或无力支付医疗费用的病人。这一场景可追溯至 18 世纪，那时候，一位名医由一两个学徒陪同，曲折穿行于破旧不堪、臭气熏天的救济院病房，给病人诊断、开药，竭尽所能为他们排忧解难。医生自愿提供服务有多种原因，包括履行基督徒对穷人的责任，以及有机会在无力反抗的身体上磨砺技艺。

贝尔维尤的早期医生皆为医术（当时尚未成为一项专业）佼佼者。他们信奉“瘴气说”，将疾病传播归咎于有毒气体，并认为放血、催吐和导泻乃治病良方。他们多数人热衷于盗墓，参与半夜盗墓活动，这引起舆论震动，但也提供了解剖学研究所需的尸体。有些人曾在欧洲学习，在那里，临床观察和实验室研究正在改变人们对疾病的认知。

纽约早期仅有一所知名医学院：内外科医生学院。但在 19 世纪初，纽约市迎来爆炸性扩张，于是勇于开拓的医生们开设了两所彼此竞争的机构：1841 年创办的纽约市医学院（即后来的纽约大学）和 20 年后创办的贝尔维尤医院医学院。二者的共同点，除了接收每一名有能力支付旅费的白人男性学生之外，就是临床圣地贝尔维尤在疾病研究方面拥有的巨大吸引力。内战爆发之时，贝尔维尤已成为全国最大的医院和最重要的医学培训基地。

此中原因可用一个词概括：移民。贝尔维尤的早期历史反映出爱尔兰农民逃离饥荒的数波浪潮，他们乘坐“饥
6 荒轮船”前往加拿大、波士顿和纽约。一些人携带的致命疾病，将摧毁贫民窟并席卷整个贝尔维尤，随后令无数医生和医学生罹难。但是，这些疫病的暴发也不无益处：改革随之而来，最终将“贫困病人”与疯子、乞丐、孤儿和罪犯隔离开，他们原本共同生活在一所大规模、多用途的救济院里。前者留在贝尔维尤；其余人则用船运到东河中一座狭窄的小岛——布莱克威尔岛（如今的罗斯福岛）[1] 上新建的设施中。几代人以来，贝尔维尤一直是“下等爱尔兰人”的堡垒，但已变成更易管理的机构——一家为纽约穷人和工人阶级提供紧急医疗服务的公立医院。

在医学界，它的名声扶摇直上。内战期间，它因救治数千名联邦军受伤士兵而备受称赞；1863 年夏，反征兵 [2] 的

---

1 该岛于 1828 年划归纽约市，人们在此建立工作站和监狱，该岛因而恶名远播。旧名布莱克威尔岛，1973 年改名为罗斯福岛。

2 反征兵，指南北战争期间，纽约市工人因对征兵制度不满而发起的骚乱。法律允许交纳 300 美元即可免役，极少数人能负担这笔金额。1863 年 7 月 11 日，纽约市点名入伍一开始，大批白人（多为工人）拥上街头，攻打征兵总部，烧毁房屋。在纽约市，白人对于解放后南方来的黑人进入劳工市场（特别是许多雇主雇用黑人，破坏罢工）心怀嫉恨，于是暴动者时常砸毁无辜的黑人家庭和商店。

暴徒劫掠了纽约市大片地区，贝尔维尤因救助这些暴徒而引起争议。它成为美国第一家拥有产房、急诊室和附属医学院的医院；它最早组建了救护队、医学影像科和女护士学校。（男护士学校也是由它首创，但命途多舛，因受到精心掩盖的同性恋指控而倒闭。）1865 年，贝尔维尤的医生率先撰写了那个时代最重要的公共卫生文献《城市卫生状况》，将纽约描绘成两处截然不同的地方——一处繁荣、健康，住着本土出生的人；另一处则充满绝望、疾病，住着出生于外国的人。这份文献引起巨大反响。不出一年，纽约市就适时组建了首个官方卫生委员会。

令人惊奇的是，在 19 世纪后期三次关涉美国总统的重大医疗危机中，贝尔维尤扮演了核心角色。1865 年，23 岁的查尔斯·奥古斯塔斯·利尔从贝尔维尤医院医学院毕业数月后，成了第一个在福特剧院救治重伤的亚伯拉罕·林肯的医生。他在救助林肯的过程中扮演了核心角色（虽然很偶然），至今仍不乏争议。1881 年，利尔在贝尔维尤的导师弗兰克·汉密尔顿医生被传唤到华盛顿，帮助拯救遭暗杀的总统詹姆斯·A. 加菲尔德，这次暗杀最终夺走了加
菲尔德的性命。有人指责汉密尔顿在诊治总统的过程中出 7
现了重大失误，他做的外科手术带来了严重后果。而后在 1893 年，一个由五名医疗人员组成的团队（其中三人来自贝尔维尤），在长岛海滨一艘豪华游艇上做了一场绝密手

术，成功地从总统格罗弗·克利夫兰口中摘除了恶性肿瘤。之后，克利夫兰在白宫完成了任期，手术之事一直秘而不宣，直到他去世 20 年后才公之于众。

从加菲尔德令人震惊的死亡到克利夫兰的顺利康复，标志着医疗救治领域在这些年发生的变革。新一代临床医生和研究人员应运而生，他们执着地运用现代科学方法，对渐成明日黄花的陈规陋习嗤之以鼻。美国现代病理学之父威廉·韦尔奇和那个时代最具创新精神的外科医生威廉·霍尔斯特德，这两位最有影响力的人物在贝尔维尤实习时，为把抗菌防腐方法引入医疗行业，进行了艰苦斗争，二人因此结下不解之缘。随着时间的推移，从法医学到精神病学再到传染病学，贝尔维尤成为世界上诸多专业领域的领军者。它的教职工和毕业生，如同一部美国现代医学“名人录”：赫尔曼·比格斯，结核病防治的先驱；沃尔特·里德和威廉·戈加斯，驯服了肆虐的黄热病；威廉·哈洛克·帕克，把救命的白喉抗毒素带到美国；约瑟夫·戈德伯格，发现了致命的营养性疾病——糙皮病的病因；小托马斯·弗朗西斯，他的流感研究革新了对病毒毒株的研究；安德烈·库尔南和迪金森·理查兹，完善了心导管检查；阿尔伯特·萨宾和乔纳斯·索尔克，研制了两种成功的脊髓灰质炎疫苗，至今仍在使用。

到了 20 世纪初，贝尔维尤与其说是一家城市医院，不如说更像一座医院城市。它拥有 2 000 张床位、一所护士学校、市立停尸房、一栋巨大的精神科病房楼、一间特殊的监狱病房、顶尖的实验室、4 000 人的维护队伍和纽约三所最好的医学院培养的医务人员。由著名的麦金-米德-怀特建筑事务所设计的大型翻修改造，重塑了这家综合医院，但效果不一。意大利人和犹太人大量移民美国，极大地改变了病人的面貌。贝尔维尤依旧不改本色——穷人的医疗庇护所——尽管它的入院名单上出现了更多意大利人和犹太人的名字，英裔与爱尔兰裔的名字则有所减 8
少。与此同时，医院行政人员采取了革命性举措，开始接受大量女性和犹太裔实习生：既是为了满足日益增加的病人的需要，也缘于纽约大学医学院——贝尔维尤的主要医护输送机构——无视哈佛大学、耶鲁大学、哥伦比亚大学、康奈尔大学和该地区多数医学院采用的声名狼藉的“犹太人配额”制度。

在此之前，美国的医院向来是下层阶级的领地。凡是有能力避开医院的人，都会欣然远离。医院能为中上层阶级做的，在家里可以做得更好。但技术、卫生和护理方面的进步，逐渐改变了这种观念。例如，在贝尔维尤，1865 年死于术后感染的概率高达近 50%；到了 1900 年，这个数字已降至 10% 以下。随着医院在拯救生命方面的进步，对“付费病人”——希望在不牺牲个人舒适度的前提下，享受现代医学好处的人——的争夺开始愈演愈烈。对这些人来说，贝尔维尤并非其严肃选项，除非城市救护车把不省人事的他们从排水沟里救出。但是，随着非营利性私立医院把一些慈善病房改成私人和半私人病房，公立医院就变得愈发拥挤了。

结果可想而知。1918 年至 1919 年大流感期间，贝尔维尤的床位迅速告竭，挤不下的病人只得睡在卸掉的门板和潮湿发臭的稻草堆上。同样的场景也出现在整个经济大萧条时期，那时纽约市三分之一的劳动力都失业了。负担得起非营利性私立医院费用的纽约人大幅减少，贝尔维尤因此变得人满为患。这些病人中，很多人属于“较好的阶层”，他们以前从未踏足过公立医院。

这种情况再难出现。第二次世界大战后，经济复归繁荣，挣扎求生的非营利性私立医院开始复苏。像蓝十字这样的团体保险计划，常被写进雇佣合同，遂使工人阶层可以享受到在贝尔维尤无法企及的便利设施，尽管贝尔维尤的医护人员都很优秀。既然能在设备齐全的私立医院入住
9 半私人病房，为何还要忍受剥落的油漆、难以下咽的食物、拥挤的病房，或许还有邻床被刺伤的病人？20 世纪 60 年代，联邦医疗保险和联邦医疗补助计划出台，将数十亿税金集中投入医疗保健行业，使穷人和老年患者有了更大的选择自由，公立医院的规模于是进一步缩小。

20世纪60年代，康奈尔大学和哥伦比亚大学相继离开贝尔维尤，只留下纽约大学的医生提供医疗服务。纽约大学的服务质量一直很高；长期以来，它与医院的关系最为密切，因为它的教职员工和住院医师有很多是纽约本地的工薪阶层和中产阶级，他们深知贝尔维尤对城市的重要性。在全国经济停滞时期，贝尔维尤对一栋25层高的病房楼进行了大规模扩建。这栋楼本已部分完工，历时20年，终于在1973年启用。这对纽约市影响巨大。重要的公共服务，包括免费的医院护理，当时正岌岌可危。在白人迁徙、税基下降和市政面临破产威胁的背景下，犯罪和吸毒成瘾现象猖獗。对贝尔维尤来说，这意味着员工短缺和预算削减，急诊室人满为患，精神病患者入院人数激增。危机接踵而至，最终在1989年使医院跌入谷底：一个无家可归的精神病患者，在贝尔维尤的医生办公室里强奸并杀害了一名怀孕的医生。该凶手不但穿上了偷来的手术服，还带着身份识别卡和听诊器。他明目张胆地在医院一间机房蹲伏了数周，却完全被人忽视了。

在越来越多的人呼吁对整个公立体系进行取缔或私有化之际，一个熟悉的真相再次出现：纽约**需要**这些医院，尤其是旗舰医院。艾滋病在20世纪80年代降临之时，贝尔维尤再度成为传染病的原爆点，而此次疫情攻击的是较少受社会关注的边缘人群——男同性恋者和静脉注射毒品使用者。在这里接受治疗（并死去）的艾滋病患者人数，比在美国其他任何一家医院的都多。我们会看到，发生在贝尔维尤的艾滋病故事错综复杂，但贝尔维尤对这场似乎无休无止的医疗噩梦的反应，再好不过地诠释了它的使命——为社会上的最弱势群体提供不可或缺的服务。

10 如今，贝尔维尤仍然是抵御不时出现且难以预料之危机的坚强后盾——2014年成功治愈纽约唯一的埃博拉患者，就是新近的例子。飓风“桑迪”肆虐期间，贝尔维尤有史以来唯一一次关闭了医院，英勇地疏散病人，再次展示出它的应变能力。数月后，贝尔维尤重新开业，肩负的使命不变。时过境迁，原来的族群业已分化——爱尔兰人、犹太人和意大利人被西班牙裔、海地人、非洲人、南亚人和中国人所取代。它目前服务的病人，和过去几个世纪前的病人一样艰苦贫寒。而那些有其他选择的病人，几乎总是会去往别处。这就是贝尔维尤既使人安慰又令人不安的原因。它虽然麻烦不断，却一直是重要的安全网，是看顾关怀众人之地，是最后的庇护所。

第一章　开端

第五大道南端，格林威治村中心，坐落着一片绿树成 11
荫的绿洲——华盛顿广场。它是纽约人心目中的地标，其标志性的拱门、气势恢宏的喷泉和开满鲜花的人行道，丝毫显不出其动荡喧嚣的过去。在不同时期，华盛顿广场曾用作阅兵场、绞刑场、前奴隶的避难所，也是艺术家、皮条客、街头艺人和形形色色抗议者的聚集地。美国革命后，它成为流行病患者的集体墓地。

所有大城市都拥有一块“公共墓地”[1]，即用来存放无人认领尸体的墓地。该短语出自《圣经·新约》:“他们商议之后……买了……陶匠的一块地，作为外国人的坟地。”1795 年，为应对毁灭性的黄热病疫情，纽约市建成

1 “公共墓地”(Potter's Field),《圣经·新约·马太福音》指“陶匠的地”，引申为埋葬乞丐、无人认领者和罪犯的地方。

一块公共墓地。该地块占地 9.5 英亩，因紧挨纽约金融精英的乡间住宅而引起轩然大波。“这块地离一些市民很近，他们不惜花费巨资在此建造了居所……为了家人在夏季的健康和住宿”，亚历山大·汉密尔顿等人在抗议信中这样写道。但市长理查德·瓦里克不为所动，他裁定，医疗灾难高于几十名土地所有者的利益，即便是他最亲密的朋友也概莫能外。

据估计，1795 年至 1826 年间，有两万人被埋葬于华
12 盛顿广场，公共墓地当时被转移到更北边的第五大道和第 42 街，也就是如今的布赖恩特公园所在地，然后又转移到布朗克斯区外围的哈特岛。其中多数病殁者是新近移民，他们住在闹市码头附近肮脏的寄宿公寓。每年夏秋——黄热病时节——他们的尸体就会被扔进马车，然后运往市郊。“这些双轮死亡马车，车轮沉重地滚动，”一名目击者回忆说，“弹簧和木料发出刺耳的尖叫和呻吟，仿佛在为离世的朋友吟唱安魂曲。”

多年来，在华盛顿广场挖掘的工人常常会碰到人类遗骸。2009 年，一名施工人员发现一件奇怪的东西：一块三英尺高的墓碑，上面的铭文依然完好无损。“这里安放着詹姆斯·杰克逊的遗体，”上面写着，“他于 1799 年 9 月 22 日离世，年仅 28 岁，爱尔兰基尔代尔郡人。”这一发现引出一个尖锐的问题。有钱立碑的人，为何会埋葬于

公共墓地？

市政记录道出了其中原委。詹姆斯·杰克逊曾在纽约市做杂货商并小有成就，留下了妻子、几个孩子和价值262美元的个人财产。他也曾申请“成为美国公民”。在正常时期，拥有杰克逊这样地位的人，应当被葬于教堂墓地。但在18世纪90年代，纽约被黄热病重重围困，不堪重负。在不顾一切遏制疾病的过程中，如果出现很多人认为会传染的尸体，就被集中掩埋于一处。正如当时一份报纸所解释的：“指出这一点很重要，死于黄热病的人无一被送入其他任何墓地，这一做法迄今为止尚无先例。”爱尔兰杂货商詹姆斯·杰克逊的尸体，就这样安息于华盛顿广场。

但从某一方面看，杰克逊还算幸运：几乎可以肯定，他是死在了家里。而其他几十人，则被带到一个专门为无家可归的黄热病患者开设的地方。那地方还不及隔离病院面积大，坦白说，更像是通往永恒之路上的一处中转站。作为纽约市倾倒病入膏肓者与遭人嫌弃者的垃圾场，它将赢得了可怕的名声。它的名字，得自其所在的那片可疑的宁静土地——“贝尔–维尤”（Bel-Vue）。

很多城市都自诩建立了北美第一家医院。问题在于如 13
何定义。在殖民时期的美国，许多救济院里都有一间小医务室，用于照顾穷人。1752年，位于费城的宾夕法尼亚医院开业，只接待医疗病人。该医院由托马斯·邦德医生创办，得到了宾夕法尼亚州议会的特许和本杰明·富兰克林的财政支持，旨在“收治患病的穷人”，而不是那些寻找食宿或死亡之所的人。从这一层面看，宾夕法尼亚医院占有明显优势。

然而，有些人认为贝尔维尤才是最早创立的。他们引用荷兰统治曼哈顿岛时期西印度公司的记录，将贝尔维尤追溯到17世纪60年代为士兵建造的小医务室，他们曾因“恶臭与污秽”而患病。英国统治时，一所永久性的救济院于1736年建立。这是一栋两层砖木结构建筑，建筑材料和50加仑供“铺梁架屋”的工人饮用的朗姆酒共花费80英镑。里面有一处供健全人使用的工作区、一个供病人和疯子使用的房间，还有一个位于地窖的监狱，里面关着“不守规矩和无可救药的人”，还有一根笞刑柱。若某人“身上生了虱子或发痒”，一经发现就会被隔离，“直到完全清洁为止”。我们可知，这个仅有一个房间的医务室，是“长成贝尔维尤这棵参天大树的种子”。

这家救济院就建在今天的市政厅公园原址上，成了一个重要的公共机构。1736年，它只给19个穷人提供服务，到了1795年，随着纽约人口激增，它已接收了近800人。为遏制这一趋势，城市官员开始围捕流浪汉和妓女，并支付交通费让他们出城——但收效甚微。救济院院长将开销归因于“贫穷外国人的大量拥入”，主要是从爱尔兰来的穷人，要求不断增加预算。18 世纪 90 年代，纽约市开设了一家规模更大的救济院，由市政彩票资助，这是一种常见的筹款手段。但它的医务室很快被黄热病压垮，数十名病人和濒临死亡的人被送了进来。恐慌蔓延之际，市议会租
用了东河沿岸一处空地，远离市中心，用于安置“挤不下 14
的贫苦病人”。

他们选中的这块土地，曾历经波折。它最初属于一位名叫雅各布斯·基普的著名荷兰定居者，他于 1641 年用荷兰进口的砖，在此处建了一座房屋——基普湾庄园。这块地曾因郁郁葱葱的花园和清风绿水而备受称赞。17 世纪，基普的继承人将土地分割，将其中一块卖于当地一位商人，该商人因这里连绵起伏的田野与河畔风景而将其命名为贝尔-维尤。一所更大的住宅很快建了起来——它令人印象深刻，在独立战争最黑暗的时刻，它接待过逃跑的乔治·华盛顿将军以及追捕他的英国将军威廉·豪[1]。此后不久，它传到林德利·默里[2]手中。这是位性情古怪的学者，他所著的英语语法书十分畅销，使他成为一名大富翁。默

1 威廉·豪（William Howe，1729—1814），美国独立战争时期，曾任英国陆军在北美的第二任总司令。

2 林德利·默里（Lindley Murray，1745—1826），美国语法学家，其所著《英语语法》1795 年一问世，便在英美大受欢迎。

里含情脉脉地写道，他的宅邸“欣然坐落”于苍翠的农田之上，俯瞰“一望无际的水面”。实际上，他在乘船前往伦敦之前，绝少踏足那里——他认为，伦敦才是适合“英语语法之父”待的地方。

很快，一则广告出现了：

> 出售或出租。这座美丽的乡间别墅
> 名叫贝尔-维尤，位于东河岸边，距城市约三英里，
> 由于其有益健康及诸多优势
> 广为人知，无须多言。

售价高昂，因此没有很快卖出。五年后，纽约著名律师、未来的美国最高法院大法官亨利·布罗克霍斯特·利文斯顿花了 2 000 英镑，买下了这块六英亩的地产。

后来证明，利文斯顿也无意住在那里。这块田产在承租人之间几经流转，先是被称为 Bel-Vue、Belle-Vue，最后被称为 Bellevue，直到 1795 年被市议会租下，“用作一家医院，以安置并救济传染病——黄热病患者”。惶惶不安的官员称它“离本市居民区有一段适当距离”，可由公路和水路抵达，一个码头正适时兴建。该计划要求雇用一名管家、
15 一名护士长、一名住院医师以及“尽可能多的护士”。会有“两个人用马车把病人运到贝尔维尤”，还有“一艘配有好

桨手的船”运送所需物资。物资清单上，排在最前头的是波特酒、白兰地和“各种烈性酒”，以及写给医生的详细说明。“雪利酒是最天然的刺激物，应免费提供，”医生被告知，“对那些习惯使用啤酒的人来说，它是一种非常有益的治疗药物。”

纽约市也曾出现流行病。自荷兰人定居以来，传染病的暴发已司空见惯。最早一批欧洲人称赞新阿姆斯特丹[1]“气候温润，有益健康”，比北方严寒的波士顿更宽和，比南方詹姆斯敦恶臭的沼泽地更安全。但曼哈顿熙熙攘攘的港口，很快就成了全世界微生物和病毒的集聚地。殖民时期，麻疹、流感、猩红热和“喉瘟热”（白喉）不时暴发，令无数人，尤其是儿童，死于非命。18世纪，几乎每十年都会暴发严重的天花。1731年，纽约记载有超过500人死于该病，对于一座人口总数不足一万的城市来说，这是个惊人的数字。虽然到了19世纪初，天花的威胁渐渐消退——主要归功于爱德华·詹纳[2]革命性疫苗的引入，但其他疾病更难控制。当时，最令人生畏的疾病就

1 荷兰殖民时期曾把曼哈顿岛称为新阿姆斯特丹，后来又建立了以其为中心的北美殖民地。英国占领后，改名纽约。

2 爱德华·詹纳（Edward Jenner，1749—1823），英国医生，以研究及推广牛痘疫苗防止天花而闻名，被称为“免疫学之父”。

是黄热病。

一种与热带有关的疾病，竟在如此遥远的北方安营扎寨，这似乎很奇怪。黄热病——通常被称为“黄水手”，得名于受感染的船上飘扬的警示旗——由雌性埃及伊蚊叮咬传播。轻度症状包括头痛和中度发热，类似于流感症状。严重者可引发谵妄、黄疸（皮肤发黄）、口鼻耳大量出血。早期对黄热病的描述，大多会提到患者可怕的“黑色呕吐物”，即胃里排出的沾血物质。若疫情严重，病死率可高达50%。唯一的好消息是，若患者幸存，就可终身免疫。

16 黄热病搭乘停靠在西印度群岛的奴隶船，从非洲传入美洲。船上的水桶为埃及伊蚊提供了理想的滋生地。随着时间的推移，贸易路线拓展，黄热病抵达北美东部诸港口。1793 年夏，黄热病袭击了这个年轻国家的首都——费城，疫情肆虐令国家政府的核心为之动摇。到了 11 月，街上空无一人，全城 5 万居民中超过 10% 死亡。国会中的多数人都走了，总统乔治·华盛顿和国务卿托马斯·杰斐逊逃往家乡弗吉尼亚州。在乡村价值的捍卫者杰斐逊看来，此次瘟疫喜忧参半，教训沉痛。“黄热病将使大城市在我国的发展受挫，”他在给一位朋友的信中自信地写道，“我认为大城市对人的道德、健康和自由都是有害的。”

杰斐逊的话当然是错的，但是费城遭受的巨大损失确实大大延缓了其发展。1795 年夏，黄热病搭乘海地来的一艘双桅船抵达纽约市，船上有一名病重船员。几日后，一名登上这艘染病船的港务人员死亡，他也是众多病死者中的第一人。尽管不能与费城的大规模死亡相提并论，但事实证明，该疾病比纽约经历过的任何疾病都更致命。

黄热病的病因颇受争议。那个时代的医学观点宣扬所谓的“瘴气说”，将疾病归咎于腐烂物质——尸体、腐烂的水果和蔬菜、沼泽和下水道的气体——散发的化学物而形成的危险气雾。疾病研究者花了大量时间仔细分析大气条件：阳光、湿度、温度、雨量、雷电、云量和风向。迟至 1888 年，贝尔维尤的儿童疾病专家还坚持认为，白喉这种致命的细菌感染，主要是吸入下水道的潮湿气体所致。（他还警告说，不要亲吻猫，那很危险。）

黄热病使医学界分裂成相互对立的两派。一派认为，黄热病是一种传染性疾病，很像天花或流感，可借由患者的呼吸、衣物或尸体，在人与人之间传播。至于传播原理，还是个谜；一位医生这样描述该过程：“患上某种病后，人体直接产生的臭气，在感染者身上引发同样的疾病。”该阵 17
营认为，黄热病是一种**境外输入**的疾病，搭乘西印度群岛的轮船抵达纽约港。因此，解决办法就是对抵达的船只进行检疫，以隔离病毒携带者——这一过程成本高昂，会给贸易带来严重损害。

对立的一派则把疾病归咎于当地的环境状况，尤其是码头沿岸的“有毒气味和蒸汽”。这些医生认为，人与人的接触无关紧要，因为他们“不断接触病人，住在病人中间，与病人同呼吸”，自己却没染上黄热病。他们的解决办法是对城市进行清洗，消灭有毒瘴气；他们认为没有理由把重要港口隔离。

但是，有一点似乎是双方一致同意的：纽约的穷人更易得这种病。无论有没有传染性，黄热病最常出现的地方是廉价旅馆林立的滨水区，那是水手、码头工人和新抵港者的落脚点。纽约著名医生瓦伦丁·西曼为这些黄热病病例绘制了一张地图——早于约翰·斯诺所绘的著名霍乱“死亡地图”——来展示瘟疫的集中传播路径。西曼发现大量患者是爱尔兰移民，他觉得这不仅仅是巧合。他认为，酗酒和污秽削弱了他们的体质，且他们严重依赖“素食”，易受到严酷的美国生活的伤害。为了进一步证明，纽约官员声称，只有“五六个”本地出生的商人和一名牧师——这个数字很可疑——死于这场瘟疫。西曼是圣公会教徒，他感叹说，死去的牧师是卫理公会教徒。

轮船携带的蚊子在海滨肆意繁衍，这一现象当时尚未引人担忧。埃及伊蚊这样微小的病媒生物，竟能造成如此巨大的灾难，这一观点超出了当时科学的理解范围。但在1795年纽约人的作品中，经常出现的一点就是蚊子处处可见：聚集，叮咬，没完没了，无处可逃。瓦伦丁·西曼说，

他从未见过这么多人“被蚊子叮得浑身起水疱”。他的好友
伊莱休·哈伯德·史密斯医生，在日记中记下这些文字：
“9 月 6 日，周四——度过了焦躁不安的一夜，深受蚊子和 18
紊乱的梦的折磨。”

1793 年，纽约市议会任命了一个特别卫生委员会，以“防止正在费城肆虐的传染性瘟疫传入本市”。作为该委员会的主要成员，伊莱休·哈伯德·史密斯医生心知这项任务将徒劳无功。人们可以为黄热病的到来做准备，但根本无法阻止其致命路径（除非逃离城市）。疫病流行不可避免，不是今年，就是明年，或是后年。史密斯不懈地为穷人的利益鼓与呼，他奋力游说，希望建一所传染病院来隔离和治疗患者。经委员会批准，他招募了一个几乎素昧平生的人来当住院医师。事实上，这个职位并无多少人竞聘，因为工资低，工时长，工作环境恶劣。1795 年 8 月 24 日的卫生委员会会议记录简单写道：“史密斯医生报告说，他已找到一位年轻绅士加入贝尔维尤，即亚历山大·安德森医生。”

当时，疫情正值高峰期。数十人死亡，港口被隔离。纽约医院最近在曼哈顿下城区开门营业，但其理事会忌惮城市的贫苦大众，拒不收治大多数黄热病患者。“由于他们的拒绝，”当地一名记者气愤地说，“人就像牲口一样，被

装上马车［运往贝尔维尤］，顶着正午的烈日，在粗糙不平的石头路上颠簸！这一过程，在亲眼看见的市民中间引起愤怒和惊恐。”

亚历山大·安德森“在迷茫又困惑的状态下”来到贝尔维尤——他的话摘自他在短暂的医疗生涯中写的一本出色日记。安德森是一名印刷商的儿子，在华尔街他父亲商铺楼上的宿舍中长大，很早就表现出雕刻的天赋。但他虔诚的父母，只给儿子选了一条路——通过从医来奉献上帝。在18世纪的美国，要实现这一目标，最稳妥的办法就是像有抱负的铁匠或木匠那样：找到一位愿意教他医术的导师。

19 在纽约市，从医学徒期可达四到六年。亚历山大·安德森14岁时，被父母送到家族朋友威廉·史密斯医生那里，并与他同住。天天干不完的苦差事：喂马、打扫办公室以及安德森最讨厌的活儿——追收逾期账款。但也有美好的时光，那就是使他获益良多的临床实践。这个孩子陪同史密斯医生出诊、配药、协助放血和拔牙，同时“阅读所有触手可及的医学书籍”。

20岁时，安德森申领医生执照，为此需要“参加从医资格考试”。一个由三名医生组成的委员会，在市中心一家酒馆盘问了他一个小时。在那里，申领成功者会得到饮酒庆祝的招待，这比考试还令人头疼。委员会授予安德森一份“评价良好的报告”，并建议他在悬挂行医招牌前再成熟一些。

安德森却选择了贝尔维尤。住院医师这一职位之所以吸引他，是因为这份工作是暂时的，会随瘟疫的消退而结束。他对未来彷徨不定，但已决意为主工作，于是把贝尔维尤当作理想的开始之地。“我与目前的工作格格不入，”他写道，“责任感和对上帝意志的默从，是我待在这里的主要动机。”

安德森来到贝尔维尤，发现有六名黄热病患者和一群拼凑的工作人员。“其中有费希尔先生、管家和他妻子、老爹、年老的黑人加德纳、一名黑人护士和两名白人护士，”他在第一夜写道，“我花了一下午时间整理药品，安排事情。”

情势急转直下。安德森的日记见证了瘟疫的惨烈后果。“我们今天失去了三名病人。”一则典型的记录写道。“我有时很想辞职，但是，我真害怕像约拿[1]一样，碰到更糟的命运。”以及，“又一名病人送来，情况令人震惊……大口大口吐血，不到两小时就死了”。但更引人注目的是安德森面对艰难困苦时的温情与近乎圣人般的举止。有一次，他以玩忽职守为由开除了一名护士：“她嗜酒成瘾，我们的病人因此受到忽视，她的行为非常粗暴，不适合安

1 参看《圣经·旧约·约拿记》。

20 抚病人的心灵。”还有一次，他斥责灵车司机送走死者后“幸灾乐祸，欠缺仁慈与同情心”。安德森要求每个人负起责任，其中包括一个懦弱的同行。“奇克林医生的胆怯令我吃惊，”他写道，“我说服不了他去照顾两个患了黄热病还在干活的孩子。”

1795 年的瘟疫，随着秋天的初次霜降而结束。市议会报告记载：“近 750 名［我们的］居民死于该病，238 名病人被送进贝尔维尤的医院。有 436 人用公费埋葬。”

这段经历让安德森精疲力竭，但他对自己还活着感到庆幸。“我在黄热病人中间度过了三个月，目睹了一百多人死亡，”他写道，“我夜以继日地工作，甚至还协助剖开了四具尸体，但并未被感染，只是感到精神抑郁。”

完成在贝尔维尤的工作后，安德森对未来彷徨不定。他在自己的愿望（“我不禁回望我的雕刻台，觉得那才是更适合我的地方。”）与母亲的愿望（“如果你放弃从医，”她提醒他，“你的六年学徒生涯就白费了。”）之间纠结，最终选择进入哥伦比亚大学著名的内外科医生学院，并获得了学术学位。安德森结了婚，当了父亲，在家中开了诊所。他的抑郁症也重新出现了。“我很快发现，医学实践与医学研究是不同的，”他坦言，“对我的精神状态来说，这责任似乎太大了。”

放弃从医后，安德森开了一家店，售卖他个人雕刻制版的童书。但这桩生意归于失败，导致他在鸦片和酒精的刺激下精神崩溃。“我真的因缺钱而绝望了，”他写道，“每次努力似乎都是徒劳。”1798年，安德森不情愿地回到贝尔维尤，成为一名住院医师。在纽约市，黄热病卷土重来，甚至比以前更致命。

18世纪晚期的美国医界，可以说还很原始。爱丁堡和
伦敦，以及巴黎和莱顿，是当时西方主要的医学培训中心。 21
只有少数美国人，大多是出身富贵的年轻男性，才能有幸去这些地方学习。学成归国后，他们会在波士顿、费城和纽约等沿海城市开设盈利丰厚的诊所。

那些年里，英国从医者分为三类：内科医生、外科医生和药剂师。内科医生组成精英阶层。他们以伦敦为中心，通过加入皇家内科医师学会来确立自己的地位，而要加入该学会，必须拥有牛津大学或剑桥大学的学位。规则很严格，入选人数很少。真正的内科医生，运用的是头脑而不是手。他观察病人，判断病情，并提出治疗建议。皇家学会对做手术和配药不以为然；这种日常的任务交给较低层级的人去做。内科医生向英国社会上层人士就医疗问题提供建议，并收取高昂费用。他们扮作绅士，衣冠楚楚，身穿学位袍，手持金头手杖。

外科医生扮演的角色明显要低一等。他们拥有的只是

一门手艺，而非专业，通常在军舰或战场上习得。他们有过各种不同的名字（其中接骨师和外科理发师最为常见），从事全科医师应该会的手工活计。在麻醉术和抗菌药问世前的时代，他们不受待见，令人十分怵惧。外科医生可以成功地摘除扁桃体、拔牙、切开皮下脓肿，或缝合伤口；他们懂得用手术刀放血和清空肠道的基本知识。但除非迫不得已，病人绝不会去找他们。至于截肢和从体内取出火枪弹的手术，更像是杀人而不是救人。

药剂师组成了该等级制的最底层。他们是商人，在当时人数最多。根据英国法律，药剂师可以出售自己配制的药，但不可就他提的建议收费。随着时间推移，这些群体之间的界限不可避免地模糊了。外科医生开始配药，药剂师则接收病人。在他们下面，是人数越来越多的庸医和治疗师，为赤贫者和穷乡僻壤无处看病的人服务。

22 美国社会相对没那么精细和等级分明。在那个时代，医生几乎不被承认是一种职业，更不是一种拥有不同地位或专门知识的职业。多数内科医生以学徒身份开启职业生涯。但他们中很少有人上过医学课，拥有学位的人更是寥寥无几。事实上，1800 年，美国只有四所医学院——哥伦比亚大学医学院、达特茅斯学院医学部、哈佛大学医学院和宾夕法尼亚大学医学院。18 世纪的纽约市和长岛，有大约 500 个被称为“从医者”的人，其中 25 人拥有哥伦比亚大学医学学位，11 人来自爱丁堡，10 人来自欧洲其他学院。其余 90% 的人以各种方式进入医界："跟查尔顿医生做学徒"，"跟卡德瓦拉德医生学习"，"师从威尔逊医生"，"七年战争时期[1]的外科理发师"，"传染病船检查员"，"私掠船上外科医生的副手"。在智力和训练方面，除了少数医学同行，亚历山大·安德森技高一筹。

由于多数医生住在较大的城镇，普通美国人一辈子可能都没见过医生。在这些年里，充当医疗服务的工作主要在家庭中进行。妇女负责接生与护理，并种植当时的"植物性药物"。若有人身患重疾，普通家庭会依靠"亲属和社区网络"，一位历史学家写道，因"看病技术高超而广有声名"的年老妇女会备受尊敬。

对多数美国人来说，为医疗服务**付费**这一想法显得很可笑。若家中缺少医疗，人们可以很容易地从历书和医学小册子中摘取一些基本知识，比如约翰·卫斯理[2]的《原始医学》，此书已屡次再版。卫斯理敦促读者运用常识。"需要时可咨询医生，"他如是说道，"但要少依赖他们。"

18 世纪 60 年代，纽约成为首个抵制"众多不懂内外

1 七年战争（1756—1763），又称英法七年战争，是欧洲两大军事集团英国-普鲁士同盟与法国-奥地利-俄国同盟之间为争夺殖民地霸权而进行的一场大规模战争，战场遍及欧洲大陆、地中海、北美、古巴、印度和菲律宾等地。

2 约翰·卫斯理（John Wesley，1703—1791），英国国教（圣公会）神职人员和基督教神学家，卫理宗的创始者。

科、技术拙劣者”的殖民地，要求从医候选人参加正式考试，这类似于1795年亚历山大·安德森通过的考试。但在美国革命后，由于民众对“精英主义”心怀恐惧，大多数
23 州都放松了对未来医生的规定。就连纽约也在1797年取消了考试；仅要求出具一份材料，证明候选人曾跟随“受人尊敬的导师”做过学徒即可，这个定义可就宽泛了。

实际上，在这一时代，行医多是兼职，农夫、酒馆老板和牧师皆可从事。那些行医之人经常自称“外科理发师兼假发制作师”、“牧师兼医生”或“海狸街女鞋店的外科医生和内科医生”。依据法律，在纽约行医需要执照，但无照行医也没什么大不了。这种均等主义最终使得更多庸医混了进来。“无视该现象所带来的灾难性后果，法律未予重视，”纽约一位著名医生控诉道，“它惩罚盗窃罪，却判杀人者无罪。”

受过较好教育的美国医生，对西方医学传统有一定了解，从古代盖伦和希波克拉底的教义到现代威廉·哈维论述血液循环的著作。1800年，该传统宣扬所谓的“体液说”，认为疾病是人体四种主要体液失衡引起的：血液、黏液、黄胆汁和黑胆汁。在这一学说中，数字“四”至关重要：它与四大元素（土、气、火、水）、四大秩序（地、天、日、海）和一年四季相吻合。体液好则健康；体液坏

则生病。

是什么引起疾病的，当时还不清楚。医学观点大多归咎于空气中的毒物，它们渗透到人体，污染体液。出汗、呕吐、腹泻——这些是疾病的常见征象，因为人体在努力摆脱危险的入侵者。黄胆汁出问题会让人忧郁，黏液多则使人冷漠。医生的工作是恢复人体系统的微妙平衡。

血液是最主要的体液，最需要小心控制。长期以来，医生对这一点印象深刻：人体大量出血后，似能得到积极结果。比如，希波克拉底认为月经是“女性排除不良体液”的一种渠道。因此，人体血量是一重要指标。血液太多不 24
是好事，会引起发热、炎症和疼痛。“放血，”一个学习此术的学生写道，“是人类历史上最常采用的疗法……人体几乎所有部位皆可放血：手、舌头、腿和肛门。”

在美国，这些工作大多由外科理发师完成。红白相间的条纹柱是他们手艺的象征——红色代表鲜血，白色代表止血带和绷带。放血可用手术刀，用水蛭，或用加热的玻璃罐罩在皮肤上。当时尚无准确的测量体温和血压的方法，所以抽血量的大小因人而异。病人疼得失去知觉是常有的事；事实上，昏厥被视为积极信号，能使过度疲劳的人体恢复平静。

在1800年，细心的医生研究病人的体液，很像现代汽车修理工检查引擎盖下的液体。患者是面色潮红、便秘还是咳痰？尿液清亮还是有色，稀薄还是起泡？随后医生开始工作，用一系列混合药物来清理、净化人体。他的药箱里可能放有鸦片酊，一种令人上瘾、以鸦片为基础的止痛药，用于放松过度亢奋的神经；洋地黄，一种治疗心力衰竭的植物提取物；金鸡纳树，或称秘鲁树皮，对一些热病，尤其是疟疾有奇效，因为其中含有奎宁。

但当时最受欢迎的武器是甘汞，或称氯化汞，一种极有效的泻药。这种矿物混合药，因为能促发“猛烈呕吐，突然排空肠道”而备受欢迎，成为殖民时期“医生的条件反射”，尽管它也会引起脱发、烂牙、口水发臭。医生应积极对抗疾病；犹豫不决者可能会被晾到一边。“[我们]必须**快速**治病，”一位医生抱怨道，“**否则就得让位给竞争对手**。”甘汞变得不可或缺，其副作用证明它确有效力。如果病人痊愈——大多都痊愈了，不管用的是哪种治疗方法——功劳在医生。

比如，以18世纪末纽约市一名医生的普通一日为例：

25 病人一：放血，放血两次。

病人二：出诊一次，开了一颗甘汞药丸。

病人三：缝合男孩的嘴唇并在治疗过程中用了各种敷料。

病人四：夜里起来，出诊一次，为小儿开了一剂甘汞。

病人五：用汞清洗，甘汞。

病人六：为小儿通便，放血并催吐。

病人七：拔牙一颗。

病人八：排空牙周脓疮。

1799 年对乔治·华盛顿的最后治疗是一个更极端的例子——事实真相由他的私人医生提供。这位前总统，当时 67 岁，患上了严重的喉部感染，他“在附近找来一位放血师，夜里从他手臂上抽了 12 盎司或 14 盎司的血”。华盛顿并未感觉好转，于是叫来了他的医生。第一个赶到的医生往他喉咙中放了水蛭，开了一剂灌肠剂，然后进行了“两次大放血”。第二个医生看到病情未见任何改善，就让他吃下“十粒甘汞……而后反复服用催泻性酒石”，导致大量物质“从肠道排出”。然后，真正的放血开始了。32 盎司的鲜血由手术刀放出，以使他的“肢体”起水疱。（今天若有人献血 8 盎司，必须等两个月后才能再次献血。）华盛顿最后叫医生停手。“让我静静地走吧。”他恳求道，最后如愿了。

1798 年夏，亚历山大·安德森回到贝尔维尤时，纽约正经历一场前所未有的灾难。黄热病致死人数已达数千。据目击者描述，这座城市已被遗弃给棺材匠、掘墓人，以及因重病、贫穷而无法逃离的人。一些尽职尽责的医生和医学生，选择留下来帮忙，其中包括安德森在哥伦比亚大学的同学沃尔特·约纳斯·朱达，他是首个在美国医学院就读的本土出生的犹太人。朱达曾发誓要保护以色列余民
26 会堂[1]——纽约唯一的犹太会堂——的会众，尽管他的职责很快就不止于此了。他“不知疲倦地与受苦的人们一起工作”，据说他开药诊断，并“自掏腰包买药”。朱达于那年9月去世，年仅20岁。他被安葬于查塔姆广场，纽约最古老的犹太人公墓。至今仍可寻到他的墓碑，上面写着：

谨以此纪念

沃尔特·J. 朱达

这位医学生

在1798年可怖的瘟疫

肆虐纽约之时

为努力减轻

同胞之病痛

呕心沥血

为人类事业而牺牲

1 以色列余民会堂（Shearith Israel），纽约最古老的犹太会堂，创建于1654年。1825年之前，这座会堂是纽约唯一的犹太会堂。原有建筑一直保存到20世纪初才被拆除。

与此同时，贝尔维尤已不堪重负。一个简陋的附加设施架设起来，以处理每天由马车和驳船运来的发热尸体。作为住院医师，安德森采用了当时的标准做法，遵循本杰明·拉什医生的教导。拉什是受人尊敬的政治家医生，曾在《独立宣言》上签字，并在革命战争中担任华盛顿的总医官。为治疗黄热病，拉什采用了大放血疗法和大剂量的甘汞，他称甘汞为“药中大力士”。

安德森采纳了拉什的“英雄疗法”[1]。他的日记中满是这样的句子：“两个年轻海员坐一辆马车来了，他们发热得很厉害，需要放血，我立即动手实施。”但后来证明，安德森在贝尔维尤的任期比之前更短。他发誓要“在疫情持续时期坚守岗位”，但几周后他还是辞职了，因为他以一种意想不到的方式，成为黄热病的受害者。

7月，他三个月大的儿子染上此病。“我彻夜未眠，想尽各种办法来缓解他的病情，但他还是在今天凌晨两点死了，”日记中写道，“天亮时，我走到外边［去找］一个木工。我敲开他的门，定做了一副棺材。”9月初，黄热病先后夺走了安德森弟弟和父亲的生命，于是他离开贝尔维尤，去照顾他幸存的家人。

但仍于事无补。数日后，安德森的妻子病逝。“看到 27

1 英雄疗法，即使用甘汞和放血。

[她] 枯槁憔悴，咯血，我深感恐惧，”他写道，“凡是知道她有多好的人，都可以想象我的感受。”10月，安德森的母亲得了黄热病，他的家庭从此全毁了。“我对自己的冷静感到惊讶，我更愿把这归咎于绝望而非无奈。”

1798年新年前夜，安德森回顾了之前数月的恐怖和悲剧。“我喝的酒比我一辈子喝的都多。”他坦承。但宗教信仰让他挺了过来。“惊人的场面我已目睹了，”他在最后的记录中写道，“但我有理由感谢创造了我生命的伟大作者，我仍相信凡存在的，都是对的。”对22岁的亚历山大·安德森来说，对的事就是为社会上最脆弱的人负起责任。如今他已被人遗忘，但在那个凶险的年代，作为贝尔维尤的首位医生，他在河边传染病院服务的形象依旧伟岸。

安德森很快就放弃了父母强加给他的从医生涯。他又结了婚，生了六个孩子，回归他所热爱的雕刻业，并获得了“美国首位插画师”的称号。他写于1848年的简短自传，忧郁多于满足。“不断的工作让时间溜走了，”他写道，“直到我发现自己已经73岁。在相当令人沮丧的情况下，我养育并撑起了一个大家庭，接下来的事都在命运之书中。”1870年，安德森在梦中安然离世，终年95岁。

黄热病在这位非凡的医生兼雕刻家的一生中留下了印迹，也使他医学生涯的开始与结束之地受到关注。1798年，市议会以1 800英镑的价格，从布罗克霍斯特·利文斯顿手中买下了贝尔维尤地产，“仅在特殊情况下向那些遭热病猛烈攻击的人开放”。它很少被使用，直到1811年，新的救济院建筑群在这块地上奠基。虽然很少有人能否认这块地的自然之美，但它还是赢得了可怕的名声。“贝尔维尤，离纽约几英里远，在东河边上，［现在］被广大民众视为死亡之屋，”一位著名的宣传册作者写道，“把 28
人关进那里这一想法非常可憎，因为那样会减少他的康复机会。”

救济院、传染病院、死亡之屋——这些都是贝尔维尤医院抹不掉的根，深深扎在美国发展最快之城市的基石上。

第二章　霍萨克的远见

纽约市对暴民并不陌生。它的过去充斥着公众愤怒的 29
爆炸性事件，从1765年的《印花税法案》骚乱到1863年的征兵骚乱，再到1970年的安全帽骚乱[1]，其间还夹杂着无尽的骚乱。最激烈的事件之一发生于1788年，当时一群人冲进城中监狱，执意要对几个受到保护性关押的人实施私刑。十分奇怪的是，这几个人既不是叛国者、杀人犯，也不是抗命的奴隶，而是医生和医学生，他们被指控在夜里盗挖尸体。所谓的反医生骚乱以全面的军事镇压而告终，

1 1970年5月，肯特州立大学的学生们进行和平集会时，遭国民警卫队射击。5月8日，当纽约市的学生为声援肯特州立大学学生并持续表达反战诉求而进行和平集会时，数百名建筑工人在纽约金融区横冲直撞，用撬棍和其他包裹着美国国旗的重型工具袭击学生，数十名学生遭到棍棒袭击，70名学生受重伤。几周后，这些工人中的22人在白宫受到尼克松总统的表彰，以感谢他们在殴打学生的那天表现出的爱国主义精神。他赠给他们国旗翻领别针，他们给了他一顶黄色的安全帽，就像他们袭击学生那天戴的那种。此次事件被称为“安全帽骚乱”（Hard Hat Riot）。

造成数十人受伤，数人死亡。这场如今几乎被遗忘的骚乱，将在未来数十年影响公众对“从医者”及其活动的看法。

1750年，这些医生中的两人，约翰·巴德和彼得·米德尔顿，在北美首次实施了人类尸体解剖。为避免引起公众抵制，这具尸体经过了精心挑选，是一个因恐怖谋杀案而被绞死的罪犯的尸体。但在将解剖学作为一种教学工具后，巴德和米德尔顿却陷入两难境地：解剖师从哪里获得新的尸体供应？像其他地方一样，纽约市当地公墓提供了答案。

盗墓挖尸很快就成了年轻医生和医学生的一种必经仪式。他们在无月的夜晚，身披黑衣，从城中防护最薄弱的墓地盗取新鲜的遗体——比如附属于救济院的墓地，以及
30 埋葬奴隶和自由黑人的墓地。他们的活动鲜少引人注意，直到传出消息说，在神圣的安息地——三一教堂墓地，一名年轻白人妇女的尸体被盗走了。类似的“发现”接踵而至，“在公众间引起强烈反响”，《纽约邮报》报道说。“不仅外地人和黑人的墓地遭到侵扰，一些德高望重者的墓地也未能幸免。”抗议信出现时，一名盗墓者贴出一封回信以示嘲讽。“你们过度同情死人的麻木尸骨，却忘了生者每日承受的巨大苦痛，”他还写道，“我认为诸位皆是最蠢的驴。”信的签名是“一名医学生，纽约州，百老汇”。

地址一目了然。1771年，纽约市得到皇室特许，建造了一所私立医院，用于“接收需要医疗、手术处理的患者，

以及疯子”。该医院位于百老汇，在美国革命战争期间安置过英军伤员，后被大火烧毁。直到1791年，它才重新开放，取名“纽约医院”。受损的几间房租给了外科医生，用作解剖课教室，他们自称“解剖师部落”。

反医生骚乱开始于4月的一个周日，一群孩子在百老汇大楼外玩耍时，发现二楼窗户上挂着一具尸体。其中一个男孩跑去告诉了他父亲，他父亲是个泥瓦匠，当时正在附近干活。没过几分钟，一群工人就拿着工具冲进大楼。“在解剖室里发现了三具新鲜的［尸体］，一具在壶里煮着，另外两具被切开，一男一女的某些部位以最残忍的姿势吊在一起。”工人们抓起各种尸体碎块——胳膊、腿和头——向下面聚集的愤怒人群展示。然后，他们把吓坏的解剖师们拖到街上。

这些解剖师似乎很可能被私刑处死。“真是奇迹”，一份资料称，这些年轻人“竟然没有成为解剖学标本”。端赖市长詹姆斯·杜安[1]和当地治安官介入，英勇地将这些解剖师紧急送进监狱，他们才得以保全性命。消息传开后，暴民洗劫了他们的家。数日后，估计有5 000多人——规模
之大，在本市前所未有——朝监狱行进，高呼：“把你们的 31
医生交出来！把你们的医生交出来！”拦住他们去路的是

1 詹姆斯·杜安（James Duane，1733—1797），纽约殖民州及美国政治家、律师和法学家，大陆会议代表及《邦联条例》签署人之一，1784—1789年担任纽约市市长。

纽约社会的头面人物——市长杜安、州长乔治·克林顿、约翰·杰伊[1]、亚历山大·汉密尔顿以及弗里德里希·威廉·冯·施托伊本男爵[2]，他们背后是一大群州民兵，已上好亮闪闪的刺刀。

好言相劝被证明无效。人群冲向前，投掷石块和砖头。约翰·杰伊和冯·施托伊本男爵被打伤，流血严重，随后州长克林顿下令开枪。几番近距离射击后，人群后撤，终未能到达监狱。那天下午，被杀者估计三人到十几人不等，因为很多伤员都被抬回家等死了。

这次骚乱爆发之时，正值该市的紧张时刻：从制定联邦宪法到各州成功批准宪法之间的空档期。有些人认为纽约法纪废弛、混乱无序，应交由一个强大的政府来管制；另一些人则认为当局做得太过火。但几乎所有人都认为，盗墓者在追求其有争议的目标时倨傲蛮横。如此无视道德伦理，一名有所动摇的医生说，“严重破坏了医学界和教区之间一直存在的友好感情”。

几个月后，纽约州议会通过一项法律，以“防止为解

1 乔治·克林顿（George Clinton，1739—1812），纽约州第一任州长；约翰·杰伊（John Jay，1745—1829），政治家、法学家，《联邦党人文集》作者之一，1789—1795年出任美国首席大法官。

2 弗里德里希·威廉·冯·施托伊本（Friedrich Wilhelm von Steuben，1730—1794），普鲁士出身的军官，被认为是大陆军的创建者之一，他教授大陆军基本的军事训练、战略和纪律。

剖目的而挖掘、转移公墓或埋葬地尸体的可恶做法”。判罚方式从罚款、监禁到“示众及体罚（不伤及性命和肢体）”不等。法律还规定，被处决罪犯的尸体“应根据法院指令，交给外科医生解剖”。这无疑是一项防范犯罪的措施，警告潜在的杀人犯和纵火犯会受到死刑以外的惩罚，但也肯定了医学研究需要尸体这一事实。

但这远不是解决办法。被处决罪犯的数量，根本不足以满足对尸体的需求，而公众也没兴趣提供其他类型的尸体。又过去了半个世纪，解剖无人认领的尸体在纽约州依然未能合法化，这一延宕，变相鼓励了更多危险的夜间盗尸活动。这类犯罪已屡见不鲜，几乎所有知名医生都承认 32
自己曾参与其中，只是不像戴维·霍萨克那样大胆和频繁罢了。霍萨克是“现代”贝尔维尤的创始人，也是纽约市公立医院护理的缔造者。

对纽约社会的精英人士来说，聪明又倨傲的戴维·霍萨克医生是他们的首选。他的病人包括亚历山大·汉密尔顿、德威特·克林顿、蒸汽船发明者罗伯特·富尔顿和时任副总统亚伦·伯尔[1]。1801年，汉密尔顿的长子菲利普与

1 德威特·克林顿（DeWitt Clinton，1769—1828），纽约州第一任州长乔治·克林顿的侄子，担任过纽约市市长和纽约州州长；亚伦·伯尔（Aaron Burr，1756—1836），美国第三任副总统，与亚历山大·汉密尔顿决斗并将他打死。

人决斗后，由霍萨克照顾，这个年轻人最终不治身亡。三年后，也是在新泽西州那片场地，汉密尔顿与伯尔进行了一场致命决斗，随后交由霍萨克诊治。“他整整一天经受了几乎无法承受的痛苦，我对他的康复不抱一丝希望。”霍萨克写道，但他还是在汉密尔顿“罹患不治之症”期间，从这位好友的遗产中收取了50美元服务费。霍萨克的年收入有时超过一万美元，这是一笔大数目，其中包括他行医所得，以及他向在他门前排队、殷切求教的学生收取的学费。

霍萨克的生活极尽奢华。他在曼哈顿下城拥有一栋优雅的联排别墅，这栋别墅成为华盛顿·欧文和威廉·卡伦·布赖恩特[1]等文学名流的沙龙；他在哈德逊河谷有一处乡间庄园，在那里种植异国植物和草药。作为纽约历史协会的创始人，霍萨克还在现在的洛克菲勒中心所在地创建了全国首个植物园。那里有块花岗岩石板，上面刻着：

谨以此纪念戴维·霍萨克

1769—1835

植物学家、医生、科学家

世界公民……

1 华盛顿·欧文（Washington Irving，1783—1859），传记作家、历史学家，号称美国文学之父，著有《纽约外史》《见闻札记》；威廉·卡伦·布赖恩特（William Cullen Bryant，1794—1878），美国诗人、新闻记者。

霍萨克在纽约市出生、长大，1786 年进入哥伦比亚大学学医。他立志成为外科医生，遂投靠理查德 · E. 贝利医生。正是贝利的解剖课引发了反医生骚乱。在那个命运攸关的周日，暴徒冲进解剖室时，霍萨克并不在场，但在得知有麻烦后，他立即赶去帮忙。他在人群中被抓住，“被 33
一块石头砸中头部”，如果不是一个旁观者把他抬走，他可能就被打死了。霍萨克逃离纽约，来到新泽西州的普林斯顿，在那里完成了大学学业，然后进入宾夕法尼亚大学医学院学习。与大名鼎鼎的本杰明 · 拉什一同学习时，他写下了关于神秘瘟疫即“霍乱”的论文，从理论上说明——后来证明他的理论不正确——“最直接的病因”是“一种酸”。

下一站是欧洲。在爱丁堡和伦敦，霍萨克上医学课，下诊所，这是勤勉医生的必经之路，但在离开时并没有留下深刻印象。他认为，爱丁堡已经“过了巅峰期”，只是给他的个人简历“镀了点金”罢了。霍萨克也无意像英国内科医生那样高高在上。他希望不只是检查病人，还要为他们治疗。1796 年，他回到纽约市，成为哥伦比亚大学的“药理学”（materia medica）教授，同时开始与一位著名外科医生萨缪尔 · 巴德合作。1806 年，霍萨克在当时顶级医学家非常熟悉的地方施展才华。在救济院医务室——贝尔维尤医院的前身，他成为一名客座医师。

这份工作没有任何报酬。处在霍萨克这样地位的人，都是自愿无偿服务的。本杰明·拉什医生曾在费城指导过救济院医务室的工作，而另一位革命战争英雄约瑟夫·沃伦医生也曾在波士顿指导过。霍萨克虽因诊治富有病人而闻名（“他开明、热情，收费高。”一友人写道。），但他长期对穷人予以关照。他的善举，包括为贫困妇女开设生育诊所，在全市范围内推广天花疫苗接种。他进入救济院医务室似乎是顺理成章的事情。

然而，这并不仅仅是为了做慈善。一名客座医师，不仅可以诊治他在私人诊所中很少见到的病例，还可以把他的学生一同带去，从而多收些学费。由于病人源源不断，救济院一直是试验各类药物、疗法和手术刀的最佳场所。
34 自费病人不愿成为供想当医生的年轻人研究的教学展品，但救济院的病人不太可能拒绝。

霍萨克强烈要求学生将诊断建立在“在病床边长期、习惯性的观察”的基础上，而不是盲目忠于既定规范。作为一名植物学家，他更喜欢采用温和疗法，如鸡汤、柠檬水和药浴等，而不是放血、催吐和导泻等猛烈疗法。有一次，救济院突发破伤风，他只开了“葡萄酒、烈酒和白兰地”——若无能为力，那就让病人死得安详些。

每周，霍萨克都会乘一辆油光锃亮的红木马车去救济院两次，车上配有马夫和车夫，而这造成了他职业生涯中最为离奇的一桩事件之一。1808 年，一个名叫露西·威廉斯的救济院住客，指控亚历山大·惠斯特洛是她孩子的生父。“他把我抱到一个不好的［地方］，然后锁上门，”威廉斯声称，“我和他扭打了很久，但是……他令我精疲力竭。”该故事有一处奇异的转折：惠斯特洛是霍萨克的车夫。

各种指控漫天飞，救济院院长要求声援“这个私生子”。霍萨克则回应说露西·威廉斯是个骗子。“证据”，他声称，就在于肤色。威廉斯是黑白混血，惠斯特洛是纯种黑人，二者绝不可能生出“比母亲还白”的孩子。

为此，市长主持召开了一次公开听证会。除一人外，被叫来做证的众医生都支持霍萨克的观点：孩子皮肤白皙，“头发不卷曲”，缺少违背“自然界一般规律”的“原始”特征。惠斯特洛不可能是孩子的父亲。

市长是霍萨克的好友，在宣读判决书前，他提出一个反问。“一个女人本可指认一个白人父亲，为何却选择指认一个黑人父亲？”他的回答很简单：“我们不知道——有些人爱黑暗甚于光明。”亚历山大·惠斯特洛被无罪开释。露西·威廉斯和她的孩子被送回该市救济院的静寂病房。戴维·霍萨克仍旧是客座医师。那位白人父亲一直下落不明。

这些年里，纽约正在迅速城市化。离市政厅仅投石之 35

隔的救济院建筑群，到1800年时，容纳了近800名受赡养者，是预定人数的两倍多。“面色憔悴的穷人和不守纪律的孩子，或从窗口窥视，或靠在围栏上，或在公园游荡”，令来访者震惊不已。从内部看，情况更加糟糕。目击者中，有一位年轻牧师埃兹拉·斯泰尔斯·埃利，他每天都会写日记，记录他慰问病人和为死者祷告的事情。大多数记录都有对救济院医务室的描述，在那里，“痛苦的呻吟”混合着“疾病的恶臭”。埃利写到衣衫褴褛的病人、无人认领的尸体，“尸体堆放得能多挤就多挤”。他声称，这些人“十有八九”道德败坏，他的日记里有很多这样的例子，从臭不可闻的妓女到亵渎神灵的酒鬼，应有尽有。“不到半小时，他就要死了，”埃利写到其中一人，“他利用临死前的短暂间隙，不断地恶毒咒骂。”

穷苦人很少留下文字记录。记录他人的生与死就成了文化人的分内之事，埃利就是最好的例子。他的日记中提到“一个半饥饿的瞎子，他的胃几乎水米不进”；“一个年轻寡妇，手脚冻僵，正处于逐渐腐烂状态”；“一个有色人种女人，被丈夫糟践得面目全非”；一个15岁男孩“被强征入英国舰队后企图割喉自杀”；“一个年迈水手……仅剩皮包骨”；还有一个96岁的痴呆老妇“除了体型与爱吸鼻烟，与婴儿无甚区别”。这个名单很长，令人深感压抑。“他们的惨状令我忧伤。”埃利写道，并补充说，很多人

“行将就木，无法医治”。

也许，这就是最显而易见的真相。那些住在救济院医务室的人都是慢性病患者——被抛弃和遗忘的人。很多人已在那里待了数月，有些更久。在一则典型日记中，埃利走近一个昏迷的年轻人的床前。为他祈祷而得不到回应，这已成了例行公事。“他再也睁不开眼睛了，”这位牧师写道，“除非复活。”

亟须建一所更大的救济院，以避开公众关注。似乎没 36
有哪个地方比老贝尔维尤这块地产更合适了。这块地归市政所有，位于东河沿线，建有一所市立传染病院，年轻的亚历山大·安德森曾在这里当过住院医师。1811 年，市议会与基普湾庄园的继承人达成协议，购买了“[额外] 6 英亩、1 条道路、28 杆和 87 平方英尺的土地，毗邻……贝尔维尤，要价 22 494.5 美元”。目标是将这两处地产合二为一，为病患、绝望者、罪犯和精神病人提供一个单一综合体。

接下来就是纽约历史上规模最大、费用最昂贵的建筑项目。为帮助筹措资金，该市又发行了一次彩票，大奖被一个自由黑人获得，这让许多持票人倍感惊愕。与此同时，市议会拨款 45 792 美元，聘请“石匠、木匠、铁匠、泥瓦匠和工人”打地基并新建一处码头。1811 年，整个春天，当地报刊上总会出现类似这样的广告：

招泥瓦匠

> 拟建一座砖结构工坊，附一间200英尺长、25英尺宽的石窖，有意做泥瓦工者，可前来救济院问询，截止日期为5月1日。另，拟建两座砖结构医院，各附一间长75英尺、宽25英尺的石窖，有相关手艺者可前来问询。以上建筑将建于贝尔维尤的土地上。平面图及详细描述可在救济院看到。

在市民的欢呼庆祝中，州长德威特·克林顿为该项目奠基。但随后1812年战争爆发，英国军舰封锁了纽约港。受制于各种物资短缺，该项目迁延日久，花了五年时间才完工。它于1816年开放，里面包含纽约市大部分类型的福利机构：一所孤儿院、一间停尸房、一所传染病院、一所监狱、一所精神病院，以及四层楼高的庞大
37 救济院和一间附属医务室。它耗资421 109美元，坐落于一堵宏伟的石墙后，名叫“贝尔维尤机构”（Bellevue Establishment）。

这些建筑，规模之庞大为纽约前所未有。它们的重要性，由取自联邦大厅——乔治·华盛顿在1789年初次宣誓就职之地——的工艺品确切无疑地展现了出来：雕花铁艺栏杆、镀金风向标、华盛顿站立过的那块石头。“在美国联邦，没有哪家慈善机构可与之媲美。”耶鲁大学以寡言少语

著称的校长蒂莫西·德怀特[1]赞叹道。

在落成典礼上，当地一位牧师勉励被收容者积极接纳新环境。“我相信，搬到离城市这么远的地方，你们有些人很焦虑。”他谈到这个偏僻之地。但不要害怕。贝尔维尤是个特殊的地方，旨在“擦去你们的眼泪，供应你们的一切所需”。

戴维·霍萨克不无忧虑。他担心，对即将来临的医疗危机，纽约市的准备仍严重不足。各大报纸引用他的话，并附上可怕的预测。迫于巨大压力，城市官员承诺在机构的地盘上建一所更大的传染病院。这座宏伟的砖结构建筑于1826年启用，矗立在东河的陡岸上。有传言说，它将取名为“纽约市医院”，但这引起纽约医院诸理事的抱怨，他们不愿自己的私立医院与一个低级福利机构相混淆。市议会同意：“最近建成的大楼……以后应当……称为贝尔维尤医院。”

然而，霍萨克想要的不止于此。他梦寐以求的并非一所更大的传染病院，亦非一所更大的救济院医务室，而是一座真正的公立医院，“与城市不断增长的人口完全相称”。霍萨克于1835年去世时，要实现这一目标似乎机会渺茫。但他确实活得足够长，得以目睹数次危机中的最初一次，

1 蒂莫西·德怀特（Timothy Dwight，1752—1817），美国神学家、教育家，耶鲁大学第八任校长。

这次危机有助于把他的宏伟愿景变为现实。

19 世纪上半叶，纽约超越费城成为美国最大的城市。然而，它惊人的人口增长——从 1810 年的 9.6 万增加到 1860
38 年的 94.2 万——引起的担忧多于骄傲。纽约人经历过繁荣与萧条、分裂与混乱。他们熬过了英国占领、经济恐慌、毁灭性的骚乱、流行病和火灾。但是，面对现在每日蜂拥抵达他们海岸的人口，他们毫无准备。纽约已成为世界上最主要的移民入境口岸，这些移民或是为了逃离饥荒和迫害，或是为了寻求一个崭新的开始。多数人只是短暂停留，然后前往西部，去务农、铺铁轨、挖运河、挖煤和淘金。那些定居纽约的人，往往不是太穷，就是已经累得无法赶路了。一名港务官把他们比作猪，“肮脏、令人反感、像瘟疫……简直就是在自己的屎溺中打滚”。到内战时，该市近一半人口是在外国出生的，爱尔兰提供了绝大份额，德国排在第二。

直到 19 世纪初，纽约还未扩展到曼哈顿下城星星点点的码头和仓库之外。“航运和贸易是主要职业，手艺人多半是独立工人，”在大规模移民和蒸汽动力工厂出现前的时代，一名研究城市生活的学生这样写道，“住房条件宜人，花园和果园很常见，没有出租屋。从目前的报道来看，纽约似乎是一个相当干净整洁的城市。”

这番话也许是夸张。纽约从来就不是一个干净整洁、井井有条的城市；繁忙的海港鲜少如此。但随着19世纪商业和移民的扩张，纽约发生了巨大变迁。伊利运河[1]的建成，将纽约市与农业腹地连接起来，极大地促进了城市发展。同样，铁路线的引入，将谷物和棉花运往国外。加利福尼亚的黄金刺激了银行业和股票市场，使华尔街成为美国的金融中心。前往这座城市的旅行者，描述了一种生机勃发的新能量——港口里“桅杆成海”，“街道上塞满各式马车和手推车”，大楼“处处拔地而起”。

纽约有很多破旧的寄宿公寓和精美的砖瓦豪宅。但长期以来，“手艺人住宅”一直是主流，一层是商店或作坊，楼上是家庭宿舍。随着时间的推移，这些商人和手工业者有很多已经搬走，把自己的住宅和商店卖给了中介，中介将其改 39
造成多户住房，租给贫苦移民。到了19世纪初，城市北扩，吞并了运河街[2]附近一处泉水汇成的五英亩水体。这处水体称为“集水池”或“淡水池”，因“水极深且异常纯净”而闻名。它曾是滑冰和岸线野餐的中心，后来却沦为曼哈顿最早一批生态牺牲品——动物尸体、垃圾和工厂废物的倾倒场。此地水源危险，无法饮用，“臭不可闻”，被填满泥土并

1 伊利运河，位于纽约州北部，连接哈德逊河畔和伊利湖，于1825年10月建成，全长584公里，共有83个水闸，是第一条沟通美国东海岸与中西部内陆的运河，加速了美国东部与中西部的人口交流与增长。

2 运河街，又名坚尼路，是曼哈顿下城最南端的一条双车道大街，也是中国城的主干道。

辟为住宅用地。在这个垃圾填埋地出现了臭名昭著的贫民窟，被称为五点区。

在五点区，爱尔兰人居多，也有少量德国移民和前非洲奴隶。多数居民来自科克郡、凯里郡和斯莱戈郡——在19世纪40年代灾难性的马铃薯晚疫病[1]暴发前，这些地方就已经非常贫困了。一名去过凯里郡的游客称，那里的佃户小屋“是我见过的最悲惨的地方”。那些抵达纽约的人，自然会去寻找爱尔兰天主教区的飞地，那里有最便宜的住房，也最有可能在附近找一份没有技术含量的工作。在五点区，这两点好处都被他们找到了。

这个街区早已不复存在，如今已成为美国民间传说的一部分。电影迷们知道它是马丁·斯科塞斯执导的暴力史诗电影《纽约黑帮》的背景。在19世纪，它经常出现在美国游记中。它以肮脏与混乱而著称，常有好奇的外地人游览它的街道——这项活动被媒体称为“参观贫民窟”。边疆英雄戴维·克罗克特[2]和总统候选人亚伯拉罕·林肯都造访过五点区。“那天我看到的大醉之人，有男有女，比我以前看到的都要多。”克罗克特不无恶意地说。查尔斯·狄更斯

1 始于1845年的马铃薯晚疫病，造成爱尔兰大饥荒，致使百万人死亡，大量人口逃往国外。

2 戴维·克罗克特（Davy Crockett，1786—1836），政治家，战斗英雄，曾当选代表田纳西州西部的众议员，因参与得克萨斯独立运动中的阿拉莫战役而战死。

在 1842 年的美国之行中（由警察陪着）视察了这一带。他哀叹道，这是一个“罪恶与悲惨的世界……所有令人厌恶、沮丧的和腐朽的东西都能在这里找到”。

的确，五点区有非常多的酒馆和妓院，牲畜在臭烘烘的小巷和院子里游逛。但正如纽约人心知肚明的那样，许多街区都存在这些问题。到 1811 年，在这座仅有十万人口、爱尔兰人也不多的城市，有 1 300 多家杂货店和 160 家酒馆获得了出售“烈性酒”的许可。几年后，日记作家 40
埃德蒙·布伦特警告说，“只要还允许大量的猪在街上穿行，只要居民还理直气壮地把垃圾扔给它们吃”，这座城市就会一如既往“因其污秽而尽人皆知”。其他一些人也深表赞同，他们发现大道上满是屠宰场的废物、马的粪便和后院旱厕溢出的排泄物。

让五点区与众不同的，除了爱尔兰乡村风情，还有难以置信的过度拥挤。家人和寄宿者都挤在被称为“公寓大楼”（出租屋的前身）的住宅里，这些住宅有四五层。人们建造了如此多的住宅楼，一栋紧挨一栋，于是五点区的人口密度很快就可以与伦敦最糟糕的贫民窟相提并论了。

最声名狼藉的公寓大楼（虽说不是很多），是“集水池”垃圾填埋场附近一个改建的啤酒厂。一群新教神职人员造访过那里，他们的记录值得引用——也许不是因为其准确，而是因为其对租客的蔑视。进入地下室一个房间后，这群人数了数，里面住着 26 个人。“人在里面几乎无法直立，”领队写道，“房间里的烟雾和臭味令人窒息，根本无法长时间忍受，得知［一些孩子］得了麻疹的消息后，我们多数人匆忙从房间撤离。”

“一群悲惨的生命！”他总结说。“生活充其量是令人不快的必需，但对他们来说，一定是可怕的惩罚。”

1832 年，霍乱来到五点区。它的到来，正值该市与流行病持续斗争的低潮期。得益于疫苗接种的日益普及，天花已有所消退。黄热病从纽约和其他北方海港神秘消失了，而后向南转移，令孟菲斯和新奥尔良等城市陷入恐慌。至于霍乱，则鲜为人知。它只在 19 世纪 20 年代沿着亚洲贸易路线，搭载大篷车和船只到达过欧洲。霍乱是一种肠道疾病，如果食物和水被感染者的排泄物污染，霍乱就会传
41 播。致病的细菌——霍乱弧菌，通过呕吐和急剧腹泻，致使身体排出大量液体。霍乱之所以如此可怕，是因为它在进入人体几小时内就能造成伤害。没有潜伏期，没有时间准备。受害者可能早上还好好的，到了晚上就死了。

霍乱在美国已是遥远的记忆，虽然它在发展中国家仍是个严重威胁。有效的污水处理系统、氯化处理的水、特效药、更好的卫生条件，都有助于霍乱消亡。若出现霍乱病例，患者会被注满液体，并用抗生素杀死微生物入侵者。

当然，这些在 1832 年都不为人所知。有些人认为污垢和潮湿是致病元凶，有些人则戒绝贝类、未成熟的水果、绿色蔬菜甚至牛奶。但多数医学观点仍将致命流行病的传播归咎于瘴气——有毒的气雾。

就像黄热病一样，霍乱似乎更青睐新移民，其中爱尔兰人风险最高。贝尔维尤医院一位医生解释了原因。“作为一类人”，他写道，他们“极其肮脏”，“疲于醉酒和放荡”，“挤在城市最糟糕的地方”。事实上，五点区的确遭受了较高的霍乱发病率，原因非常清楚。首先，他们没法逃离。这些人太穷了，流行病发生时，他们无法收拾东西离开，不像较富裕的纽约人那样能成群结队逃离城市。（一位观察家将 1832 年大批“满载的公共马车”的离开与“红色熔岩涌流时”庞贝城中的慌忙奔逃相比。）其次，这些移民别无选择，只能手边有什么水就用什么水。在五点区，这意味着使用一系列被后院厕所的粪便污染的浅井。有钱人可以喝到更纯净的水源。有些人甚至花钱让人从城北的湖泊和泉水中运来淡水——不是因为他们害怕污染，而是因为那些水味道更好。这种简单的偏好很可能救了他们的命。

自几十年前的黄热病以来，纽约还未出现过如此规模的流行病。1832 年 6 月，贝尔维尤机构收治了 145 名“普通病人”和 97 名“疯子”。到夏天结束时，它收治了逾 2 000 个霍乱病例，并记录下 600 起死亡。这些受害者，被

一位医生称为“低等爱尔兰人”，大多是年轻单身汉，而且
42 是最近才到纽约的。“奥尼尔突染恶性霍乱，第二天就死了，”一份典型的病历写道，“他非常暴躁，整整喝了一周的酒，醉酒后掉进了北［哈德逊］河。”

但是，确有一些引人注目的罕见病例，令人大惑不解：患病者并不符合对爱尔兰人的刻板印象。“菲茨杰拉德先生以裁缝为业，懂得节制，”贝尔维尤一位深感困惑的医生写道，“他妻子也是个爱好整洁的管家。引发霍乱的最常见原因，即肮脏与放荡无度，在他们身上都不存在。”这对夫妇住在五点区———切邪恶与污秽的渊薮——似乎是最好的解释。

1832 年，贝尔维尤医院的住院医师是艾萨克·伍德，他是纽约市医学精英的一员。伍德毕业于皇后学院（罗格斯）医学院，年轻时是个无所畏惧的盗尸者，现在他面对的问题，西方人很少见过，遑论治疗了。由于对霍乱的病因及治疗方法一无所知，伍德依靠的是治疗流行病患者的标准疗法：放血、催吐和导泻。对于像天花或黄热病这样的疾病，这样的方法已经足够糟糕；如此治疗霍乱，导致大量体液流失，就近乎酷刑了。

不过，伍德也看到了一线希望。如此规模的流行病，使他得以增加医务人员，也许还能找到治疗该病的方法。在 19 世纪的美国，还没有病人“知情同意”的规定，也没有对医生良知和想象力的约束。伍德与助手们自由不拘地

遵循自己的直觉，尝试了各种治疗方法。为增加“对身体的刺激”，“把烧热的砖加到病人的脚和身上”，使用“剧烈电击”以及“两个壮汉摩擦产生的强烈摩擦力”。有一名怀孕八个月的病人，医生让她服用了大剂量甘汞，导致胎儿死亡。然后，她变成一个试验对象，手臂上被注射了一小瓶温度为华氏 112 度[1]的烟草汁。“随后出现呕吐，并伴有深层的抽搐式吸气，”她的医生指出，“她感到困倦，但没有睡着；大约 5 点，死亡结束了这一幕。”

烟草据称具有通便功能，能令“肠道兴奋”。贝尔维 43
尤一些人认为它是一种理想的清洗剂——瞬间起效，又不会造成真正的伤害。“病人只需从烟草的作用中恢复过来，”有人认为，“病情就会好转。”早期，这种物质因救了许多霍乱患者而受到赞誉，包括“一个 14 岁的白痴”，他的“持续呕吐”通过“口服烟草”得到缓解。“我已经很满意了，我们试过的药方无一可与之相比。”一位医生宣称。

但问题是，后来证明，在贝尔维尤之外，没人能复制这些结果。“已经给 9 例患者施用了烟草，其中 7 人致伤，”附近一家传染病院的院长报告说，“其余 2 例短时恢复了，但很快又倒下，最终死去。”

到了秋天，霍乱在这座 20 万人口的城市已造成 3 500

1 在本书中，温度的计量单位皆为华氏度。

人死亡。统计数据显示，外国出生的死亡人数为 2 486，占总死亡人数的 71%，而此时，刚刚开始拥入纽约的移民，只占纽约人口的 10%。这意味着该市近 15% 的外国出生者在 1832 年的霍乱疫情中丧生，而本地出生者则不到 1%。

在贝尔维尤，伍德医生发现自己“脚底下尽是死人和垂死的人”。尸体被堆到马车上，然后拖走，葬到撒满石灰的乱葬岗。那个夏天，伍德自己也染上霍乱。勉强熬过此疫后，他离开贝尔维尤以求恢复健康。关于伍德接受了何种治疗，没有留下任何记录——他要花五年时间才能彻底康复——虽然此后不久他似乎就发誓戒用烟草。“我认为，”他说，“它对许多人有害，而且有各种害处。”

在未来数十年内，霍乱还会卷土重来，摧毁移民社区，令贝尔维尤的停尸房人满为患。1849 年，霍乱造成 5 071 名纽约人死亡，其中包括 3 250 名出生于外国的人。但随着时间的推移，在欧洲各地的实验室里，霍乱的秘密将被揭示。1854 年，英国内科医生约翰·斯诺证明，这种疾病的传播依靠的并非大气中的有毒气雾，而是水中的一种特殊病原体。他勤奋追踪伦敦某次流行病的受害者，绘成所谓“死亡地图”，这一做法将成为未来传染病研究的典范。
44 整整 30 年后，1884 年，德国研究者罗伯特·科赫[1]确认这

1 罗伯特·科赫（Robert Koch，1843—1910），德国医生和细菌学家，病原细菌学的奠基人和开拓者。

一特殊病原体乃逗号状微生物霍乱弧菌，这一发现有助于彻底摧毁“瘴气说”。

有些纽约人认为霍乱是一件变相的幸事。“那些患病者要么治好，要么死掉，”一位冷酷无情的官员写道，“[他们]大多是城市中的渣滓，越快将他们驱逐，这种疾病就会越早结束。”在他及其支持者看来，解决办法在于限制移民流入美国，并对那些抵达美国海岸的人实行隔离。

其他人则不以为然。他们认为，爱尔兰人住在这里是既定事实，而且不大可能改变自己的生活方式。骂他们污秽、放荡，虽是一种自然反应，但对防止危及全城的流行病无所助益。一个更务实的方法是少关注这些移民的道德失范，因为城市官员对此无法有效控制，多关注引发疾病的环境原因，这个他们可以做到。如果臭气和普遍的肮脏引发了霍乱和其他流行病，那么为何不粉刷廉租公寓、关闭臭水井呢？

流行病变化无常，难以捉摸。它们挟着骇人的力量到来，造成可怕的破坏，离开和到来一样神秘。人们很容易将其视为自然的反常，或是无法控制的神异事件。然而，谈起霍乱，有一些宝贵教训可汲取。比如1832年，五点区首次对街道进行了大规模清洗，让烂泥下面的铺路石重见天日，此事绝非偶然。三年后，纽约人批准修建了一条41英里长的输水管道，将清洁的水从城市北部的克罗顿河引入第 42 街（即今天公共图书馆主分馆所在地）和上西区（位于现在的中央公园）的水库。该项目耗资 1 150 万美元，雇用了 4 000 名工人，使该市逐步淘汰了当地杂乱无章、受污染的水井。1849 年，又一次致命的霍乱暴发后，纽约通过一项法令，禁止人口密集的街区养猪。“警察击退了贫困养猪人不时发起的暴力抵抗，从地窖和阁楼赶出了五六千头猪，并将大约两万头猪赶到了北边郊区。”

45 霍乱也暴露出贝尔维尤机构的缺陷。它在 1816 年开业时曾大获好评，迅速吸引了像托克维尔这样的社会改革家。奇怪的是，托克维尔对在那里看到的情况保持沉默，只针对那场招待他的宴会做了一番尖刻的评论。（他在写给妹妹的信中说：“宴会的安排很低级：先上蔬菜和鱼，后上肉；拿牡蛎作甜点。总之一句话，完全不开化。”）然而，其他社会改革家注意到，拥入那里的病患不断增加，不时暴发的流行病更是雪上加霜。把这么多拥有不同问题的人混到一起，置于同样的四堵墙内，是否明智？

贝尔维尤机构失败了，正如戴维·霍萨克所预言。医疗服务仍局限于沉闷阴郁的救济院和传染病院，使得穷人没有更好的选择。除非事情起变化，除非这种联系被打破，一座真正的、为纽约市服务的公立医院是不可能建立起来的。

第三章　大流行病

内战前的纽约，跟今天一样，财富在医疗保健方面起 46
着至关重要的作用。富人为享受这一特权而不惜花费；穷人则依赖他人的施舍。然而，富人和穷人都未完全理解的是，“最佳”医疗与“最差”医疗其实区别不大，因为医学领域在这个时代进步极其缓慢。金钱或许能提供“得到像样护理”的假象，却无法保护儿童免受白喉、母亲免受产后发热、父亲免受结核病的伤害。医学专业只是缺乏有效工具。正如医生兼哲学家劳伦斯·亨德森恰如其分地指出的那样：“一个随机的病人，得了随机的疾病，随机向医生咨询，他从这次会面获益的概率不超过50%。”

医院的处境也是如此。19世纪初，美国人认为医院的存在没有必要，因为在医院做的事可以在家里更安全、更舒适地完成。由于缺乏麻醉、消毒和X射线等现代必需品，医院就像依稀带有医疗倾向的贫民院。除了军队和监狱，似乎没有什么机构对人类健康有如此大的危害。即便在医院护理传统远比美国深厚的伦敦，“病人在医院里死的概率，”19 世纪中叶的一个医疗委员会报告称，“比他在外面高许多倍。”

47 对富裕的纽约人来说，私人保健是另一选项：若有家人或重要仆人生病，就召一位名医到家中，一般是合同医生。“医生去富贵人家探望；富人通常不去医生的诊所，”纽约医学界一个学生写道，“其实，经常探访被视为良策，可以监督病情进展；但不可太频繁，以免给人留下虚报账目的印象。”

为纽约最上层家庭服务的人皆是出类拔萃者。他们大多毕业于医学院，在爱丁堡或巴黎留过学，独立行医前都跟过著名医生——比如戴维·霍萨克——做学徒。19 世纪三四十年代，这些人建立了一些团体，推介“欧美最好学校”的最新进展。在纽约医学和外科协会每月举办的会议上，参会者宣读各种主题的论文，从天花疫苗到疼痛控制领域的大胆突破——“吸入乙醚”。但更为常见的是，演讲者重复各种陈词滥调，比如“瘴气说”，或放血、催吐、导泻的优点。有人声称用“乳清酒”治愈了一例猩红热，还有人说怎么从儿童的食道中取出一枚硬币。“治疗方法就是，”他说，“让他倒立，直到硬币掉下来。”

当然，有了地位，金钱也会随之而来。虽然收费高昂，但精英医生从来不缺主顾。在这个时代，有这么一场家喻户晓的对话：一方是纽约著名医生约翰·威克菲尔德·弗朗西斯，另一方是常年聘用他的富商。“医生，前几天我收到你寄来的账单，”富商说，“但我不记得今年我们有谁生病了。”“很可能是这样，”弗朗西斯反驳道，“但我曾在你家门口驻足几次，向仆人询问过你们所有人的状况。”

当然，这些都是例外。多数纽约人找的都是低级别的“内科医生”，每次看病都是用现金支付，如果一切顺利的话会当场支付。“人们会产生一种错觉，认为医生收费太过高昂，尤其在纽约市，”一家报纸这样报道，并补充说，“这一看法实乃大错特错。”一本医学杂志抱怨道，普通医生一辈子的收入还不抵贪婪的金融家“在交易所一天的收入”。

主要问题似乎是竞争。1836 年，为方便那些寻求私人 48
护理的人，纽约市名录列出了 506 名“医学从业者”，其中不包括草药师、顺势疗法医师、颅相学家、信仰治疗师[1]和专利药师。这些“医生”中的很多人吹嘘自己有某种文凭，还精通某一专业。一则典型的广告这样写道：“乔纳森·道奇，医学博士，手术外科医生兼机械牙医，优质防腐牙的原初唯一生产者及镶牙者。”

对最贫穷的纽约人来说，就连道奇医生也是他们无法

---

1 信仰治疗师（faith healer），使用祈祷、信仰来治病的人。

企及的。许多人依赖家庭疗法，以及所有群体都熟悉，尤其针对“下层阶级”的专利药。花 25 美分，富巴什医生的“植物救生丸”就可缓解发热、蠕虫和痔疮。花 50 美分，范佩尔特的“印第安植物药膏”就能保证让痈和乳房肿块消失。花 1 美元，就能买到“女士银丸”，这种药丸被相当巧妙地称为“富人之友和穷人之需”。

还有其他选项。几乎所有社会都把“值得救助的穷人”和“不值得救助的穷人”加以区分。在 19 世纪的美国，“值得救助的穷人”指的是那些无法自力更生的人：寡妇和儿童；受伤的农民或商人；盲人、残疾人、老年人和精神病患者。相比之下，“不值得救助的穷人”是指给自己成功地制造不体面障碍的人：酒鬼和妓女；乞丐、赌徒和长期失业者。

医疗保健反映出这种分化。典型的例子是 18 世纪末从伦敦引进的“诊所系统”。诊所与今天的门诊部类似，在美国城市中蓬勃发展，使工人阶级有了更多选择，不再仅仅依赖充斥着失败与绝望的救济院医务室——贝尔维尤的早期模式。1828 年，《纽约晚邮报》提到刚刚在格林威治村开业的北方诊所，称赞它“为诚实的工人提供医疗服务……[否则]他们就只能接受邻居援助，或被送入医院，或病死”。

诊所是如何区分值得救助的和不值得救助的穷人的？常见做法就是向有钱的赞助人募捐，然后由他们推荐几名

病人（通常是仆人或工厂工人）。没有赞助人的“签字证 49
明”，任何人都不会得到治疗。纵使有“签字证明”，也不能保证会得到医治。那些被认为不宜治疗或无法治愈者，仍会被拒之门外。

多数诊所的工作都很单调乏味：治疗咳嗽、缝合伤口、拔牙。北方诊所在1836年列出了一名对医生说自己患有头伤风的病人——附近一位名叫埃德加·爱伦·坡的作家。有些人到这里接种疫苗，尤其在天花流行时；还有些人被药剂师的免费药物吸引而来，常常提着“一个瓶子或茶杯来盛放药物”。由于都是普通小病，死亡率很低。回顾开业初年，北方诊所声称，有860名病人得以“治愈”，24人死亡，17人“因不守规矩而被勒令离开”。

诊所服务于各种需求。雇主认为诊所对他们的劳动力有好处，而卫生官员则将其视为预防流行病的缓冲器。但是，从这些诊所获益最多的莫过于刚毕业的医学院学生和医生学徒。诊所医生的工资严重偏低，有人担心低工资只会“吸引行业内的年轻人、缺乏实践经验的新手和生活困顿者”。但这正是问题的关键所在。这些工作的竞争非常激烈，因为由此可以走上财运亨通的职业道路。本市最大诊所，纽约诊所的理事也承认这一点，称他们的诊所是“医生的实践学校”。到1860年，纽约五大诊所每年治疗逾十万名病人，成为给新医生开展临床教学的主要基地，也成为向“值得救助的穷人”提供医疗服务的主要源头。

然而，有些人对这些不断上升的数字感到惶恐不安。免费医疗不仅意味着工人阶级中找医生看病的付费病人变少了，还引起人们对此善举的道德影响的担忧。诊所“无异于乱七八糟的慈善机构，”当地一名医生抱怨道，“它们是助人走向贫困的第一块垫脚石。”

事实上，这样的抱怨有其特指。多年来，诊所医生一直为不断增多的爱尔兰天主教徒病人而苦恼。他们人数众多，令人厌恶，酗酒成性，性情乖戾。有人说，他们会把“应得到救助的美国穷人”赶走。

50 有时候，贫穷、健康状况不佳和环境等因素的综合影响，使住院变得不可避免。住院的人可能是城市的外来者、一名受重伤的工人、一名慢性病患者，需要家庭或诊所无法提供的护理。1850 年，纽约市有两家主要“医院”。一家是私立的，另一家是公立的。一家依靠私人捐赠，另一家依靠公共资金。一家接收值得救助的穷人，另一家则来者不拒。

纽约医院于 1791 年开业，“一栋漂亮建筑坐落于阴凉草坪中”，离贝尔维尤的诞生地——救济院仅几个街区远，但两者有着天壤之别。纽约医院由城市的主要商人家族资助，从未打算成为穷困潦倒者的庇护所。事实上，它的创始医生约翰·巴德和彼得·米德尔顿——第一批解剖师——将其视为贝尔维尤机构的对立面。米德尔顿称贝尔维尤是“贫穷病人的公共容器”和“对社区的侮辱”。他怒斥道，这种地方“不配称为医院”。

二者的对比非常明显。“纽约医院打一开始，”为该机构撰写历史的人写道，“就严格区分可以处理的病和无法处理的病——主要是慢性病和不治之症。”这道界限很少被逾越。纽约医院在18世纪90年代拒绝接收黄热病患者，以及19世纪30年代再次将许多霍乱病人拒之门外，都清楚表明了这一点。“不收治”名单还包括酒鬼、流浪汉，以及患有天花、“疥疮”和“传染性疫病”的人。至于性病，则达成了某种妥协：男性可以入院，但女性——妓女——不可入院。医院治疗的大多是短期病人，即有机会迅速康复的病人。医院章程写道：“年迈体衰者……更适合送进救济院而非本院。”言下之意，送进贝尔维尤。

纽约医院有三类病人：接受免费护理的病人；每周支付少量费用的病人；联邦政府资助的商船船员。接受免费护理的最大一类，由值得救助的穷人组成，即那些“阶层较高”的人。规矩不胜枚举。病人应当“听话”，参加安息 51
日礼拜，阅读放在每间病房的《圣经》。骂人、赌博和偷窃，一经发现就会被赶出去。病房按性别和种族隔离开，尽管黑人病患很少，因为住院医师不喜欢治疗他们。毫无疑问，颁布这些规定要比执行起来容易得多，尤其在涉及

“疯子”和酗酒的商船船员的时候。但纽约医院自有应对之法——先是在曼哈顿北郊建了一所单独的疯人院，称之为布鲁明代尔；然后把商船船员迁入他们的“海洋之屋”，在窗上装上铁条。

在外观设计上，纽约医院也与贝尔维尤机构不同。一个是作为病人的避难所而建，另一个是作为收容穷人的仓库而建。一个有着令人惬意的外观，另一个犹如四面围墙的堡垒。一个有宽敞的病房，大窗户可以散去“不健康的气味”和“有害物质”，另一个把病人堆得像木材。“请想象一所疯人院、医院、惩教所，天花患者和各色流浪汉挤在一起，塞满了死人和垂死的人。”一份报告评论说。这就是 1837 年前后的贝尔维尤。

纽约医院宣称欢迎所有类型值得救助的穷人。“受到基督教精神激励，”其章程宣称，“[我们]一概不受与民族、国别和宗教相关契约的任何影响。”但移民在那里经常感到不适。虽然在 19 世纪 30 年代，慈善病房里外国出生的病人确实有所增加，但医患关系也渐趋紧张。纽约医院一位新教牧师把他遇到的爱尔兰人称为“心肠刚硬的异教徒”和“不敬圣经者”。在 1851 年一场严重的斑疹伤寒流行期间，医院同意接纳一定比例的病人。但这一决定在捐赠者中间掀起轩然大波，他们认为这些病患，大多是爱尔兰人，应该送去贝尔维尤。不几日，“为保护其他病人”，该提议被取消。

在这个卫生条件有限的时代，没有哪家医疗机构能免遭细菌性疾病的侵袭。纽约医院经常暴发脓血症（血液中毒）、沙眼（眼睛发炎）、丹毒（一种严重的皮疹）、产后发 52
热（一种分娩后的致命感染）和外科坏疽。这些疾病统称为“医院病”，反映出所有这些医院固有的危险。即便如此，纽约医院仍享有公立机构无法比拟的优势：资金更充裕，选择更多，相对不那么拥挤。它的病人死亡率一直低于贝尔维尤医院，后者的年死亡率有时高达惊人的 20%。

19 世纪 40 年代，一线希望出现了。一座新的救济院建筑群在东河的布莱克威尔岛开业，大大减少了贝尔维尤的贫民和疯子的数量。但这并未带来多大改善。在众多病人被转移到布莱克威尔岛的同时，来自欧洲的贫困难民大量拥入，使贝尔维尤比以前更加拥挤。“他们令我们的城市不堪重负，”一名苦恼的官员在谈这些新来者时写道，“难民[在此]很容易获得受救济的机会，肯定会急切地寻求。”

到 1850 年，纽约市有整整四分之一的人口在接受某种形式的公共援助，四分之三的受助人出生于外国。现在，绝大多数监狱收容书上都写着“出生地：爱尔兰”，救济院收容书也是如此。在布莱克威尔的新疯人院，1850 年的数字是：爱尔兰，199 人；美国，97 人；德国，53 人；英国，29 人。那里的一些医生采取了一种可以理解的做法：

在爱尔兰人的名字旁简单记下诸如“船上贫民”和“抵达陌生国度”等字样。许多病患都是深陷孤独和绝望的年轻单身女性。她们多数人会在几个月后从布莱克威尔岛获释，但疯人院的院长对她们的未来不抱丝毫希望。他解释说，爱尔兰人的“罕见恶习”是“大脑发育不完善”造成的“智力低下”所致。“这些人一旦精神失常，”他补充说，“我认为不宜再进行预后诊断。”

但是，遭新移民冲击最严重的非贝尔维尤机构莫属。1846 年，贝尔维尤医院——市立传染病院——收治了 3 600 名病人，其中 2 200 人是爱尔兰人。一年后，病人数字激增至 6 541 名，其中包括 4 863 名爱尔兰人。一场致命
53 传染病再次抵达纽约市，其根源无疑来自移民。

该病有几个名字：爱尔兰热、轮船热和监狱热。但医生称它为斑疹伤寒（typhus）——来自希腊语 typhos，意为“模糊”——因其产生眩晕症状。斑疹伤寒是一种细菌性疾病，滋生于密闭、肮脏的住所。斑疹伤寒由体虱传播，因在 1812 年俄国战役中重创拿破仑的军队，以及两次世界大战期间在欧洲杀死数百万士兵和平民而广为人知。或许最奇怪的是，斑疹伤寒很少在美国出现。在美国独立革命和内战期间，并没有该病严重暴发的记录，尽管部队条件极其恶劣。研究表明，这里的环境对病毒携带者——体虱——不太友好。实际上，没人知晓是何原因。

19 世纪初，纽约市偶尔暴发斑疹伤寒，集中于移民贫民窟。后来，爱尔兰发生了毁灭性的马铃薯大饥荒。“马铃薯是维生之本，”一位历史学家写道，“是每餐都要吃的主食，还会被用作燃料。”在 1846 年至 1852 年的几年里，至少有 100 万爱尔兰人死亡，大批人口逃往北美。每天都有所谓的饥荒船队从利物浦出发，前往加拿大和美国东部港口城市。乘客远渡重洋，像牛一样挤在舱房，住处几乎没有食物和干净的水，没有多余衣物，也几乎没有一丝风。火灾、风暴和冰山都是危险之源，但最大的杀手是疾病。一名移民局官员称，船上的条件“比奴隶贩卖船或苦力船的条件好不到哪儿去”，他还补充说：“100 个乘客死 10 个屡见不鲜；20% 的死亡率也不是没听说过；1 200 名乘客中，有 400 人在轮船离港前被埋葬。”

纽约市是主要登陆地，在饥荒年代平均每天接收 300 名爱尔兰移民，其中很多人选择定居下来。每名乘客离开欧洲前，都要接受“是否患有明显疾病”的检查，进入纽约港的“外国”船只，也要接受卫生检查员的检测。若有人患病，就意味着要将船上所有人隔离。但多数情况下，只有明显患病的人才会被单独挑出来，运送到斯塔滕岛[1]上 54

1 斯塔滕岛，纽约市下辖的五个行政区之一，因为距离纽约市最遥远，属于人员较稀疏，开发程度也较低的地方。

被称为“检疫隔离所”的纽约海事医院。1846 年，这家拥有 80 张床位的医院收治了 900 名病人；一年后，这个数字达到了 8 000 人，而且还在不断攀升。1848 年，那里记录的 730 例死亡病例（有史以来的最高总数）中，433 例死于斑疹伤寒。

斯塔滕岛似乎是建立隔离所的理想之地——仅有零星的农民和采蚝人在此居住，他们对“危险外国人”的担忧被无视了。后来证明这是个错误。1858 年，当地一群暴徒冲进隔离所，将其焚为平地。所幸，病人“在点火之前就被转移走了”。

由于斑疹伤寒的明显症状——皮疹和发热——并不会立即显现，许多潜在的患者在船上躲过了检测。一下船，他们就前往五点区和其他贫民窟的出租屋，衣服和体毛上都带着虱子。不同于天花、黄热病甚至霍乱，斑疹伤寒传播的地理范围有限。它频发于最贫穷的街区，但不会引起全城恐慌。在贫穷移民的悲惨生活区之外，没有蚊子，没有传染病人，也没有受污染的水井传播危险。

许多斑疹伤寒患者病倒后就地死去，但还是有数百人被送到贝尔维尤。病人们共用床位，草坪上搭起“疫病帐篷”。对于斑疹伤寒，没有比这更理想的传播环境了。贝尔维尤医院的病人死亡率很快超过 40%，而医院员工的死亡率甚至更高。许多住院医师死于斑疹伤寒，于是人们要求医学生填补空缺。翻看 1847—1848 年的死亡人数，恍如阅读战争纪念碑上的名字：

> 戈勒姆·比尔斯，医学博士……1848 年 1 月 9 日逝于纽约市；死因：斑疹伤寒，在医院值班时感染。
>
> 威廉·卡洪，医学博士……1848 年逝世；死因：斑疹伤寒，在医院值班时感染。
>
> 小约翰·弗莱梅，医学博士……1847 年逝于纽约市；死因：斑疹伤寒，在医院值班时感染。
>
> 伊莱休·赫奇斯，医学生……1848 年逝世；病因：斑疹伤寒，在医院值班时感染。
>
> 亨利·波特，医学博士……1847 年逝世；病因： 55
> 斑疹伤寒，在医院值班时感染。
>
> 戴维·塞利格曼，医学生……1848 年逝世；病因：斑疹伤寒，在医院值班时感染。
>
> 奥古斯塔斯·范布伦，医学博士……1847 年逝世；病因：斑疹伤寒，在医院值班时感染。
>
> 悉尼·B. 沃斯，医学生……1848 年逝世；病因：斑疹伤寒，在医院值班时感染。

1847—1848 年暴发于贝尔维尤的斑疹伤寒，被称为“大流行病”，留下了痛苦而荣耀的记忆。死在那里的实习生和医学生，皆是独自行医前寻求临床经验、出身良好的年轻人。他们在最恶劣的情况下仍然坚守岗位，有些人走下病榻，训练其他人坚持下去。但心酸之感总挥之不去：毕竟，斑疹伤寒会让人想起贝尔维尤素来扮演的角色，而且似乎注定要继续扮演下去：抛掷那些被认为病得太重而无处可去之人的垃圾场。

还有什么比收治无药可救的病人，然后被指责死亡率如此之高更让人难受的呢？“在我们医院死亡的人中，至少有五分之二送来时就已处于垂死状态。”贝尔维尤一位医生愤愤不平地说。“在过去一年里，有 3 人死在门口……还有十多人在入院两三个小时内死亡，40 人在第一周内死亡，”这位医生指出了罪魁祸首，“很多人是从纽约医院送过来的，他们在那里……被宣布患有不治之症，然后送到我们这里，交由我们负责他们的残生。”

事实的确如此。丢弃病情最严重的病人，素来是纽约医院的一贯做法，这种模式一直持续到 20 世纪。但在这次事件中，由于舆论压力渐增，纽约医院对一些来自“饥荒船”的病患进行了治疗。有意思的是，它收治的斑疹伤寒患者只有 10% 死亡，医生中仅有一人感染这种疾病。三个月后，这名医生重返工作岗位。

56 斑疹伤寒不会很快消失。在贝尔维尤，要是哪一年没有医生罹难，似乎就能让人松一口气。“此事值得庆祝一番，”医院 1852 年的年报写道，“我们不用再忧伤地发布讣告……哀悼因染上斑疹伤寒而倒下的住院医生。”但 10 年后，它又卷土重来，使受感染的“22 名雇员中的 9 名”和“15 名内科医生中的 6 名”死亡。传统说法仍把病因归咎于腐烂物质产生的臭气，一位名叫阿朗佐·克拉克的年轻客座医师据此提出一个问题：如果斑疹伤寒是由有害瘴气引起的——无论是在棺材船舱[1]、出租屋还是医院病房——那么，治疗方法难道不该是减少拥挤、清洁环境、净化空气等常识性的补救措施吗？在这些问题上，贝尔维尤可能无法与纽约医院相比，但肯定可以做些改进。

克拉克下令将自己的斑疹伤寒病房粉刷一新，敞开窗户，把门从铰链上取下。他还用旨在促进“自然恢复”的较温和措施，取代放血、催吐和导泻的英雄疗法。他的目的，除了驱散不良空气，还有静静地刺激身体，而非严酷地损耗身体。和戴维·霍萨克一样，克拉克也把酒精作为他的主要灵药，不过用量较大。据传闻，在克拉克的监督下，每名斑疹伤寒患者都能康复。从此以后，贝尔维尤对斑疹伤寒的治疗就包含了海量烈酒——“白兰地取代手术

1 棺材船舱，特指马铃薯大饥荒时期爱尔兰移民乘坐的逃难船只。贫困潦倒的爱尔兰移民只能乘坐统舱，统舱里环境恶劣，十分拥挤，更容易感染天花、斑疹伤寒、霍乱等疾病，死亡率很高。

刀”，以及东河凛冽刺骨的空气。

事实证明，大流行病成了一道分水岭。穷人病死于医院是一回事，大量医务人员因染病而殉职就是另外一回事了。“需要彻底改变机构的管理模式，”一位医生回忆说，“当时正值斑疹伤寒流行病暴发，这将现有的沉疴痼疾……推到了风口浪尖。”

随后的改变，确实很彻底。1852 年，在外界的激烈炮轰下，市政官员将贝尔维尤医院的管理权交给了一个由医生和社会改革家主导的十人理事会。现在，日常业务由一
57 名专业督查员负责，其职责范围从维持病房秩序到“亲自掌管医院所需的一切葡萄酒和烈性酒”。病人护理由四位杰出的“咨询”内科医生和外科医生监督，下面还有十几位“主治内科医生和外科医生”。所有这些人都会定期探访贝尔维尤，“无偿提供服务”。以上工作描述似乎毫无吸引力——责任重大，却无明显报酬。但实际上，城市医疗精英深深觊觎这些职位，以求彰显他们的职业地位和基督徒的责任。而且，每名医生皆可“带三个学生来医院观察临床实践”——医生由此把医院当临时办公处，向学生额外收取高额学费。

处于最底层的是五名刚毕业的医学院毕业生，他们住在贝尔维尤，在六个月的期限内象征性地赚取 130 美元。他们被称为住院医生，每天早晚都要在五名在校医学生的

陪同下到病房查房，进行“放血、拔罐、用水蛭吸血、包扎伤口”等常规程序（这说明英雄疗法的老套路还未被完全抛弃）。理论上讲，住院医生要通过竞争性考试来选拔。“全部由同一个委员会［测试］；全部按同样的条件录用……他们抱着进入贝尔维尤医院的希望，必须仅仅依赖自身的业绩。”

最引人注目的是挑选患者的新准则。“凡是被判定为患有不治之症的人，不得收留，”新的《贝尔维尤规章管理制度》中的关键句这样写道，“凡是被判定为精神失常者，或患有天花、麻疹以及任何恶性或传染性热病的人，不得收留。”这些病人将被送到布莱克威尔岛上新建的东河设施，以此让贝尔维尤摆脱它声名狼藉的救济院和传染病院的历史。

从此，重大改变的苗头终于出现了。普通护理和急诊护理将成为重中之重。除特殊情况，慢性病与传染病患者再也不会拥塞病房。疑似精神失常者会首先在贝尔维尤接受检查，随后或被释放，或被运到布莱克威尔岛关起来。但有一点是不会变的，那就是这家医院的信条。贝尔维尤“只会”接收“无力支付膳宿费和生活费的病人”——简言 58
之，那些走投无路的病人。

“谁来照顾我们的病人？”这一至关重要的问题，由纽约天主教会一位忧心忡忡的领袖提出，被一再重复。大量欧洲人拥入，使城市本就薄弱的卫生服务不堪重负，移民社区多数情况下只得自力更生。人们可以利用诊所系统或慈善生育诊所来治疗小病，假如床位够用的话。现在已有用来收容疯子和流行病患者的单独房间，但数量并不多。1850 年，纽约市仅有两家综合医院，但两者对贫穷移民都没有多大吸引力。一家被认为太过苛刻与冷漠，另一家则太过混乱和阴森。这两家医院，都是罗马天主教会无法接受的。

原因再清楚不过。这个时代的医院具有新教、福音派倾向。医院被视为救赎之地，是引导脆弱的病人归向基督的理想场所。“许多人入院时，对福音书的首要真理一无所知，深陷罪恶的生活中，”一名护士解释说，“[但]对死亡的恐惧压倒了他们，他们心怀感激，愿意聆听引导和祷告的话语。”

对该市天主教神职人员来说，纽约医院的吸引力较小，贝尔维尤才是更大的精神威胁。首先，那里雇了一位新教牧师，他的薪水由市政府支付。他“不放过任何一个房间”，督察员指出，他把《圣经》送到病人手中，带领他们祈祷。其次，贝尔维尤收治的天主教徒较多，且距市中心的移民据点有数英里之遥，使病人与亲友隔绝。教会领袖担忧的不是贝尔维尤的高死亡率，而是天主教徒在那里变成新教徒。一位疑虑重重的耶稣会士说，贝尔维尤就像一处“皇家狩猎场”。

没有人比约翰·休斯——美国首位罗马天主教总主教——更重视这一威胁了。休斯是爱尔兰人，因在签名后附上一个“匕首一样的十字架”而被称为“匕首约翰”。他决心保护他日益壮大的移民群体。他将总部设在曼哈顿， 59
在教区内建了引人瞩目的教堂、修道院、学校与公墓作为防线，成为以后供应“膳宿”的教长们效仿的榜样。贝尔维尤尤其令他气恼，因为那里不欢迎天主教神父，除非病人特别要求。这让他深感耻辱。

1849 年，慈善修女会在总主教的亲姐姐埃伦·休斯的带领下，在东 13 街租了一栋房子，开设了一家有 30 张床位的医院。这一举动“是移民教会为改善公共关系所做的最好之事”，为匕首约翰作传的作者写道。该医院由伊丽莎白·西顿创立，在 1832 年纽约霍乱大流行期间，曾英勇地诊治穷人，而在当时，宗教领袖大都慌忙逃跑了。这家新医院取名圣文森特医院，以 17 世纪法国封圣的神父之名命名，旨在救助“天主教的贫困病人”。条件很简陋：建筑很原始，缺乏煤气灯、室内厕所和自来水。有经济能力者每周会被收取三美元“食宿、洗涤、护理和医疗诊断费”。没钱的人被宣布为慈善病人。修女们睡在前厅地板上，挨着门廊处的停尸房。

然而，床位总是满满当当。1855 年，修女会搬到位于西 9 街和第七大道的更大区域，以期进一步扩大规模。资金通过天主教的方式——街区聚会、抽奖、信托募捐箱——募集而来。修女们一点一滴地筹款，终于有条不紊地买下了所需土地。“在纽约建房，”她们那位厉行节俭的财务主管写道，“费用非常昂贵。”

作为本市首家天主教医院，圣文森特医院在其他方面也与众不同。虽然服务对象是爱尔兰移民，这与贝尔维尤并无不同，但它仰赖私人资金生存。它有一项持续（虽不成熟）的创举：开设了一处小空间，与慈善病房分隔开，为那些需要“特殊住宿”的人提供“设施齐全的私人公寓套间”。这些人会是谁呢？1872 年出版的《纽约市指南》举出了一些例子。“对于在旅馆暂歇的神职人员，或者突然患病的有钱外地人，这类房间具有特殊优势，将家庭的舒适与医院的咨询、治疗结合了起来。”

60 圣文森特医院在招聘医务人员方面没什么困难。作为曼哈顿仅有的三家综合医院之一，它为希望磨炼临床技能的医生提供了重要出路。但在筚路蓝缕的早期，圣文森特医院之所以能岿然不倒，要归功于众修女的奉献。即便是最狂热的偏激者，也对慈善修女会表现出起码的尊重。她们“除了理事会，终身服务于该医院，分文不取”，一名反天主教的记者赞叹道。“虽然在信仰与实践方面有种种错谬，但她们甘守贫穷……毕生劳作，忠贞不渝地守望母教会，这在世界历史上是极不寻常的崇高之举，非常值得效仿。”

后来证明，它的确受到了效仿。19 世纪中叶，整个纽约市的非营利性私立医院急剧增加。圣文森特医院的榜样传播到其他族群，包括德裔美国人，他们构成纽约第二大外国出生者群体。从美洲的殖民地时期起，德国人就已出现了，19 世纪四五十年代，他们一波一波来到美国，以逃避国内的政治和经济动荡。在这几十年里，逾 100 万德国人进入美国，多数是通过纽约市进入的，大量人口进入中西部和大平原的农场和城市。不过，大约有十分之一的人选择在登陆地定居，遂使纽约成为世界上第三大德语城市，仅次于维也纳和柏林。

这些新移民中很多人住在 Kleindeutschland，即小德国，在当地人看来，下东城的这块飞地相当于德裔的五点区。实际上，小德国更加多元化，新教徒、天主教徒、犹太人、巴伐利亚人、普鲁士人和撒克逊人比邻而居。它虽和其他移民区一样拥挤，但没那么贫穷。像爱尔兰人一样，许多德国人是被迫离开土地的，但那些在纽约定居的德国人身怀技艺，更适应不断扩张的城市经济。根据 1855 年纽约州的人口普查，爱尔兰移民占了城市劳工、卡车司机、码头工人和家庭用人的大多数。至于德国人，则是面包师、裁缝、细木工和杂货商。

61 据说，在小德国的任何一个指定周日，啤酒馆和酒园里的人潮都比教堂内的更汹涌。但纽约市的德国天主教徒面临一个特殊问题：他们的教区位于坚实的爱尔兰人保护区内。他们要求有自己的牧师，讲自己的语言，休斯总主教予以默许。当他们建造自己的教堂，他也未予反对。一名教区官员说，应对之策即“无视他们的存在”。结果就是，德国天主教徒无法理解去圣文森特医院的想法，也无法理解为什么去贝尔维尤医院。两家医院似乎都好不到哪儿去。

德裔移民中有大量的内科医生——事实上，到1850年，纽约市医学界有三分之一的人是在德国出生和接受培训的。不久，一家诊所出现了，为“讲德语的纽约市居民提供医疗咨询，考虑到我们的贫困病人不懂英语”。无须证明，不论宗教，免费提供护理。“除周日与节假日外，诊所每日开放，”它的第一本宣传册写道，“12点至1点诊治儿童和妇女，1点至2点诊治其他病人。”

医学杂志称赞在那里工作的医生，称他们是“城市中的佼佼者”，同时注意到他们“未在美国医院中应用的治疗模式”，即德国内科医生中流行的顺势疗法[1]。1868年，诊所稳

1 顺势疗法（homeopathy），又称同类疗法，由德国医生塞缪尔·哈内曼于18世纪创立，是指在患者体内注入一种加剧疾病相关症状的药物，与之相对的是“对抗疗法”（allopathy），是指在患者体内注入抵抗疾病相关症状的药物。

步发展，取名“德国医院”，并与许多向上流动的德裔美国人社区一起，从小德国搬到曼哈顿的上东区。随着时间的推移，顺势疗法将让位给更传统的方法，尽管医生和护士仍对病人讲德语——彼此之间也讲德语——直至20世纪。

然而，这种情况很大程度上随第一次世界大战激起的爱国主义而终结。德国遭到猛烈抵制，全国范围内的管弦乐队停止演奏巴赫、贝多芬和瓦格纳的音乐。一些州政府禁止在学校教授德语，城市开始抹除大道和公共建筑的德文名字。在芝加哥，汉堡街变成莎士比亚街，俾斯麦酒店
变成伦道夫酒店。纽约市也不例外。1918年，德国医院理 62
事会勉强同意，以医院所在地莱诺克斯山（Lenox Hill）为医院重新命名。

德裔犹太人虽然只是大批德裔移民中的很小一部分，但其数量从1846年的两千人增至1860年的四万多人，足以占据纽约犹太人口的半壁江山，改变了一度由西班牙裔和葡萄牙裔移民占主导的状况。像其他族群一样，犹太人通常把贫困病人及其家人寄养在社区。把犹太同胞送到贝尔维尤甚至纽约医院这样的地方，这是匪夷所思的。长期以来流传着新教神职人员的故事，他们专门在病人临终前改变其信仰。（据犹太人描述，一个名叫卡恩的年轻流浪汉身患重病，被马车送到贝尔维尤，必须乞求“葬于犹太人

中间”。）新成立的德国诊所，条件有所改善，但远称不上理想。犹太人说很多种语言。他们庆祝独特的安息日，担心非犹太人嘲笑他们的宗教仪式，“他们的经文匣和披肩流苏[1]”。按《塔木德》教义，是时候给他们的贫困病人建一座特殊的房子了。

该项目由一位名叫桑普森·西姆森的律师牵头。西姆森毕业于哥伦比亚学院，是亚伦·伯尔的门徒。他捐出位于第七大道和第八大道之间的西 28 街的土地，并从他人那里得到可观的捐赠——最大一笔捐赠有两万美元，来自新奥尔良商人朱达·图龙，图龙因在罗德岛纽波特保存了北美第一座犹太人公墓而闻名。另有 7 000 美元是通过一种新颖手段——筹款晚宴——筹集的，这场晚宴在该市首屈一指的尼布罗花园举行。《纽约时报》报道说“有 800 多人出席，娱乐活动无可挑剔”，赞扬“以色列妇女精英”为了“这一如此崇高的事业而携手合作”。

该机构的命名很简单。门口上方醒目地刻着“犹太人医院”的字样，旁边写着希伯来语名字 BET HOLIM。但要辨识出捐赠者就比较困难了。他们的名字已为社区所熟知。把他们的名字也写在医院墙上是否合适？一些社区领袖认

1 经文匣（tefillin），犹太人在祈祷时佩戴在胳膊上与头上的两个黑色的皮质小盒子，盒子内放有四段手抄《圣经》经文；披肩流苏（zizit），犹太男性祈祷时所穿的外套四个角上的流苏。

为不妥。他们认为，进一步关注是不大得体的，会损害慈 63
善的真意，且不必要地羞辱穷人。

医院理事会却不这么看。他们一致认为，列出捐款人的名字，既能褒奖善行，又可激励他人。犹太人医院于1855年开业，四块大理石石碑上刻着每个捐赠人的名字，还有一块用来纪念最近去世的朱达·图龙，“他对本机构的慷慨遗赠，”碑上写道，“在此谨致谢意……特竖此纪念碑。”一种传统从此开启。

除了“意外或紧急情况”，这家新医院只接收犹太人，并要求有偿付能力者付费。但记录显示，仅有不到10%的病人自掏腰包。像圣文森特医院一样，犹太人医院吸引的是新近移民，他们无亲无故，极度贫穷。一位主治医师写道，男病人大多是流动小贩，“被投掷到我们的海岸，一没职业二没手艺”。许多女病人在其他犹太人家中做家务，“迫于无奈去侍候他人，以此维持生计”。

在犹太人医院——或纽约**任何**一家医院——去世的犹太人，都被埋进犹太人公墓，很少被埋进公共墓地。关于贝尔维尤的停尸房，流传着一个经久不衰的故事：那里有一名服务员，把几张犹太报纸塞进一具爱尔兰人尸体的外衣中，以此骗过希伯来免费丧葬协会，让其带走了这具无人认领的尸体。据说，“今天在某个犹太人公墓里，安息着这个爱尔兰人，他躺在大卫星下，无疑相当舒适”。

犹太人医院早期遇到的最具争议的问题是尸体解剖。宗教律法是否准许尸体解剖？对该问题的争论渐趋白热化，以至于大英帝国首席拉比被请来干预。他的观点是：若了解死因有助于生者，尸体解剖就是被允许的，这成为多数犹太医院的标准。

1861 年内战开始时，犹太人医院开设了一间特殊病房，治疗联邦伤兵。两年后，在席卷纽约市的暴力反征兵
64 骚乱中，医院收治了数十名重伤员，几乎都是非犹太人。到战争结束时，犹太人医院已改变其严格的教派方式，允许接受国家资助。1866 年，它改名为西奈山医院（Mount Sinai Hospital）。

未来数十年，将会有众多此类医院出现，每家都服务于特殊的顾客。长老会医院（Presbyterian Hospital）迎合长老会教徒的需求，圣卢克医院（St. Luke's Hospital）服务圣公会教徒，圣弗朗西斯医院（St. Francis Hospital）服务德国天主教徒，哥伦布医院（Columbus Hospital）服务“说话没人懂的可怜意大利人”。1857 年左右，在一次颇富预见性的关于医疗现状的演讲中，B. W. 麦克里迪医生指出，纽约刚刚开始数个世纪前在伦敦和巴黎等城市已经开始的进程。他解释说：“在这里，我们的富人还没时间去死，也没时间去捐赠医院。”他特别提到犹太人医院和圣文森特医院，将其视为未来希望的典范。

然而，就像戴维·霍萨克一样，声名卓著的麦克里迪想要的远不止于此。他说，一座伟大的大都市需要一家伟大的公立医院，贝尔维尤的时代已经来临。“愿它不只是环境美丽宜人……还能成功地培育医学科学，减轻人类痛苦。”他承认，这两者都是纽约市所急需的。

19 世纪 50 年代，贝尔维尤发生了巨大变化。大流行病、移民潮、布莱克威尔岛的发展、非营利性私立医院的涌现——所有这些都对它的重塑起了作用。贝尔维尤医院原坐落于近乎废弃的土地上，如今占据了旧救济院所在的主楼。随后，医院的物质条件也得以改善。1853 年，市议会拨款六万美元新建了一所停尸房。新教徒病人的遗体仍被送往布朗克斯区的公共墓地。但天主教徒的遗体，由于休斯总主教大力施压，将被运往皇后区占地 350 英亩的新“各各他公墓”，即“凯尔特死者之城”，在那里免费安葬。两年后，贝尔维尤耗资十万美元，增设了一间有 400 座位的玻璃穹顶手术剧场，惹起“一所医学院将要诞生”的流言。

但公众的观念变化缓慢。医院仍被视为“较好”阶层 65
应当避开之地，而贝尔维尤，如今美国最大的医院，依旧是吸引惊悚故事与揭露报道的理想磁石，而且往往不无正当理由。当时纽约市老鼠很多——哎，就像今天一样——而贝尔维尤与拥有迷宫般木桩和码头的东河相邻，尤其易遭攻击。一位观察力敏锐的游客，在一个浴缸里就数出了40只老鼠。“夜幕降临，它们成群结队拥向水边，爬过下水道，进入医院。”《纽约时报》如此报道，引用了贝尔维尤一名医生的耸人听闻的书面陈述，尽管它也警告读者，这些细节“不宜公布”。

“周一早上6点，”这份书面陈述这样开头，“我被叫去……见玛丽·康纳，她是个未婚女子，31岁。我立即进行检查，发现这位母亲臀下压着［一个］孩子，孩子已无生命体征，身躯严重损毁，显然是被老鼠啃咬过。鼻子……上唇和脸颊一部分似已被吃掉。左脚脚趾和脚的一部分显然也被吃掉了。被咬掉的部位被沙土覆盖。”

《纽约时报》记下了医生的观点，即婴儿“遭啃咬”之前就已自然死亡。（验尸官的调查也支持这一看法。）但该报也提出警告：“老鼠已经完全霸占了这栋楼”，要清除这些老鼠而不摧毁这栋建筑“是不可思议的”。

这就是贝尔维尤医院混乱而动荡的状态：既充满希望，又令人嫌恶。从救济院附属机构，再到收治流行病患者的传染病院，它已走过漫漫长路。多年以来，其进步一直跌跌撞撞，但一个新的贝尔维尤已然出现。戴维·霍萨克的宏伟愿景终于近在咫尺。现在，纽约市可以自诩有了一家真正的公立医院，它独自屹立，与众不同。

第四章　开设医学课程

1847 年，正值大流行病高峰期，一位市议员指控贝尔 66
维尤的首席医师梅雷迪斯·里斯“贩卖［他的］机构里的尸体来非法牟利”。尽管一个特别委员会称这场指控“毫无根据”，为其开脱了罪责，但这起事件勾起人们对 1788 年声名狼藉的反医生骚乱的记忆。那场血腥冲突已过去近 60 年，但几乎未引起任何改变。纽约的医学院仍需依靠盗墓来满足其“解剖需求”。尸体依旧来自城市最贫穷的墓地，那里一向是最易被盗的地方。尸体依然供不应求，人们不由得担心纽约的医生培训可能会陷入停滞。“众所周知，”当地一位医生说，“有 600 多名年轻人……因［缺乏尸体］而中断学业。”

这种短缺最严重地影响了该市两所著名医学院——哥伦比亚大学的内外科医生学院和纽约大学医学院，同时也使在贝尔维尤医院再建一所医学院的希望岌岌可危。新鲜尸体是必不可少的教学工具；没有它们，学生只能依靠插图和蜡像。即便是最敬业的解剖师也明白，盗墓活动必须停止：由此带来的尸体太少，而且让盗墓者面临巨大风险。他们认为，需要把解剖描述成一项公益事业，以此来增加
67 尸体供应。更好的医学培训，难道不是对社会上所有人，无论贫富，都有好处吗？“为活生生的人着想，”当地一位医生恳求道，“请允许你们的学院解剖死者！”

究竟该选**哪些**死者，引发了激烈辩论。声称解剖为更大的目标服务是一回事，而决定把谁的遗体放到解剖台上又是另一回事了。率先发声的是纽约大学的约翰·德雷珀，他是出生于英国的医生，持有著名的反爱尔兰观点。多年来，德雷珀一直在游说州议会增加对医学院的新鲜尸体供应。他站在道德制高点，将他 1854 年的提案命名为《促进医学科学和保护墓地法案》。其他人则称之为《骨骼法案》（Bone Bill）。

当时，纽约州的法律只允许合法解剖一类人：被处决的罪犯。德雷珀的提案加入了监狱和救济院 24 小时内无人收走的尸体——这一来源相当可观。他的措辞直截了当：“所有奄奄一息、无人认领、无亲无故的流浪汉，都要交给教授医学和外科的机构进行解剖：解剖后的残骸要埋在公共墓地。”德雷珀认为，该法案的妙处在于，无须借助盗墓就可满足医学教育之需。公墓将重新变成安全的避风港。

受人尊敬的死者终于可以安息了。

其中也含有某种道德姿态。《骨骼法案》的支持者认为，囚犯和贫民欠社会最后一笔债。“将他们的身体献给人文科学之发展，”一位州议员宣称，“可以回报那些受他们拖累和被他们的罪行伤害的人。”24 小时的宽限期，可以让悲痛的亲友认领那些值得妥善安葬的尸体，剩下的就是不值得认领的。个中意图一目了然：只把最卑贱的人，即那些“其恶习已耗尽亲友耐心的人”，送到医学院解剖。

《骨骼法案》也有反对者。有人从道德方面提出反对意见。“我们不禁认为，医学科学的需要已经……被大大高估了，”《哈珀新月刊》的记者写道，“宁可对一些身体疾病的 68
原因一无所知，也不愿以牺牲灵魂深处最美好的情感为代价来获知病因。”但最强烈的抗议来自受该法案影响最大的街区。以上帝之名，怎会有人认为“人的身体和狗的身体一般无足轻重”？五点区的议员彼得·马圭尔咆哮道。在圣帕特里克节[1]，数千人在曼哈顿游行，身后的绿色丝绸横幅上写着：“我们保护病人，埋葬死者。”

《骨骼法案》在 1854 年的一次投票中通过，后来证明，该法案相当有效地达成了目标。盗墓活动在随后几年

1 圣帕特里克节（St. Patrick’s Day）是每年的 3 月 17 日，是为纪念爱尔兰守护神圣帕特里克而设立。这一节日 5 世纪末期起源于爱尔兰，如今已成为爱尔兰的国庆节。美国从 1737 年开始庆祝。

里急剧减少，医学院也得到了宝贵的尸体。正如1855年内外科医生学院的目录所写：“感谢立法机构的开明与慷慨，解剖科目的供应不仅充足，而且不再［像过去］那样困难和危险了。”

师生们可以期待一堂出色的课了。

19世纪头十年，在美国获得医学学位的学生不到400人。1850年至1859年期间，这一数字达到17 213人，与国家的突飞猛进正相匹配。现在，多数美国城市都拥有一所医学院，一些农村小镇也是如此。但并非每个人都将此视为进步。美国最早一批医学院，附属于哈佛大学、哥伦比亚大学、达特茅斯学院和宾夕法尼亚大学等著名大学，曾要求申请者受过一定程度的古典教育——至少要熟悉希腊语、拉丁语和自然哲学（物理学）。那些日子一去不复返了。新的“专有”医学院对学生要求不高，能支付学费和其他费用即可。通常是一些当地医生租下一栋建筑，举办一系列讲座，向学生收钱，然后颁发学位。没有专业监督，因为多数议会已经废除行医执照，理由是它剥夺了普通公民选择所爱职业的权利。正如缅因州报告说，“该领域现在向所有人开放”。

营利是主要驱动力。目标是将尽可能多的人装进教
69 学楼。大学毕业生很少申请，他们更喜欢法律和神职人员等高尚专业。一旦被“录取”，医学生就要上两个学期的

课——科目随教职工的规模而变化。在一所有五位“教授”的医学院，学生每个工作日都要坐着听完五场令人眼花缭乱的演讲；这一学期大约持续四个月，为了“巩固记忆”，第二年还要逐字逐句地重复。没有实验室工作（除了基本的解剖课），也没有机会检查病人。要想毕业，只需通过一场简单的考试，交纳毕业费，有时还要写一篇论文（一位现代观察家将其比作“大二学生的学期论文”）。

如果一名年轻人跟当地医生做学徒，然后就可挂牌行医，那他为何还要花这笔钱呢？其中一个原因是，医学教育可能确实帮助了那些专心听讲、参与解剖的人。在波士顿、费城和纽约这样的城市，医学学位能吸引富裕病人，因为在这些城市，文凭更重要。

内外科医生学院的历史可以追溯到18世纪，与哥伦比亚学院、纽约医院和城市的医学精英有着密切联系。1856年，它搬进第23街和第四大道拐角处一栋砖与褐石结构的大楼，里面有空间充足的教室、一间外科手术剧场以及一处有25张桌子的解剖空间。没有什么能比这次搬迁更好地反映其崇高地位了。其宣传册夸耀说，房间内取暖用的是热风炉，照明用的是煤气，还用上了克罗顿河里纯净的水。建这栋楼共花费九万美元巨款，全部由在那里任教的教授出资。

这些教授有能力做到这一点，很耐人寻味。内外科医生学院长期以来招聘的都是在医学界声望卓著的教师。有幸在那里教书的人，一般都会待到退休或去世。这一职位既能保证从学费中获得稳定收入，又可私人执业，吸引了纽约上层人士。不足为奇的是，尽管招生人数稳步攀升，但教师职位的数量始终稳如磐石——固定在七八个。排他性自有其回报。

在这些年中，没有哪位教师比瓦伦丁·莫特医生更为
70 杰出了，他后来创立了纽约大学医学院，成为贝尔维尤未来不可或缺的一部分。美国医学史家认为，莫特是当时最卓越的外科医生。他同时代的人则更进一步。“这个男人是众人的父亲，”一位对莫特的教养无比崇敬的仰慕者这样写道，“他敦厚，温顺，心灵纯洁，言语谨慎，衣着整洁，身姿挺拔，行走时像个敬畏上帝的人，尊重同胞的权利和感受：总之，是一位完美的绅士。”

莫特于 1785 年出生于长岛，父亲是一名贵格派医生。他曾在纽约市著名外科医生瓦伦丁·西曼门下当学徒，而后远赴英伦深造。他训练有素，师门谱系无可挑剔，返家后在内外科医生学院担任外科教授。当时，欧洲医学界对美国“刀手”（knife-men）的技巧嗤之以鼻，但莫特一直是个醒目的例外。他是最早一批在髋关节成功截肢的外科医生。他做了数百次截石术，“从活体中取出了有史以来最大的［胆］结石，”一个朋友写道，“重达 17 盎司 2 德拉克马。”通过把结扎线置于离心脏几英寸处，莫特革新了血管

手术。据说，“他的刀法稳健而大胆，但也很轻柔”。他的双手非常灵活，工作起来如行云流水。用英国首席外科医生阿斯特利·库珀[1]爵士的话说：“瓦伦丁·莫特做的伟大手术比任何在世的人做的都多。”

有一病人，睾丸“因周围肌肉逐渐收缩而被拉起”，莫特设计出一台手术以减轻他的“剧痛”。这是莫特最喜欢的手术之一。（处理“恶性肿瘤”前，据莫特自述，他切除过超过一蒲式耳的睾丸，其中一些睾丸重达一磅多。）眼前这个病例曾让无数“杰出的外科医生”深感困惑，因为病人虽被迫找了个“较无害”的行当，但不影响他在卧室享受“不小的欢愉”。经检查，莫特“决定切下、分割精索神经，并切除一大块提睾肌”，这引起睾丸下垂，疼痛消失。据说，这一结果“在缓解患者痛苦方面……揭示了新的真相”。

他的大部分成功都是在麻醉剂引入前取得的。“莫特早 71
期做手术时，”一位同事回忆说，“会有粗壮的手臂按住疼得扭动身体的人；硬暴力是必需的，这是为了让尖叫的孩子安静：[她的] 气管必须切除才能保命。他拥有何等的胆魄、何等的坚韧、何等的决心啊。”

莫特热爱手术室，且要价不菲。对于自费病人，一

1 阿斯特利·库珀（Astley Cooper，1768—1841），英国外科医生、解剖师，莫特曾跟随他学习。

台复杂手术他收费高达1 000美元——这在当时是笔巨款——但从来不缺生意。对于慈善病人，他不收取任何费用；他们的作用在于提供临床教学所需的原材料。在给学生讲课时，莫特强调了两条基本规则：外科医生不愿亲身经受的手术，决不可在他人身上实施；一种手术如果没在死者身上做过，决不可在活人身上尝试。

并不是每个人都对他的才能毕恭毕敬。脾气暴躁的纽约日记作家乔治·坦普尔顿·斯特朗[1]称莫特是个骗子。斯特朗的叔叔患有痛苦的面部神经痛，而莫特承诺说可以缓解。随后进行了一次“非常严酷的手术”，不但没能治好病人，还产生了一笔不小的费用。“最终战胜该病魔——莫特倾尽所有学识都做不到——的大力士是一种相当古怪的制剂，”斯特朗解释说，“这是一种药膏，由擦下的五粒乌头碱［一种毒性极强的植物］配制而成，每日涂抹两次……有药到病除之效。”

不过，失败的情况似乎很少。多年来，有关莫特的一则典型故事，被许多学生一再讲述，说的是他在一次解剖尸体时令人难忘的表现。“手术刀滑落，［莫特］自己的手指被切掉了一部分，掉到手术台上”，一位目击者回忆道，

1 乔治·坦普尔顿·斯特朗（George Templeton Strong，1820—1875），美国律师、日记作家，其留下的2 250页日记成为记录19世纪美国历史的最重要素材之一。

“或许在此刻，当周围的人都在呻吟时……从未害怕过的他会感到紧张不安……宣布下课……返回他的房间。”

但莫特医生并没这么做。“他把手指放进嘴里，吸了吸伤口，然后用手帕包住，耸了耸肩……继续讲课，直到下课锣声响起。我一直盯着那块手术用的肉……却耽误了为教授包扎手指。医生公会的一位医生溜进教室，保全了他的手指。如今，他可以酒后吹嘘自己救助过莫特医生了。”

莫特似乎是19世纪初美国所能产生的最接近名医的人。 72
他身材魁梧，“身高足有六英尺，肩膀宽阔，肌肉发达”，与妻儿住在格拉默西公园一号，这是一栋四层楼的意大利式豪宅，被称为纽约最好的住宅。莫特一家“以我们久未亲历的豪华方式”待客，一位客人写道，他参加了莫特一家为来访的皇室成员举办的一次盛会。这位医生的净资产在100万美元左右徘徊，这给媒体提供了各种八卦素材。“他每天7点起床，8点吃早餐，5点吃晚饭，”一位朋友说，“中间很少吃东西，也许会喝一杯水……9点，他走进办公室，除非被大学讲座打断，或被叫去处理一些急事，他会一直在家里待到1点。”他的整个下午被外科手术和探望病人的事情占满。“他的马和马车总是井井有条，步伐缓慢而庄重……晚上，他总是在书房度过，读书，写作，或与朋友交谈。”

1835年，“因为对事业深感倦怠”，莫特逃离纽约市，开始周游世界。他发表的思想，在当时很流行，是留给时代的最好遗存。"他只对希腊流浪汉的气味、马拉松平原上的大号臭虫和小亚细亚妇女的肥胖症感兴趣。"一位评论家指出。在君士坦丁堡逗留期间，莫特从在位苏丹阿卜杜勒·迈吉德的头颅中取出一块肿瘤，从而获得勋章，有人怀疑他还收获了一笔不菲的费用。

在欧洲时，莫特曾与朋友通信，说要在纽约大学创办一所医学院，而这所学校是十年前才特许的。莫特深知自己的名字会是一块金字招牌。他计划模仿哥伦比亚学院和内外科医生学院的安排：医学院将通过大学提供学位，但在其他方面自给自足。与内外科医生学院一样，师生可以充分享受贝尔维尤医院的临床资源。这一安排由莫特亲自协商，实际上保证了学校的生存。1841 年，莫特和其他五位医生在下百老汇买下一栋令人印象深刻的花岗岩建筑。这些人分别是莫特（外科）、约翰·德雷珀（化学）、格兰维尔·帕蒂森（解剖学）、马丁·潘恩（药物学）、约翰·里维尔（医学理论与实践）以及冈宁·贝德福德（妇女和儿童疾病）。[1]

1 格兰维尔·夏普·帕蒂森（Granville Sharp Pattison，1791—1851），英国外科医生；马丁·潘恩（Martyn Paine，1794—1877），美国医学和药物学家，著有《医学基本原理》；约翰·里维尔（John Revere，1787—1847），当时美国最著名的医生之一，曾参与创办纽约大学医学院；冈宁·贝德福德（Gunning Bedford，1806—1870），医生、作家，著有《妇科疾病》《产科实践》。

虽然很少有人怀疑在美国最大的城市再建一所医学院的必要，但该项目的商业化程度引得了一些人注意。莫特和同事们计划招收几乎所有能负担得起费用的白人男性学生。他们解释说，如果标准严格，就会排除掉那些想当医生的人，这样于公众健康有损。有一些学校教育总比没有好。 73

规模庞大的271人入学班，几乎包括所有申请者。只有黑人、妇女和纯文盲被拒收。除非完全无知，谁会舍弃“有尊严、受称赞的”内外科医生学院，选择“这种腐朽和可耻的事业”？一位评论家尖刻地说道。“天知道从缅因州到得克萨斯州无数［文凭］工厂里的所有医生，会变成什么样子。”

学费每学期105美元，加上5美元“入学”费，10美元“破损费”（设备破损），20美元“解剖”费（用于购置新鲜尸体）。学满4个学期才能毕业，再加30美元“毕业”费，每名学生的总费用达到550美元，这是一笔不小的数目。据账本记载，扣除支出，教职工每年分红近4万美元。

教师皆由莫特仔细挑选，起码可以说是兼收并蓄。约翰·德雷珀，《骨骼法案》提出者，宣扬现代科学的优势；而马丁·潘恩，固守传统，教授使用甘汞和手术刀的古老方法。（据说，要想通过潘恩的考试，只需对每个问题这样回答：“治疗方法是放血，先生。”）约翰·里维尔，殖民地爱国者保罗·里维尔[1]最小的儿子，是莫特最亲密的朋友之一。他是一名才华横溢的作家，所撰《医学论》是那一时代的典范之作。1847 年，里维尔在照顾他的一个学生时，身染斑疹伤寒死去。

冈宁·贝德福德，一个富有远见的人，有一种吸引媒体关注的天赋，其中多数是负面的。今天，他因开设了美国最早的产科诊所之一而受到尊敬，但在 19 世纪 40 年代，他是作为反对堕胎的斗士而出名的。贝德福德的目标在于，用在分娩的医学和道德方面受过训练的医生——认为胎儿与母亲完全平等——来代替助产士，因此，他反对一切危及婴儿的手术，最常见的是穿颅术，即缩小头骨以使其通过产道；他还经常采用剖宫产术，解释说这种手术
74 可以拯救处于险境中的婴儿（尽管它使母亲面临更大的致命感染风险）。

批评者称贝德福德是个疯子和骗子。他习惯摘引他人著作的行为——也就是我们今天所说的抄袭——受到媒体充分关注，报刊嘲笑他是“心理学和文学上的一个奇观！”。然而，他的优势是显而易见的。移民拥入纽约，贝德福德的朋友约翰·休斯总主教曾宣称，只要有可能，天

1 保罗·里维尔（Paul Revere，1734—1818），美国银匠、早期实业家，也是美国独立战争时期的一名爱国者。他最著名的事迹是在列克星敦和康科德战役前夜警告殖民地民兵英军即将来袭。

主教徒必须赞助那些符合教会教义的医生。贝德福德在新医学院和城市的外国出生人口之间架起了一座桥梁。他的产科诊所很快就能每年治疗一万名病人。

莫特对古怪的格兰维尔·夏普·帕蒂森的选择，则更具争议了。帕蒂森最显著的才能，除了教授解剖学，就是几乎到处树敌。他出生于苏格兰，在来美国之前，他担任过一连串的医学职位，后又接连失去——原因既有因盗墓而被起诉，也有与一位资深同事的妻子有染。在费城的杰斐逊医学院任职时，他因家人受辱而与当地英雄托马斯·卡德瓦莱德将军决斗，令这位将军的一条手臂终身残疾。帕蒂森是个声名狼藉的纵欲狂欢者，曾大量服用汞——治疗梅毒的常见“药方”。他之所以能受到莫特注意，是因为他拥有无可否认的教学能力。“作为解剖学讲师，”一个学生回忆说，“他几乎能让尸体在他面前说话。”

起初，帕蒂森和莫特合作得很融洽，以至于报纸都开始报道他们的事迹。1841 年夏，两人在贝尔维尤医院的莫特外科诊所进行了一次截肢手术，每周六下午都有数百名医生和学生聚集在那里观看大师的工作。在那个尚无麻醉或抗菌药的时代，手术需要飞速完成，以防病人因休克而死亡。这一天，手术台上躺着的是个 15 岁的男孩，他的大腿感染得很厉害。“一位教授［莫特］摸到了股动脉，（并）让人把腿抬起来……以保存血液。”《纽约先驱报》这样报

75 道。动脉上放置了止血带，男孩的父亲与一名助手将其身体固定住。“给这孩子喝了点酒”，他看上去“脸色苍白，但意志坚定”。

然后，手术开始了。帕蒂森拿起一把“长长的、闪光的手术刀，摸到骨头”，切开皮肉。“眼泪从男孩父亲的脸上流下来，鲜血一品脱一品脱地喷涌，场面令人作呕，尖叫声令人毛骨悚然，手术师一脸平静。”

锯随后出现了。尖叫声更响，几名观众逃出房间。“男孩父亲面如死灰，男孩以呆滞而痛楚的眼神紧盯着器械——刮，磨，一次，两次——从脚趾到大腿中间的无用肢体静静地落到桌下的桶里。”紧接着，这位父亲“倒在地上，失去知觉”。

两个月后，男孩据说恢复得很好。“他被放到手术桌上时，似乎就要被消耗热折磨死了，”帕蒂森报告说，“他现在健康有活力——残肢愈合得很好——这个孩子生动说明了科学技巧的好处。”

不久，帕蒂森和莫特发生争执。原因不明，有人指责说莫特拿走了巨额学费，两人分道扬镳了。1853 年，莫特从纽约大学退休，接受了贝尔维尤“咨询外科医生”的职位。此举引发众议，说要在贝尔维尤创建第三所医学院，将教学法引入医院**内部**——这样的事美国人还未见过。与此同时，纽约大学医学院的申请人数下降了，多数人认为要归因于“瓦伦丁·莫特的退出……当时，他是这个国家最重要的外科医生［和］这所学校最具吸引力的磁石”。

自19世纪40年代末贝尔维尤医院独立于救济院之时，在该医院创办一所医学院的呼声就不绝于耳。全市的医生和医学生如今蜂拥到医院的玻璃穹顶手术剧场，参观周六的临床教学与手术展演。在贝尔维尤能看到“人类得的各种疾病”，一位医生惊叹说。“我见过印度水手、中国人、混血的印第安人、来自南美的西班牙人，与欧洲诸国以及美国各州的人躺在一起。”

很少有人怀疑贝尔维尤很快就会拥有一所医学院。棘 76
手的问题在于：到底要建什么样的医学院？美国人逐渐厌倦了糟糕透顶的传统医学疗法，这些疗法已有几个世纪的历史，罕有疗效。于是有人开始寻找替代疗法，有些从欧洲引进，有些则出自本土。19世纪初，一位名叫塞缪尔·汤姆森[1]的自学成才的新罕布什尔州医生，因推广“我们本国的植物”作为治疗大多数疾病的方法而大受欢迎。汤姆森对传统医学颇有微词。他曾见到自己母亲被当地医生诊断为“奔马痨”，而后被大量放血、催吐和导泻。“不

---

1 塞缪尔·汤姆森（Samuel Thomson，1769—1843），美国药物学家、植物学家，他的一系列主张被称为汤姆森主义。

到九个星期，他们就让她快速离开了这个世界，”汤姆森回忆说，并补充道，“今天称作药物的东西，大部分都是致命的毒药。”

汤姆森信守一个简单口号：温即生，寒即死。健康的身体通过消化食物来产生热量，就像火炉燃烧木柴。然而，若身体消化系统受阻塞，就会出现问题。“这导致身体失去热量，”汤姆森解释说，“而后是食欲减退，骨骼疼痛，人身体的每个部分患病。”

汤姆森依靠辛辣植物——辣椒、红椒和半边莲，一种通常被称为“催吐草”的植物——来净化人体。他的这一做法，触发了公众日益增加的对放血、催吐和导泻的恐惧，尤其在医生使用甘汞这样的矿物泻药的时候。他喜欢说，常识医学来自“对病人的研究，而非书本”，来自“经验，而非阅读”。

汤姆森受人关注，部分原因在于其温和的药物疗法。与手术刀或含汞的药物相比，催吐草灌肠剂令人更为轻松和舒适。但对汤姆森的成功来说，更重要的是国家政治环境的变化。“汤姆森主义”植根于杰克逊[1]时代美国不断扩张的民主文化，其对根深蒂固的精英阶层充满怀疑。在这

1 安德鲁 · 杰克逊（Andrew Jackson，1767—1845），美国第七任总统，在任期间曾大力推行一系列政治经济改革政策，后人称之为“杰克逊式民主”。

一时代，许多州议会废除了对谁能当医生或律师的所有限制，以防止“垄断”。汤姆森坚持认为，普通人运用常识，可以有效地治疗自己。他强调说，他的目标是“让每个人成为自己的医生”。

汤姆森主义在其创始人于1843年去世后迅速衰落，但 77
它确实标志着一场革命的到来。替代传统医学的各种疗法蓬勃发展，最流行的是顺势疗法。该疗法由德国医生塞缪尔·哈内曼的弟子带到美国海岸。和汤姆森一样，哈内曼信赖草药疗法。与汤姆森不同的是，哈内曼拥有大学医学学位，并曾在著名的莱比锡大学任教。哈内曼的目标不是要把每个人都变成自己的医生，而是要把每个医生都变成顺势疗法医生。至少在美国，他似乎正取得进展。

哈内曼认为，放血、催吐、导泻甚至外科手术是过去的野蛮遗存。谨慎的研究使他相信两点：第一，如果一种药物在健康人身上产生某种症状，那它就能治愈有此症状的病人——他称此疗法为“以同治同”[1]。因此，若某种药草或树皮在正常病人身上引起发热或脉率加速，那么就能减轻重病患者发热或脉率加速的症状。而且，这些药物若微量使用，效果更好，其原理是高度稀释的溶液可用于以较弱的症状替代病人的较强症状，让身体有机会更好地做出反应。

---

1 原文为拉丁语“similia similibus curantur”。

拥护哈内曼的人与拥护汤姆森的人属于不同阵营。汤姆森的追随者大多是受教育程度低的农村人，而哈内曼的追随者则包括亨利·沃兹沃思·朗费罗和哈丽雅特·比切·斯托等人。一位观察家风趣地将其描述为“谷仓中的激进主义”对阵“客厅里的江湖郎中”。

到 19 世纪 40 年代末，纽约市 5% 到 10% 的医生采用顺势疗法，随着德国移民的到来，这一数字稳步上升。这使得本地出生的传统医生创建了像美国医学会（American Medical Association，简称 AMA）这样的组织，以区分“正规医生与非正规医生”。一场决战不可避免。1857 年，哈内曼的一些著名追随者，包括《纽约论坛报》的编辑霍勒斯·格里利，要求在贝尔维尤医院这家公立机构中，将病房平均分配给“顺势疗法”医生和“对抗疗法”医生（指从事常规医疗的人）。迫于巨大压力，贝尔维尤的医疗理事会不得不同意研究此事——这在十年前是不可想象的。

78 反叛者嗅到了胜利的味道。“[理事会成员]有五位是顺势疗法医生，”哈内曼的一名拥戴者吹嘘说，“只要再投一票，[我们]就能在这个国家最大的医院里获得半数病房。”他太过乐观了。反叛者的错误，似乎在于把医生对放血、催吐和导泻的拒斥，解释成对哈内曼疗法的认同，事实远非如此。当地一位医生说，他们多数人想要的是一条“介于两个极端之间的道路，既不横加干涉，也不愚蠢地无视”。简言之，一条中间地带。

而这似乎也是贝尔维尤多数人的看法。那里的医生如今拒斥过去的“英雄疗法”，但仍认为哈内曼是庸医。斑疹伤寒、破伤风、腹膜炎已不再是威胁。手术刀、水蛭、折磨人的甘汞催泻疗法渐成明日黄花；鸦片、奎宁和威士忌开始时兴。“临床观察显示，放血并非治病的有效对策，”贝尔维尤的一份研究宣称，“酒精似乎成了一时主宰。”

医疗理事会听从瓦伦丁·莫特与其他贝尔维尤教师的建议，组建了“特别委员会”，该委员会有三名成员，其中两人坚决站在“对抗疗法”阵营。他们发布了“多数派报告”，嘲笑哈内曼是个危险的骗子，与宣称“御手触摸”[1]拥有治病功能的英国君主无异。他们写道，贝尔维尤在如此愚蠢的道路上走了太远了。贝尔维尤从悲惨的救济院转变为“设施齐全、挤满心怀感激的病人的医院”，若把半数病房拱手让给这些江湖郎中，无异于倒行逆施。

这份报告还说，贝尔维尤的地位在很大程度上取决于其提供的临床机会。“它宽敞的手术剧场里挤满的学生和医生，以及他们聆听讲解之殷切，让来访者无不动容”，报告继续写道。“[这一]崇高地位，使它在医学界赢得全国声

1 御手触摸（royal touch），在整个中世纪，编年史常有记载，君主驾临臣民中间，用触摸为他们治病。例如，英王查理二世在位期间曾为十万人实行触摸治疗。

誉，并得到海外的问询和赞扬。”

此中信息很明显：那些掌管这家医院的人，很快就会经营一所医学院。随后是本着负责的态度，无视塞缪尔·哈内曼及其误入歧途的拥趸的“愚行”，肩负起培训未来医生的重任。

79 诸要素已齐备。《骨骼法案》极大地促进了纽约州的医学教育，顺势疗法业已溃败。贝尔维尤有近千张床位，分布于34间不同的病房，提供了大规模的临床资源。与此同时，从波士顿传来一个突破性的消息——确实是个奇迹——将彻底改变医学和医院护理，这是前所未有的事情。

在哈佛大学的康特威医学图书馆挂着一幅巨幅油画，画布上有位外科医生，站在一个似已睡着的年轻人身旁。这位外科医生手持一把手术刀抵着该病人的颈部，被一群好奇的同事围绕着；他们身后是一排排观众，坐在错落有致的座位上。这幅名为《使用乙醚的首次手术》的油画，整整十年前由罗伯特·卡特勒·欣克利创作，描绘了堪称医学史上最著名的场景。

这场手术发生在1846年10月16日麻省总医院的手术剧场里。手术麻醉的起源——谁完善了它，谁骗取了谁的财富和荣耀——仍然存在争议。一位历史学家最近形容这一纠葛“悬疑重重，纷繁如水族馆里的鱼”。但多数人都认为，波士顿的这次简短演示标志着麻醉的成功登场。就在这里，当地一位名叫威廉·莫顿[1]的牙医，把一根管子放到吉尔伯特·阿博特——“一名下巴上长了血管瘤的痨病青年”——的嘴部并叫他吸入气体。硫醚用了大约四分钟才起作用。阿博特似乎失去知觉后，莫顿转身对站在他身边的外科医生约翰·柯林斯·沃伦说：“先生，您的病人准备好了。”

手术花了 25 分钟。沃伦医生本来预想着切下第一刀后通常会有尖叫，却没听到任何声音，这让他感到惊讶。阿博特醒来时，他的肿瘤已被切除，他声称：除了感到有人在他脖子上搔刮，没有任何感觉。随后，沃伦转向观众，说出了一些人坚持认为是美国外科界最著名的一句话：“先生们，这不是忽悠。”（Gentlemen, this is no humbug.）

疼痛是实施大型手术的两大障碍之一，另一个是术后感染。到了 19 世纪 40 年代，见多识广的外科医生对人体解剖学有了足够的了解，可以通过捆绑或结扎周围的动脉 80
和血管来防止严重失血。但手术本身会造成太过剧烈的痛苦，必须用几个人把病人按住，迅雷般地完成手术。

沃伦医生回忆说，在麻醉出现前的岁月，外科医生会

1 威廉·莫顿（William T. G. Morton，1819—1868），美国牙医，首次将乙醚麻醉用于手术。

在做手术前询问手术台上的病人。"'你愿不愿把腿锯掉?'如果病人失去勇气说'不愿',就表示他已决定不再截肢,接着就会马上被抬回病房的床上。然而,如果他说'愿意',就会立即被一些强壮的助手牢牢抓住,不管他此后说什么,手术都将继续进行。如果在这一关键时刻之后,他失掉了勇气,那为时已晚,他再怎么抗议和哭号都没人理会。"

除了仁慈的速度[1],最好的办法是给病人服下鸦片酊或威士忌,然后用棉花塞住他的耳朵,以遮住器械切开皮肉与骨头的声音。外科医生自承,每次手术前都会呕吐;有一位医生把自己的工作比作"绞刑"。"在得知病人必须忍受巨大痛苦后,"另一位医生写道,"一想到做手术,没有人不发怵的,不管外科医生多么高明,病情多么紧急。"

麻醉术也引起一些人的批评。有人认为,身体上的痛苦乃上帝的惩罚,不容干预;[2]有人则担心吸入陌生气体的危险。塞缪尔·哈内曼认为痛苦既是重要的诊断工具,也天然是治疗的一部分。"宁可让病人痛一阵子,"他写道,"也不要使病情复杂化,耽误最后的康复,或让病人冒生命危险。"

---

1 手术速度越快,病人的痛苦就越少,死亡的风险也就越小。

2 旧时代把疼痛解释为"来自上帝的试炼",必须甘愿承受,甚至还得心怀感激,不得用药物躲闪。

但可以肯定的是，这些只是少数人的意见。那天从波士顿传来的消息令人振奋。疼痛再也不会“让所有的人变成懦夫”，欣喜若狂的瓦伦丁·莫特写道。病人将不再畏惧手术刀，这让外科医生可以进行“最大胆、最冒险的人都不敢碰的手术”。对那些像哈内曼一样反对麻醉的人，莫特说了这么一句话：“病人之病痛本可以缓解，却教他们忍受，这种愚蠢而偏执的观念可以休矣。”

麻醉带来了巨大影响。在这之前，手术剧场里的演示
非常可怖，必须制定规则才能维持秩序。在贝尔维尤，外 81
科医生被告知：“讲授最好选在给人开刀**前后**，而不是病人经受长时间折磨痛得扭动的时候。冷静地评论裂开的伤口时，最好一动不动。”但这于事无补。贝尔维尤的一名实习生写道：“我目睹的第一次没使用麻醉的手术，令我非常惶恐……我差点要退出这个行业了。”他并非个例。包括查尔斯·达尔文在内的众多年轻人，都因害怕给别人带来这样的痛苦而放弃了医学研究。“看着那把锋利闪亮的刀子……听着锯子穿过骨头的声音，给我留下永生难忘的印象，”其中一人回忆说，“我无法直视手术过程，只能捂住眼睛，以防自己晕倒。”

正如莫特预言的那样，“疼痛的微积分”被永远地改变了。在贝尔维尤，大型手术的数量慢慢增加，做手术的人员素质也在提高。加入莫特队伍的，是一个注定要引领

这个领域的团队：刘易斯·A. 塞尔负责骨科手术；弗兰克·H. 汉密尔顿负责骨折和战场伤；斯蒂芬·史密斯负责普通外科和公共卫生。所有的人——除了莫特，都已年过七旬——都将成为贝尔维尤医院医学院的创始成员。

1861年初，他们宣告在贝尔维尤的土地上建一所新学校。很自然地，他们强调了一所医学院和一家拥有“雄厚”临床资源的医院之间的联系。在贝尔维尤，学生们可以在课堂和病房之间无缝衔接地穿梭。分娩和手术将被实时研究。解剖课将在拥有“丰富材料”的“宽敞”解剖室里讲授——这要感谢1854年的《骨骼法案》。“贝尔维尤不仅将成为我们国家的第一家医院，还将成为世界上最重要的医学教育学校之一，”通告自豪地写道，“那一天为期不远。”

没有严格的入学标准，只要跟从“负责任的从医者”进行为期三年的学徒训练即可，而这一标准也很少得到
82 执行。课程包括四个学期的讲座、产科和外科的临床实践以及停尸房的解剖课。毕业需要通过“各教学部”的考试，并上交“一篇令人满意的手写毕业论文”。40%的入学新生住在纽约州之外，许多人来自新英格兰，少数人来自外国，这似乎证明了这所与医院相关联的医学院的希望与前景。

然而，这所医学院的吸引力尚有不足。学生抱怨说，枯燥乏味的讲座太多，而病床边的探视太少。让学生深感苦涩的是，教员们“**习惯性地不守时**”，相比教学职责，他们对自己“普通的职业生意”更感兴趣。学生们想要的显然不只是“慷慨的金钱补偿”。最终结果是，医学院通过了一项针对“失职”教员的模糊决议，但从未实施过任何处罚。

贝尔维尤录取的学生全是白人和男性，这反映出当时的种族和性别界限。几年前，在哈佛大学医学院，几名教师试图悄悄招收一名女性和三名黑人，这在校园内引起一场全面反抗。学生们称此举“在社交上令人厌恶”，他们成功地威胁要集体退学，“到其他地方完成我们的医学研究”。

南北战争之前，仅有一名女性在美国的医学院获得学位。1848 年，纽约州北部的日内瓦医学院院长受一位医生朋友所托，录取了一位名叫伊丽莎白·布莱克韦尔[1]的优秀申请者。布莱克韦尔是一位忠实的女权主义者，出生于英国，在她申请的其他所有地方都遭到了拒绝——一位官员对她说：“你可别指望我们给你一根棍子来敲我们的脑袋。”

---

1 伊丽莎白·布莱克韦尔（Elizabeth Blackwell，1821—1910），美国历史上第一位取得医学博士学位的女性。她是女性从医的倡导者，致力于女性医学教育。

因害怕引起强烈反对，日内瓦医学院院长便让学生们一致投票来决定此事。学生们以为是开玩笑，便嘻嘻哈哈地同意了。

两周后，当布莱克韦尔来到校园，“班上顿时鸦雀无声，”一位目击者回忆说，“仿佛每个人都瘫痪了。”虽然布莱克韦尔后来以优异成绩毕业，但她的医学学位却引起严重反应。“真是非常可惜，”一则典型的抗议这样写道，
83 “她竟被引导去学医……依自然秩序和举世公认的道理，医学乃授予男人之责。”自此后，日内瓦医学院禁止女性入学。

希望当医生的妇女经常就读于女性顺势疗法学院。到19世纪60年代，曼哈顿就有两所，但由于可供利用的资源很少，学院就鼓励学生去贝尔维尤旁听医学讲座，这些讲座向任何买票的人开放。1864年，《纽约时报》发表了一篇让熟悉医学院文化的人并不感到惊讶的报道。报道称，女性访客在贝尔维尤屡遭侮辱，她们害怕去那里。

该报道激起一连串来信。有些人指责一帮男学生“没教养”，说出的“污言秽语严重违背道德，令人不堪启齿”。但也有一些人认为，男学生的粗鄙可笑之行径，不如女学生的错误野心更具挑衅性。“医学专业，”有人说，“对她们来说高不可攀。”

一位自称“老派母亲”的写信人担心，男女同校限

制了适当的教学内容，从而对男女两性都造成伤害。在男女混合的情况下，真的有可能讨论身体的私密部位和手术吗？“[我们]最能干和最著名的一位医生告诉我，在贝尔维尤讲课时，他因发现听众是女性而脸红。带着这样的感觉，[他]就无法真正地发挥他的主题，他的男子气概受到冒犯，[他]必须小心措辞，装点词句，尽可能不冒犯到女性。医学讲师难道要这样受搅扰和束缚吗？”

《纽约时报》表示完全同意。该报认为，某些场合不适合男女混杂，这里显然是其中之一。“就我们而言，我们认为，在本市最大的医院和医学院……男女混杂不利于专心学习。”

这个问题不会很快消失。贝尔维尤虽有一些教职工可以忍受女性旁听生，但也有人试图将她们赶走。1872年，有一件事引起公愤：一位外科教授准备对“一根癌变阴茎”实施截肢，据说他抓住这个器官，为达到最大的娱乐效果，嘻嘻哈哈地将其拉伸，并说道：“先生们，
这是根老阴茎。我宁愿截一根年轻的，这样就能防止更 84
多的伤害产生。”然后，他大声数到三，将癌变的部分割下，并将其“远远地”扔到地上。此事传开，有人呼吁解雇该教授，用“没忘记自己母亲、妻子和姐妹皆是女性的男士”来替代他。

但毫无结果。一直以来，对于这一代没其他地方可

去的女旁听生，只有贝尔维尤愿勉强接收。1916 年，安娜·曼宁·康福特医生回忆自己 50 年前在纽约市当医学生时，走进贝尔维尤巨大围墙内的恐惧感。“当时有 500 名男学生。他们嘲笑并嘘我们，”她写道，“还有那些‘老战马’，医生们也加入这帮男学生的队伍。医院里的所有工作都尽可能安排地令我们厌恶和不快。”

每次来都会受到新的侮辱。“如果我穿方头鞋，挥动手臂，他们说我太男人，如果我带把遮阳伞，头发上戴条丝带，他们说我太女人。”很多同学相继离开，而曼宁·康福特坚持了下来。事情已过去 50 年，她仍记忆犹新。她指出，女学生在贝尔维尤的生活“难以想象”。

第五章　战争中的医院

贝尔维尤医院医学院于 1861 年 4 月 11 日开学。次日， 85
南方邦联炮兵在查尔斯顿港猛轰萨姆特堡，南北战争开始了。

没有哪座北方大都市比纽约更因这次冲突而分裂。该市的金融精英——银行家、投机客和商人——与南方经济的关联极为密切。种植园主购买奴隶和收割棉花所需的大部分信贷来自华尔街，而这些棉花（或曰“白金”）大部分通过纽约港运往英国工厂。到了 19 世纪 50 年代，富裕的南方人成了市里的常客，他们恣意购物，聚集在最好的餐馆和酒店。就连市中心的剧院也迎合他们的口味，上演反映“幸福快活”种植园生活的剧目。“[我们的]城市，”《纽约时报》些许夸张地写道，“既属于北方，也属于南方。”

纽约市是民主党的大本营，拥有强大的移民工人阶级基础。在1860年的总统选举中，共和党候选人亚伯拉罕·林肯在纽约州取得胜利，但在纽约市遭遇惨败。关键问题在于种族。新到的移民格外担心解放奴隶的后果，他们认为这将导致成千上万新解放的奴隶拥入北方城市寻找工作和住房。纽约《每日新闻》警告说：“我们迟早会发现
86 黑人在我们中间四处泛滥，比黑莓还要稠密。”战争前夕，亲南方的民主党市长费尔南多·伍德提出一个想法：假若南方脱离联邦，可把纽约变成一个独立实体——“一个自由市”。无论这一想法疯狂与否，它确实提出了一个令人不安的问题，即北方是否有足够的决心来保存联邦。“该问题的关键考验就在纽约市，”一家地方报纸写道，“这里是受南方毒害最严重的地方。”

答案旋即而至。萨姆特堡的炮声终结了安抚南方的传言。随着纽约人团结一致向联邦靠拢，“一个自由市”的想法也无疾而终。“几乎每栋建筑上都有旗帜飘扬”，华尔街的律师乔治·坦普尔顿·斯特朗在日记中写道，“城市似乎突然变得狂热而躁动。”林肯总统召集75 000名志愿兵以扑灭“叛乱”，纽约的征兵中心很快挤满了人。兵团连夜组建而成，为首的皆为移民部队，如德裔第一步枪团、加里波第卫队和爱尔兰旅。然而，黑人志愿兵被拒之门外。

由于对医生的需求量很大，贝尔维尤的人员，无论职位和年龄，都争先恐后应征入伍——加入交战双方。战

争期间，有30多名实习生离开，为联邦军服务，也有15人加入南方邦联军，如摩西·约翰·德罗塞特，在“石墙”杰克逊麾下担任“炮兵部队的助理外科医生”，而艾沙姆·伦道夫·佩奇在罗伯特·李的北弗吉尼亚军中担任“炮兵部队的外科医生”。支持联邦军的学生和实习生，会因服务军队而获得贝尔维尤颁发的“结业证书”，拥护叛军的则无此待遇。

每个联邦兵团有约一千兵力，都给分派了一名外科医生和一名助手。早期，这些职位大多由乡镇医生担任，他们从未见过重大手术，遑论操作了。贝尔维尤的志愿者明显技高一筹，他们处理过刀伤、枪伤和骨伤事故。他们还在弗兰克·H.汉密尔顿这样的顶级外科医生身边接受过训练，而汉密尔顿刚刚加入有望打头阵的纽约31军团。

汉密尔顿47岁，有一大家子人要养活，他不是那种典型的志愿兵。“中等身材，身形略显魁梧，性情多愁善感。”
他参军是为了离前线的几个儿子近些。“我相信战争持续不 87
了几个月，”汉密尔顿回忆说，“我希望能在我亲爱的孩子们身边，以防他们受伤。因此，我亲爱的妻子同意了。”

当然，还另有原因。作为全国最重要的军事外科医生，汉密尔顿为军队服务理所应当。实际上，战争爆发时，他就在帮助贝尔维尤的200名学生为“上战场”做准备。汉密尔顿告诉他们，外科医生的工作始于对新兵的体检。他警告说，要警惕能令兵团瘫痪的疾病，例如疝气、严重跛行、手指缺失、风湿病、慢性咳嗽和斜视。还要小心惹是生非者，尤其是那些“被酒精刺激”的人。

严重跛行和疝气在汉密尔顿那里不是多大问题。1861年7月，他的军团被派往弗吉尼亚州的马纳萨斯，沿着一条名为“牛奔”的小河，在内战的首场大战中与叛军对峙。[1]汉密尔顿在“一间黑人居住的舒适木屋里”营业，“就像在贝尔维尤一样”，他后来写道。“手术台已备好，床也摆放停当，器械、海绵、绷带、药水等等，都摆放得井井有条。”伤员倒下后，就会“被鼓手和几名志愿者助手用担架抬到屋里，他们共同组成了我的紧急救护队”。至少，他们当时是这样计划的。

那一日，联邦军严重受挫。由于训练不足、领导无方，联邦军不敌“石墙”杰克逊的步兵和杰布·斯图亚特[2]的黑马骑兵。不出几小时，汉密尔顿就被迫放弃阵地，远远转移到后方。他的手术室先是变成酒馆，后又变成私人住宅，最后成了一间教堂。补给品告竭。他的担架手也逃走了。汉密尔顿那天做了两次截肢手术，一次在膝下，一次在肘

1 牛奔河战役（Bull Run Battle），也称马纳萨斯战役，南方邦联军击破了联邦军进攻里士满的计划。

2 詹姆斯·斯图亚特（James Ewell Brown Stuart，1833—1864），昵称“杰布”（Jeb），美国南方邦联军最著名和最杰出的骑兵将领。

关节上方。“我承认，两台手术都做得很糟糕，”他回忆说，“但在那时，在那种情况下，我尽力了。我的后背像是受伤了，沾血的双手变得僵硬。我们［很快］没了海绵，也几乎没了能让伤员解渴的水。”

联邦军的撤退很快变成一场大溃败，士兵四散逃跑，
死者和伤员被弃之不顾。尽管汉密尔顿在以后的交战中
还将被南方邦联军俘虏两次——第一次在田纳西州，第 88
二次在肯塔基州，但牛奔河战役的恐慌始终是他最难忘
的战时记忆，时时萦绕在他脑海。“我不忍告诉他们，我就要离他们而去了，”他提到伤员时说道，“但我也认为自己没有做错。我再不能为他们服务了……我只能假设他们将被交到一个文明而人道的敌人手里，得到比我们这里更好的照顾。”

就像大多数绝望的假设一样，这一假设未能实现。

和汉密尔顿医生一样，多数北方人期待能速战速决。对手的实力似乎远远不及他们。北方拥有更多军队、更多资本、更多工厂——事实上，几乎各种资源都更多。“可能是一场短期战争，”《纽约时报》吹嘘道，“敌军士兵，不管其勇气和耐力如何，素质远不如北方……有纪律方能得胜，而这是南方士兵最为缺乏的。”

牛奔河战役打破了这一幻想。在接下来的 18 个月里，

联邦军笨拙地企图包围南方的战时首都里士满，但被南方邦联军轻易击退，损失惨重。但这次战役，对北方大城市来说是一次发财机遇，对纽约更是如此。为了资助战争，财政部从华尔街大量借贷，将军事合同授予该市的工厂、铸造厂、造船厂和屠宰场。《商业杂志》以羡慕的口吻写道，纽约人已经“学会如何在失去南方后发财致富”。

一种超现实感笼罩着城市。拥向第 14 街梅西百货公司或更时尚的罗德与泰勒百货公司的购物者，都不免会与牛奔河等战役的幸存者擦肩而过，他们中的很多人肢体残缺，有些人脸部被打烂，有些人遭疾病摧残。走在街上，不可能看不到身穿黑衣的士兵遗孀或军用灵车。拿起报纸，不可能看不到一排排失踪者和死者的名字。

黑暗故事广为流传，其中一些是真人真事。纽约的
89 J. 皮尔庞特 · 摩根利用这场冲突，把有缺陷的武器售予军队，而布鲁克斯兄弟制衣厂则为当地军团生产非常劣质的制服，引起众怒，于是该服装公司不得不免费更换。但更令人不安的是，城市的贫富差距越来越大。战争带来的繁荣创造了许多就业机会，严重的通货膨胀却导致工人阶级购买力下降。与此同时，纽约的百万富翁数量从十几人跃升到三百多人，而金字塔顶端 1% 的人占据了该市财富的近 60%。一边是贫穷士兵在前线拼杀和阵亡，一边是富人穷奢极欲，炫耀财富，社会上的怨恨情绪日趋增加。阶级

冲突的导火索已经点燃。

战争极大地改变了贝尔维尤的日常生活：一方面耗尽了其医务人员，另一方面又增加了重伤的士兵。在大多数情况下，这些士兵将首先由军团的外科医生治疗，然后送到战线后方的设施，最后到病人家附近的医院治疗。“400名伤病士兵从詹姆斯河抵达医院，是我经历过的最重大事件。”1862年，贝尔维尤的提图斯·科恩医生写给家人的信中这样写道。“每天从战场运来的伤员，都让我们不堪重负，”他还补充说，“我认为我们的损失远超大众的预想。”

由于贝尔维尤的入院士兵越来越多，联邦最高指挥官乔治·麦克莱伦将军多次来探访。“他与每个人交谈，”医生指出，“他问了一些问题，比如：‘你怎么样？你是哪个部队的？你的伤口怎样了？你的伤口很疼吗？你恢复得怎么样？’”他的关心似乎是发自内心的，一名员工评论说：“他像父亲一样关心地询问病情，而他们也比以往更敬爱他。”

由于医生和医学生都去了前线，贝尔维尤用经验不足的“合同医生”来填补空缺，他们都是政府用100美元雇来的，工作时间为3个月。“我是［贝尔维尤］第二外科的住院医生，除了产科，我还有六七十名母亲和婴儿
要照顾，”25岁的科恩在给家人的信中自豪地写道，“我 90

有唯一管理权，除非事态极严重，我才会叫来客座医师。”科恩并非在抱怨：战时的贝尔维尤为他提供了一次难得的成长进步的机会。“这里，”他承认，“是学习医学的理想场所。”

约翰·万斯·劳德戴尔也是一名“合同医生”，他有机会在贝尔维尤做大手术，因为有太多医务人员离开了。“血溅到了我肘部，”29 岁的劳德戴尔对妹妹说，“手术刀交到我手上，一个不幸的人就被截掉了一条重伤的腿。”这名病人“恢复得很好”，劳德戴尔吹嘘道，并补充说：“允许住院医生做这样的手术，这种情况很是少见。”

现在，贝尔维尤留给以前主顾的空间更少了。随着伤员不断拥入，数以百计的“非危急”病人被大批送往布莱克威尔岛。这一过程给医院带来了盈利，因为政府为每名士兵支付每周的津贴，还大量拨款给康复室添置设备。“如今在贝尔维尤医院里面和周围巡视一番，再也不是几年前的样子了，”一名访客说，“那时候老鼠在病房里乱窜，寻找可能吞噬的对象，有时还会把穷人家的婴儿当午餐。”

然而，即使有几千名士兵在战时到达贝尔维尤，入院人数实际上还是下降了。原因之一似乎是：最有可能拖累当地监狱、收容所和医院的群体，已经参军并离开了城镇。用一名如释重负的市政官员的话说，“病人减少，或许是由于那些从前被逼犯罪，或堕入醉酒、愚蠢之恶习的人被征召入伍了”——这显然是对爱尔兰人的讽刺。“至于女病人,”他遗憾地补充说,“战争使其数量不断增加。”

这些数字反映的不只是大批“底层”移民离开城市。从一所救济院附属机构发展到一家公立医院,贝尔维尤发生了缓慢却稳定的变化。到了1860年,它收治的病人已不再是“吃得最差、营养最差”的人,而是包括了相当一部分的城市工人阶级。贝尔维尤的最初使命依然未变,只接收“付不起医疗费的病人”。但它如今的规定要求院长剔除 91
那些“装病以享受医院之舒适的人”。

贝尔维尤19世纪60年代的分类账簿多少解释了这种变化。一项对近700名非手术病人的研究表明,大多数病人都是年轻的未婚爱尔兰移民,从事劳工和家政工作。最常见的疾病包括痨病(结核病)、肺炎、腹泻和急性酒精中毒。无论诊断结果如何,这些病人中大约有一半会在两周内出院。与救济院那时候不同的是,几乎没人会在贝尔维尤长期停留。

提图斯·科恩的账簿也显示了同样的情况。科恩收治的住院病人中,有很多人都是在城市大街上捡来的流浪汉,比如“托马斯·里格尼,36岁,爱尔兰人:花钱找乐子……胃部不适……两手颤抖……面部和双眼表情怪异”。但每找到一个托马斯·里格尼,就能找到三四个这样的病例,如:“约翰·克兰,45岁,爱尔兰人,体力劳动者,以前从未生过病，从石车上摔下来，右股骨骨折”。还有“尼古拉斯·达夫，13岁，被运煤车碾过，下巴骨折，脑部受伤”。以及“埃伦·卡明斯，爱尔兰人，52岁，家政人员，腿部抽筋，摔倒，右胫骨骨折”。另有“迈克尔·爱德华兹，19岁，爱尔兰人，斫木时被斧头砍断手指”。从科恩的这一小段文字，可以追溯贝尔维尤从收容贫病者的仓库到服务工人阶级的医院的演变过程。

当然，也有一些奇怪的例外——马车事故中受了重伤的上层社会妇女，或神秘中毒后需要洗胃的金融家。有时，甚至还会有陷入昏乱状态的名人来到这里。1863年冬，一个38岁的男人因“意外受伤”，从包厘街一家廉价旅馆被匆匆送到贝尔维尤。他摔倒后，头部裂开，是警用马车送他来的。三天后，他死在那里，口袋里只有几枚硬币。

虽然病历上的标记很奇怪，但一开始没人认出这个病人。他的“出生地”一栏写着“宾夕法尼亚”，而不是“爱尔兰”。“职业”一栏则出现了“作曲家”这个奇怪的词。那天被带到贝尔维尤的这个人，他的名字被拼错了，他就是斯蒂芬·福斯特，全国最受欢迎的作曲家。

92 作为一位多产的艺术家，斯蒂芬在短暂一生中写下了数百首民谣，包括《哦！苏珊娜》《浅棕色头发的珍妮》《我的肯塔基老家》。他的最后几年是在纽约度过的，独自一人生活。正是在那里，一个小酒馆的后屋里，他创作出最令人难忘的歌曲《美丽梦想家》。“是什么杀死了斯蒂芬·福斯特？”为他作传的作者写道。“喝酒太多，吃得太少，导致他身体状态很脆弱，出血又加重了病情。”福斯特去世前几天，他在宾夕法尼亚州的哥哥莫里森·福斯特曾收到这样一张纸条：“我很遗憾地通知你，斯蒂芬躺在本市的贝尔维尤医院里，病得很重。他希望我向你寻求一些金钱上的援助，如果可能的话，他想亲自见你。”莫里森到达贝尔维尤时，斯蒂芬已经死了。斯蒂芬的尸体被塞到停尸房一堆棺材下面，被及时认领，从而避免了被埋进贫民坟墓——或者更糟的是，被送到医学院的解剖台——的悲惨命运。

故事并未到此结束。50年后，在纪念福斯特的一次音乐晚会上，一位老人走近报道此事的记者。“他自我介绍说是约翰·万斯·劳德戴尔医生，一位退休的美国陆军外科医生……他说：‘斯蒂芬·福斯特被送进贝尔维尤的慈善病房时，我正是接诊的实习生。我记得那是个严寒的冬天……我偶然得知他是著名作曲家，我说：“这个人是天才，应得到最好的照顾。”我把他转交给另一位医生。我们竭力为他做了最好的治疗，直到他去世。’”

“为什么要把尸体移到停尸房，和不明死者放到一起？”记者问。

“因为当时没人认领他。”劳德戴尔医生回答说。他知道斯蒂芬·福斯特当时很可能要被送往公共墓地。

1863年夏，南北战争发生决定性转折。在葛底斯堡，联邦军在乔治·E. 米德将军的率领下，击退了罗伯特·E. 李的邦联军的进攻，从而结束了南方对北方蓄谋已久的入侵。就在当日，即7月4日，传来了邦联军在维克斯堡投降的消息，联邦军控制了密西西比河，将南方一分为二。
93 伤亡人数众多：仅在葛底斯堡，就有超过3 000名联邦军官兵阵亡，另有15 000人受伤，其中许多人来自纽约市。在战后几周内，贝尔维尤将收治618人，他们都受了重伤，一位外科医生指出，“仅有一两人例外”。

葛底斯堡和维克斯堡的胜利，是在国会通过1863年《全国征兵法案》后不久取得的。随着战争进入第三个年头，联邦再不能指望志愿兵来承担重任。伤亡人数不断增加，逃兵人数也在攀升。该法案要求所有20岁至35岁的男子（以及45岁以下的单身男子）登记参加美国历史上首次强制征兵——7月中旬进行公开抽签。纽约市的配额是24 000人，十分惊人。

《全国征兵法案》对工人阶级影响最大。该法规定，只需支付300美元或雇用“可接受的替代者”，即可免服兵役。（支付此费用的人包括J. 皮尔庞特·摩根和未来总统的父亲老西奥多·罗斯福）。对于城市里许多“每天挣一美元”的劳动者来说，这样的兵役豁免，造成的是“富人兴兵，穷人打仗”。而时机几乎不能再差了。《全国征兵法案》与林肯总统最近的《解放奴隶宣言》同时颁布，该宣言再次激起白人移民工人对南方奴隶大规模外流的恐惧。冲突似乎一触即发，但纽约市几乎没有联邦军队来维持秩序。大多数人都去葛底斯堡加入米德将军的部队了。

7 月 11 日，气势汹汹的一群人聚集在曼哈顿中城观看抽签。黑色笑话机械厂[1]以种族主义著称的志愿消防员，高喊着“打倒富人”冲进大楼，并将其付之一炬。最初的反征兵抗议，很快变成一场血腥冲突，吞噬了城市。蓄积已久的分歧，一时沸腾了：富人对穷人，白人对黑人，天主教徒对新教徒，移民对本地人。五天后，在冲突结束之前，有 100 多人死亡，曼哈顿部分城区沦为废墟。

起初，反征兵情绪得到了公众广泛支持。但随后的骚乱——纽约人口最多的族裔的报纸《爱尔兰裔美国人》称之为“一场劫掠和暴力的狂欢”——带有强烈的种族主义色 94
彩。爱尔兰移民似乎是暴徒的主力，他们摧毁富人的联排别墅，洗劫较好的百货商店，焚烧有色人种孤儿院，并在一场充满种族色彩、由阶级冲突点燃的狂欢中，对数十名

1 黑色笑话机械厂（Black Joke Engine Company），原名志愿者 33 号机械厂，是纽约的一家消防公司。在南北战争时期的反征兵骚乱中，该公司的消防员冲进征兵总部，驱赶警察和士兵。

无助的黑人实施私刑。乔治·坦普尔顿·斯特朗称，暴徒皆由“最卑贱的爱尔兰临时工……健壮的年轻泼妇和丑老巫婆”组成。其他人也勉强同意。“不可否认！”天主教主教区的机关报《纽约碑报》气愤地说。“可耻！这些可耻的爱尔兰人；他们是母国的耻辱。”

直面这些暴徒的任务，首先落到了这个城市人手不足、主要由爱尔兰人组成的美国警察身上。“纽约的内战造成兄弟相残，”一位历史学家写道，“如果说许多暴动者是爱尔兰人，那么徒手与他们搏斗的警察也是爱尔兰人。”最终还是从葛底斯堡匆匆赶回的5 000人联邦部队，依靠刺刀冲锋和近距离发射榴弹炮，才得以清场。

与此同时，贝尔维尤充满了尸体——一些受了重伤，一些被送到停尸房。受害者包括“玛丽·威廉斯，24岁，有色人种女性，被一个疯狂暴徒追赶时受了重伤”，还有“一个有色人种男性，姓名不详，头部被打得稀烂，无法辨认”。有受了致命伤的警察（“34岁的彼得·麦金太尔，遭钢管殴打”），无辜的旁观者（“8岁的约翰·米尔斯，从自家窗户往外看时，被枪击穿右眼”），还有数十名街头暴徒（“24岁的帕特里克·麦克斯威尼，酒吧老板，双腿中弹”，“28岁的玛格丽特·马拉尼，家政人员，胸部中弹”，“16岁的约翰·恩尼斯，水管工，头部被棍棒打伤”）。“又是一声锣响，”一位外科医生在日记中写道，这是贝尔维尤的急诊呼叫，“一个大个子［爱尔兰人］被抬来了。我们去看他。一颗子弹打穿了他身体，他吐血不止。我们不管做什么都救不了他了。我们把他交给神父拉金，神父会让他回答一些有关其天主教信仰的问题。但我恐怕，这既不能救他于一时，也不能救他于永世。”

无疑，在受伤的联邦士兵躺着的地方医治反征兵抗议
者，其中不无讽刺意味。外科医生的措辞很谨慎。他当晚
写道，要惩罚违法暴徒，但也不能无视他们的愤怒。“我希 95
望本周在这座城市上演的场景能提醒［我们］，人无论多
么卑微，都不得怠慢和轻视。生命是赐予每个人的礼物，
没人可以对邻人称自己的生命更有价值……人人必须平
等……对所有人必须一视同仁。”

“战争是人类的正常状况；和平是不正常状况，”贝尔维尤的弗兰克·汉密尔顿在他那本颇具影响力的巨著，1865年出版的《军事外科和卫生论》中指出，“这一论断，对于一个自称基督徒并以此文明自诩的民族来说，并不讨喜，却是事实。”早期在牛奔河为军队服务期间，汉密尔顿目睹了战争带来的最惨境况，原因既有计划之不周，也有十足的懦弱，于是他全身心投入纠正战场缺陷的工作中，这些缺陷曾令他在战地倍感无助。他人脉很广，他的姐夫是参议院军事委员会主席，汉密尔顿很快升任联邦军队的

医疗督察，这一职位赋予他表达观点的极好机会。汉密尔顿是个食疗信徒，他要求用新鲜水果和蔬菜来抵御坏血病、痢疾和急性腹泻，从而改变了军队中盐牛肉、豆类和硬饼干（被士兵们称为“虫堡”的岩石状饼干）等糟糕的饮食习惯。“做饭之道，”他坚持认为，“和防卫之道一样重要。”

几乎什么都逃不过他的眼睛。他写道，“内裤在冬天可能是必要的，但在夏天不需要”，他写到适当的野外装束，指出：“有时将袜子从一只脚换到另一只脚是有好处的，这样它们的线缝或褶皱就能压在新的点上。”但无论做多少准备，对细节多么关注，都无法使国家免于随后的屠杀。联邦和邦联军队在内战中合计死亡人数接近 75 万，疾病和感染夺去的生命是战场伤的两倍。大部分杀戮是前线武器改进所导致的。新式火炮发射的炮弹更大、距离更远、精度更高，子弹也得到革新：因其创造者、法国陆军上尉克劳德·米尼耶而得名的“米尼耶弹”，使得普通士兵能经
96 常远距离击中目标。中空的米尼耶弹更易装填，可以从枪管中极速旋转射出，这增加了它的威力和速度，从而增强了杀伤力[1]。

---

1 之前，公认的内战死亡数字是 618 000 人，其中联邦军为 360 000 人，邦联军为 258 000 人。然而，最近一项研究使用最新的详细人口普查数据，将这一数字增加了 20%，并暗示实际数字可能更高。J. David Hacker, “A Census-Based Count of the Civil War Dead,” *Civil War History* (December 2011), 307–348. ——原书注释

战争成了汉密尔顿的私人实验室，其巨大规模连混乱的贝尔维尤都相形见绌，他就是在这种规模的基础上进行观察和实验的。在真正擅长的外科手术方面，汉密尔顿为每一种可以想象到的伤害提供建议，从箭伤到“男性器官”受的枪伤，他承认这“带来了各种各样的并发症”。他的截肢手术指南，配以图表，成为该领域外科医生的圣经。

随着时间的推移，小说和回忆录中开始出现一幅幅惊恐的士兵肖像——被绑到担架上，准备好一两杯威士忌，牙齿间咬着一块木头或金属（因此有了“咬紧牙关”这一说法），手臂或腿被锯掉后，被扔到地上的越来越庞大的残肢堆中，人疼得直扭动。联邦外科医生在战争期间做了大约三万次截肢手术，但大多数手术其实都使用了麻醉。运气好的话，病人能避免手术台上两大主要危险：失血和感染。外科医生了解到，存活率部分取决于截肢的位置。在离躯干较远的地方截手或截脚，比在臀部截肢的危险性小得多。胸部裂开和腹部受伤的士兵很少能活下来。在这些情况下，治疗方法是让受害者感到舒适——若条件允许，用吗啡——直到他死去。

麻醉标志着外科革命的上半场。下半场——抗菌术——尚未到来。在大多数医生看来，通过洗手、戴手套和给工具消毒来减少感染可能性的想法，似乎有些荒谬。

“我们穿着沾着旧血、经常沾有脓水的外套……用未经消毒的双手来做手术。”一位联邦外科医生回忆当时的典型手
97 术。19 世纪 60 年代的美国医学界尚未领悟到，人们与数十亿看不见的有机体共存于世，外科医生在手术台上看不到的东西通常会造成最大伤害。

弗兰克·汉密尔顿就是最好的例子。今天读来，他的方法简直就是教病人如何感染而死的指南。“外科医生尝试开刀取子弹时，如果可行的话，应该用拇指和食指牢牢抓住子弹，直到打开切口，完成子弹移除，”他曾写道，并补充说，“有时将这项工作委托给助手会更方便。”他的结论性意见更坚定：“事实上，在几乎所有情况下，我们更喜欢用手指，它是最聪明的向导，而且总体上看，它造成的痛苦与任何其他探索方法一样小。”在 674 页的《军事外科和卫生论》中，没有一处鼓励人们洗手。

当然，用后来的标准来判断一个人有失公允。“内战时期的外科医生，不得不在对感染的性质及其治疗药物一无所知的情况下工作，”该领域一个学生写道，“批评他们欠缺这种知识，就相当于批评尤利塞斯·S. 格兰特和罗伯特·李没有调用空袭。”不过，很少有医生比弗兰克·汉密尔顿更善用战争的临床经验。他的发明包括锯齿状骨刀、去除弹片的特殊镊子，以及各种治疗疑难骨折的夹板。他精确的接骨术指南帮助了很多人，使他们不必瘸着腿走路，

他还成了使用整形外科手术治疗严重面部损伤的先驱。一名崇拜者盛赞他是“联邦军队的外科手术奇人”。

汉密尔顿成为国家英雄，于 1864 年回到贝尔维尤。联邦军进攻时，他继续担任军事外科和骨科教授，为战争的最后进攻培训医学生和实习生。多数人都对他心存敬畏。“我不记得从［贝尔维尤其他外科医生］那里学到了什么，”一名学生指出，“他们不定期出勤，几乎把所有事情都托付给实习生。但汉密尔顿经常准时到来，通常骑一匹铁灰色的大战马，还配着马靴和马刺。”

在这些学生中，有一位是来自纽约州韦斯特切斯特县 98
的 23 岁的查尔斯·奥古斯塔斯·利尔，他的肖像画显示，他身材瘦小，留着长鬓角和一撮淡淡的小胡子。1865 年，利尔从贝尔维尤医院医学院毕业，在邦联军投降前夕，他被任命为华盛顿特区一家军事医院的助理外科医生。林肯总统在白宫的阳台上发表公开讲话时（这将是他最后一次公开讲话），利尔及时赶到现场，得以有幸聆听。“他伫立于穿透窗户的光线中时，”利尔回忆说，“他的不凡外表给我留下了深刻印象。”

几天后，利尔买票观看 4 月 14 日晚在福特剧院上演的喜剧《我们的美国表哥》，在那里又见到了林肯。利尔听到一阵骚动，然后看着刺客约翰·威尔克斯·布思跳上舞台。

“我立即起身回应求救声和寻找外科医生的呼声，”他写道，“我穿过过道，跳过座位赶到总统包厢……我以最冷静的思考和意志力……前去履行我的职责。”

这些话出自利尔在1909年发表的一次演讲，也就是在事件发生44年后。在此之前，利尔很少谈及此事，说是需要尊重已故总统的隐私。但1909年是林肯百年诞辰，利尔终于同意“把我所知道的具体事实说出来”。利尔依靠他声称拥有的1865年个人笔记，将自己置于这出戏的中心，他坚称，是林肯夫人将自己置于中心的。“我抓住[她]伸出来的手，而她则可怜地向我哭喊道：‘哦，医生！他死了吗？你能照顾他吗？请尽力救救他吧。哦，我亲爱的丈夫！’”

总统重重地倒在地上，眼睛完全闭上了。利尔看到布思手中有把匕首，于是检查林肯身体上是否有刀伤，但没有发现。“我掀开他的眼皮，看到了脑部受伤的证据，”利尔指出，“我迅速用两手分开的手指穿过他血迹斑斑的头发，检查他的头部，发现了他的致命伤。”利用他最近接受的训练——利尔专心听过汉密尔顿的讲座——他“清除了阻塞的血块”，用手指按住总统的咽喉来打开喉头，进行口
99 对口抢救，并大力按压胸腔，直到“心脏有了微弱动静，随后有了不规则的呼吸”。

查尔斯·奥古斯塔斯·利尔从医学院毕业才几个月，

就把合众国的命运握在手中。“许多人都在观望，”他说，“但没人暗示过一句话或以任何方式干涉我的行动。”在利尔的讲述中，是他命人将总统搬到福特剧院对面的一栋房子里，因为他认为去白宫路途较长，肯定会让总统丧命。是利尔派人找来总医官，然后找来林肯的私人医生、牧师和家人。是利尔将“林肯总统的生命延长了九个小时”，而后在“这位殉道者的脸上盖上一块白布”。

1909 年的这场演讲引起了不小的轰动。利尔对事件的描述，记者们完全信以为真，也没兴趣察看他自称拥有的笔记。这些笔记真的存在吗？2012 年，华盛顿国家档案馆的一位研究人员，偶然发现了利尔在林肯死后数小时内口述的报告，长达 21 页。这段记载不同寻常，一丝不苟逐小时记录了一场无望的医疗抗争，揭示出利尔确实是第一位赶去救治遇刺总统的医生。发现林肯“处于深度昏迷状态”后，利尔的确检查了刀伤，而后在耳朵后面找到了致命弹孔。然而，从这一点来看，1865 年的报告与里尔在 1909 年发表的演讲鲜有相似之处。

其中有两点很突出。首先，利尔的 1865 年报告没有提到他所谓的英勇举动——打开林肯的喉咙，给他进行口对口抢救，或按压他的胸部。利尔怎么会在刺杀几小时后写的报告中，遗漏了这些重要细节呢？他又为什么选择在 1909 年将这些内容添加到他的演讲中？对于这两个问题，可能的答案是，利尔决心让自己因为用尽一切手段拯救林肯的生命而青史留名——不管他是否如此做了。19 世纪 60 年代，在美国，人们很少采用胸部按压这样的操作，所以他很可能没有这样做。

此外，利尔在 1865 年的报告中说，他将手指深入林肯的伤口，寻找危险的弹片。他这样做，是在遵循他的著
100 名导师所倡导的普遍做法。“大脑的自然结构非常柔软和脆弱，若引入探针，几乎无法确定能否循着子弹的轨迹，”弗兰克·汉密尔顿在他的军事外科论文中写道，“手指则是比较安全的工具。”但利尔在 1909 年的演讲中几乎没有提到这一点，这是有原因的。19 世纪 70 年代细菌学理论和抗菌药的诞生，终结了将未清洗的手指伸进伤口的做法。在 1909 年，没有哪位受人尊敬的医生会尝试这样一个潜在的致命动作。因此，里尔很可能将以上说法删除了，以迎合现代实践标准，从而维护他的好名声。

利尔在他 1865 年的报告中声称，林肯的私人医生罗伯特·斯通对总统一开始接受的治疗感到满意。这可能是真的。利尔似乎忠实履行了弗兰克·汉密尔顿关于处理林肯所受的那种伤口的指示：保持冷静，使病人感到舒适，寻找血块，止血，并轻轻地摸索子弹，必要时用手指。最后，撇开美化的因素不谈，利尔在无比艰难的条件下，为总统提供了很好的服务，尽其所学来拯救一个受了致命伤的人。

1865年4月15日早晨，利尔并没像他后来所声称的那样宣布林肯死亡；这项工作落在了总医官身上。但利尔确实摸着林肯的脉搏，轻轻按摩他的手，一直陪着他到最后。当被问及原因，利尔回答说，是一种共有的同情心要求他必须这么做。“在永别人世前，有时，辨别力和理性会回归，”利尔说道，“我紧紧握住他的手好让他知道，即使看不见了，他也有朋友在旁。”

总统遇刺的消息迅速在电讯中传播。在纽约市，这个有许多人长期诋毁总统的地方，气氛似乎格外严峻。“林肯死了——成千面旗帜降下半旗，其中许多旗上有黑色三角，”诗人沃尔特·惠特曼写道，“公共和私人事务全部暂停，商店关门——惊恐、愤怒与柔情交织，酝酿出一种搅动人心的奇观。”律师乔治·坦普尔顿·斯特朗并非总统 101
的朋友，也陷入深深的失落感无法自拔。“我被一场可怕的个人灾难震惊了……”他在日记中坦言，“我们最终将对他报以感激。”

贝尔维尤的偶像级外科医生瓦伦丁·莫特当时80岁，这个消息令他“深受打击”。莫特是总统的朋友兼崇拜者，他刚刚结束联邦委员会主席任上的累人工作，该委员会负责调查从安德森维尔、贝尔岛等邦联战俘营提前获释的“饱受饥饿与酷刑的”联邦囚犯所受虐待的情况。“在我的整个外科生涯中，包括对畸形肢体做的最痛苦手术，我平生从未见过如此令我痛苦的事，”他承认说，“此事令我身心交疲。我觉得自己病了。”

刺杀事件发生时，莫特已回到纽约市恢复静养。“他认为这是不祥之兆，”一位朋友回忆说，“此后他就再也不是他自己了。”莫特很快就发热，卧床不起。来格拉默西公园豪宅探望他的人都觉得他“沮丧”而“忧伤”，但并未病入膏肓。连他以前的贝尔维尤同事奥斯汀·弗林特，一位优秀的诊断师，也未发现他除疲惫之外的其他身体症状。

1865 年 4 月 24 日，林肯的灵车在前往伊利诺伊州斯普林菲尔德的漫长旅途中抵达泽西城。翌日清晨，棺材渡过哈德逊河运到曼哈顿，然后放到由六匹灰马拉的灵车里，在教堂钟声和大炮轰鸣中穿过街道。这是纽约市有史以来规模最大的游行队伍，在前往火车站的途中，离莫特的格拉默西公园豪宅不到几个街区。莫特能听到送葬者的声音，但他病得太厉害了，无法加入他们的队伍。次日他就去世了——据说，“他也是国家痛失领袖这一打击的受害者”。

第六章　『疾病与恶习之渊薮』

战争有利于医学吗？对数世纪以来的多数观察者来说，答案显然是肯定的，即使他们不愿承认。创伤治疗、护理、疼痛缓解、疾病控制、疏散伤员，所有这些都通过战场上的试验和错误取得巨大进步。“要想当外科医生，”希波克拉底很久以前就说过，“应当参军并与之共进退。” 102

内战也不例外。它发生于医学发展的关键时代，旧传统逐渐式微，新观念开始兴起。正如我们所知，当时使用麻醉已很普遍，“英雄疗法的时代”正迅速谢幕。内战时期，在体制内有一场鲜为人知的医学抗争：总医官威廉·A. 哈蒙德下令，禁止在军队医疗供应链中使用甘汞及其他剧烈催泻药，这一举动惹怒了许多老医生。哈蒙德当时 34 岁，脾气暴躁，眼里容不得沙子，他要求军团外科医生职位的申请者参加笔试，其中多数人未能通过。考试结果惨不忍睹——哈蒙德私下里称之为文盲“含糊不清”的胡言乱语——促使他提出一个超前的解决方案：为职业军官创办一所医学院。

这一努力让他个人付出了巨大代价。在哈蒙德被任命为总医官之前，该职位一直是闲职，多由资质平庸者充任。他的部门做出的改革与提出的批评是前所未有的。
103 1864 年，由于保守派不断指责，哈蒙德被送上军事法庭，他被指控为部队购买劣质物资，因“有失军官和绅士风度”而被认定有罪。这一指控纯属诬陷，即使在战争结束后很久还在败坏他的声誉。他的军旅生涯一塌糊涂，搬到纽约市后，他开了一家利润丰厚的私人诊所，并接受了贝尔维尤医院医学院的职位，成为美国第一位神经病学教授，研究“精神和神经系统的疾病”。

作为总医官，哈蒙德一直在呼吁变革。但从严格的医学角度看，战争并未带来持久的突破。尽管使用了麻醉，手术方法却少有改进，术后感染猖獗，危险气雾或瘴气仍被解释为多数疾病传播的原因。一位专家恰如其分地称内战是“医学中世纪”的最后一次冲突。内战之可悲，正在于其发生在医疗革命的前夜，“所需的医疗方法”将至还未至。

不过，哈蒙德的影响还是很显著的。他受到美国卫生委员会举荐，该委员会是由私人资助的改革派团体，致力于改善部队的卫生状况。于是，哈蒙德专注于研究战场的日常状况。他深知把数千人集中到一处的危险性，那里设施简陋，一些人的习惯令人作呕。他知道很多人从未用过厕所，从未接种过天花疫苗，从不知道洗澡与洗衣服的重要性。对哈蒙德来说，与手术帐篷内部比起来，外面有更多生命需要被拯救——通过教育、营养和卫生。

战争结束后，哈蒙德到贝尔维尤工作似乎再合适不过了。为联邦军官编写的最好医疗手册就出自贝尔维尤，而治疗伤兵向来是那里的重中之重。没有哪家平民医院对战争的贡献能与贝尔维尤相比，也没有哪家比它更善于利用自己的教训。

并非所有教训都在战场上铸成。实际上，哈蒙德对卫生的很多观点出自贝尔维尤的外科医生斯蒂芬·史密斯。内战期间，史密斯大部分时间在纽约市度过，为穷人提供医疗保健服务。两人在这些年里结成盟友，在不同领域内 104
面对相似的问题。哈蒙德面对的是敌意极深的军方高层，而史密斯招来的则是一个决心打倒他的对手。这个对手主导着纽约市的政治格局，名叫坦慕尼协会。

很难想象一场力量对比更悬殊的斗争了：孤军奋战的卫生斗士对阵不断扩张的政治机器。坦慕尼协会，名称得自神话般的特拉华州酋长[1]（据说他开辟了尼亚加拉大

1 即友好和平的印第安首领坦慕尼德（Tamanend，1625—1701）。

瀑布），最初是一个精英俱乐部，早期成员包括副总统亚伦·伯尔和未来的总统马丁·范布伦，后来演变成一个大型福利机构，为新移民服务，尤其是爱尔兰移民。从工作、食物、保释金到适当的葬礼，坦慕尼协会无不提供，而且全无纡尊降贵的施舍姿态。坦慕尼协会通过帮助新移民成为市民来换取选票。到了 19 世纪 60 年代，它已控制了市内多数选举机构和官员任免权。

在这些年里，坦慕尼协会中的难忘面孔是威廉·麦格·特威德[1]，他是头领和无可置疑的老板。1868 年，特威德当选纽约州参议员，还是纽约市势力强大的监事会的成员。他推动了一些对穷人友善的项目，比如孤儿院和公共浴池。他游说州立法机构资助教区学校，让数以千计的移民从市政那里领工资，其中很多人或为坦慕尼协会做政治苦活，或根本无所事事。纽约市，甚至美国，从未出现过像特威德这样体重 300 磅的人。他喜欢打架斗殴是出了名的，对吃喝玩乐、情妇和珠宝有着浓烈的欲望。他挪用的资金估计有上亿美元，住在第五大道一所配有“镶银红木马厩”的豪宅，还是曼哈顿第三大地主。“从城市国库巧取

1 威廉·麦格·特威德（William Magear Tweed，1823—1878），也叫老大特威德，民主党政治家，曾是坦慕尼协会的领导人，于 1865—1871 年垄断纽约民主党以及纽约市的财政，并利用造假租约、回收残币等手段大发其财。倒台后被判入纽约监狱服刑，直到去世。

豪夺……在纽约不是什么新鲜事，”英国杰出的历史学家兼官员詹姆斯·布赖斯[1]在《美利坚联邦》中写道，“但以前从未达到过如此巨大的规模。”在漫画家托马斯·纳斯特[2]讽刺的笔下，特威德的臃肿形象成为内战后美国城市政治极 105
度腐败的象征。

斯蒂芬·史密斯几乎没有什么特别之处。他出生在纽约州北部一个农场，是一位参与过革命战争的骑兵军官的儿子。1850 年，他来到贝尔维尤，被这里丰富的临床资源所吸引。当时斑疹伤寒正值高峰期。在病房工作时，他发现许多患者都有相同的地址，即位于东 22 街的一栋出租屋，离贝尔维尤不远。史密斯前往探访——他的职业使命就此开始。“门窗都破了；地窖里有些地方满是肮脏的污水；每处可用的地方……都挤满了移民，男人、女人和孩子……必须关闭这栋房子……直到它被彻底清洗干净，起码能住人，这是当务之急。”

史密斯认定，斑疹伤寒的源头就存在于出租屋里“臭

1 詹姆斯·布赖斯（James Bryce，1838—1922），英国历史学家、自由党政治家，曾任驻美大使，著有《神圣罗马帝国史》《美利坚联邦》。

2 托马斯·纳斯特（Thomas Nast，1840—1902），德裔美籍漫画家，美国政治漫画之父，他曾把政治党派比作动物：民主党是驴子，共和党是大象。他还赋予合众国以“人格化”，称为“山姆大叔”。更为有趣的是，他创作出一个胖墩墩、笑眯眯的红鼻子圣诞老人。在扳倒特威德的斗争中，纳斯特绘制的关于坦慕尼协会及特威德的讽刺漫画，起了很大作用。

气熏天的排泄物”中，于是他找到房东——“一个住在贵族区的富人”，但他根本不在乎。纽约市没有卫生委员会可供投诉，也没有法律保护房客免遭忽视。“在这种极端情况下，”史密斯回忆说，“我去了《纽约晚邮报》的办公室，把此事告诉了当时该报的编辑威廉·卡伦·布赖恩特先生。”

身为著名诗人和记者，布赖恩特对纽约市有诸多大计划；他的遗产包括开发中央公园和毗邻的大都会艺术博物馆，他编辑的报纸在城市生活的诈骗和腐败问题上与坦慕尼协会争论不休。布赖恩特将史密斯视为潜在盟友，同意进行投诉。记者被派去采访违规的房东，房东担心在报纸头版被曝光，同意进行必要的维修。

此事成为卫生改革的催化剂。史密斯依靠贝尔维尤发声，他警告说，纽约面临着一个流行病不断肆虐的未来，数以千计的人将不必要地病死。像卡伦·布赖恩特一样，他把这归咎于坦慕尼协会的政治恩惠与任免权。两人都认为，真正的改革需要纽约市以外的政治力量来干预。

前来干预的是内战。社会问题给军事问题让步。应哈
106 蒙德的要求，史密斯为联邦战地医生写了一本颇受欢迎的手册，并视察了一些军事医院。不过，对公共卫生的牵绊依然存在。国家分不清轻重缓急，让史密斯深感愤怒，有时甚至大发雷霆，他一度称坦慕尼协会是比邦联军更致命

的威胁。“一千名受害者在一场恶战中倒下时，举国惊恐，”他在 1863 年写道，“但在这个城市，每年有一万人死于城市当局有权清除的疾病，却无人感到震惊。”

后来证明，这种状态并没有持续太久。那年秋天，纽约的社会精英——小约翰·雅各布·阿斯特、奥古斯特·贝尔蒙特和彼得·库珀[1]等人——成立了一个市民协会来解决这些问题。时机绝非偶然。这个城市刚刚经历了历史上最暴力的夏天——征兵骚乱——这些人能感觉到阶级对立情绪正滚滚上涌。

究竟是何原因导致 7 月社会秩序急剧崩溃，以及如何才能防止重蹈覆辙？斯蒂芬·史密斯指出，只要察看暴力最严重地区的肮脏生活条件，也许就能回答这两个问题。他建议对城市的“苦难、危险和卫生需求”进行调查，市民协会同意提供资金。预算很充足；数十名年轻医生（大多与贝尔维尤有联系）被雇来做这项工作。“作为一个整体，”史密斯向捐助者保证说，“他们是纽约医学界新生力量的最优秀代表，很多人拥有很高的社会地位，而且所有人都文质彬彬，教养良好，忠于职守。”

最终形成的报告《城市卫生状况》长达 367 页（有 17

1 小约翰·雅各布·阿斯特（John Jacob Astor, Jr.，1822—1890），富豪、慈善家；奥古斯特·贝尔蒙特（August Belmont，1813—1890），德裔美国金融家、外交官；彼得·库珀（Peter Cooper，1791—1883），实业家、发明家、慈善家。

卷附带数据）。这份报告经由史密斯指导，如今被认为是美国历史上最具影响力的公共卫生文献之一。每个区一名的调查人员汇编了所有可以想象到的统计数据：出生、死亡和各种疾病；街道和人行道状况；垃圾和室内脏水的处理；室内厕所和室外茅房的位置。地图和图表几乎标示了市内每一处建筑：学校、教堂、出租屋、工厂、屠宰场、酒馆、妓院、马厩和猪圈。

然而，更触目惊心的是具体细节。第四区的检查员称：
107 “在一块240英尺乘150英尺的土地上，有住着111户人家的20栋出租屋、5个马厩、1个大型的肥皂和蜡烛厂，还有1个晒谷场……这个地方的肮脏和恶臭，无法言表。”

第八区的检查员称：“这样的例子有很多，一个或多个家庭……无论老少，不分男女，都聚集在一间……出租屋里。在这里，他们吃、喝、睡、工作、穿衣服、脱衣服……没有隐私。结果是什么呢？羞耻感——神的恩典之外，最伟大、最可靠的美德保障——逐渐被钝化、破坏，最后被摧毁。”

第十五区的检查员称：“在一间阴暗潮湿的地窖，大约18英尺见方，7英尺高，住着一家七口；过去一年里，有两人死于斑疹伤寒，两人死于天花，一人因丹毒被送进医院……这事就发生在离市中心很近的地方。”

纽约已是世界上人口最稠密的地方之一。近一半人口住在肮脏的出租屋或从未见过阳光的地窖。因此，其死亡率远超波士顿和费城等其他美国城市，甚至超过伦敦、利物浦等臭名远播的欧洲流行病病窟。曼哈顿岛——拥有得天独厚的两条大河、洁净的海风和丰富的植被——业已成为一处可怕的危险之地。

更糟糕的是城市**内部**的分化，贫民窟居民的死亡率是属于“较好阶层”之人的五倍。报告指出，有差异是正常的，但不该达到如此程度。令人震惊的事实是，纽约已分化成两个截然不同的城市：一个繁荣、富足、健康，另一个则遭受着“肮脏、过度拥挤、排泄物、腐臭气体和疾病”的破坏。

时间所剩无几了。报告坚称，当前的危机不仅涉及公共卫生，还涉及公共秩序。征兵骚乱并非发生于社会真空；它标志着肇事者的集体愤怒，只需看一眼他们的街区即可明白。“出产暴徒的稠密、拥挤的房屋，简直就是疾病与恶习之渊薮，”报道继续引用一位现场目击者的话说，“很难相信，这么多苦难、疾病和悲惨聚到一起……离我们自己 108
的住所如此之近。”

史密斯携调查报告，前往奥尔巴尼向州议会做证。他措辞严厉，受到媒体密切报道。他将危机归咎于坦慕尼协会，并请求议员帮助。他认为，再也不能说纽约是个安全或健康的城市，再也不能忽视背后的原因。街道脏乱不堪，因为地方议员控制着垃圾收集合同，却几乎无人来收集垃圾。厕所排泄物溢进水井，因为分配给检查和维修的钱落入了坦慕尼党羽的口袋。出租屋就像死亡陷阱，因为有权有势的房东从不修整。史密斯恳求道，“[我们]要屈辱到何种地步”，愤慨的市民才会挺身而出说：够了！

从各方面来看，他的证词都是对政治失控的严厉控诉。史密斯不仅指责特威德及其手下贪污腐败，还控诉他们危害自己的选民——纽约的移民贫民窟的居民——的健康和安全。“实际上，[我们]是一个毫无卫生治理的城市，”他警告说，“有证据证明，我们至少有50万人口淹没在污秽之中……在这种瘟疫空气中长大的儿童变得凶狠残暴，并非由于天性堕落，而是因为他们在精神上干不了[其他事]。”

史密斯得到了鼎力支持。许多商业精英都给他做后援。著名的纽约医学院以及《纽约晚邮报》《纽约时报》《纽约论坛报》等共和党的顶级报纸，向来是抨击民主党机器坦慕尼协会的急先锋，也纷纷给他撑腰。1866年，经过激烈周旋，州立法机构通过了一项具有里程碑意义的法案，该法案几乎完全由史密斯撰写，为纽约市及周边地区成立了大都会卫生委员会。委员会的关键成员将由州政府任命，这使特威德及其拥趸极为恼火，理直气壮地称其“侵犯了我们的自我管理权”。委员会被授予“保护生命”和“防止疾病传播”之权后，迅速用一组全职受薪医生取代了坦慕

尼协会的 44 名兼职卫生管理员——这个职位通常交给贪得 109
无厌的酒馆老板。

《大都会卫生法案》是美国同类法案中的第一项。很多人认为它是美国城市生活史上的一个转折点。就连斯蒂芬·史密斯也放下一贯的谦虚，称该法案是“史上最完整的卫生立法”。1870 年，纽约市的死亡率急剧攀升，每五个孩子就有一个活不过第一个生日，而那些活到成年的人中，有 25% 会在 30 岁之前死去。有些人死于时常席卷该地区的可怕流行病，但更多人死于与过度拥挤、卫生条件差和工作条件悲惨有关的地方病——简言之，现代城市生活的瘟疫。

该从何处着手？纽约的每间出租屋厕所供 100 人使用，而且没有公共浴室。屠宰场每年宰杀超过 100 万只动物，血流进露天下水道，内脏烂在排水沟里。马粪布满大道，引来成群苍蝇。“泔水牛奶店”（因奶牛以当地啤酒厂的泔水或废物为食而得名）售出的水状液体，几乎肯定会让儿童生病。公共市场里到处是老鼠和变质的食物。

作为城市卫生专员兼贝尔维尤的外科医生，史密斯看到破坏无处不在。他回忆说，他采取的策略是抨击一些最严重的弊端，以图打动负担很重的工人阶级，从而瓦解坦慕尼协会。这一策略似乎奏效了。卫生委员会利用其警察权，关闭了脏乱差的华盛顿市场（该市场为此上诉，但败诉于法庭），并执行了很少使用的法令——禁止在居民区街道上驱赶牲畜，这是将所有屠宰场、牛棚、制革厂和胶水厂迁出居民区的第一步。委员会还在全市安设了给水栓，以提供安全的饮用水，并花费 3 500 美元在人挤人的曼哈顿下城建了一间公厕，据称新增的这间公厕“非常成功，整日人头攒动”。

110 不久后，史密斯就声称纽约的街道比过去几年更干净了，可能确实如此。但更重要的是，城市的惊人死亡率得以扭转，在 1870 年后的数十年里，死亡率开始稳步下降。我们之后会看到，这其中有很多原因，但史密斯的作用至关重要。作为他所谓的“预防医学”的先驱，史密斯倡导的事业，从改善儿童营养到制定准确的卫生统计数据，再到在贫民区种植遮阳树。为了寻求盟友，他成立了美国公共卫生协会，把一项善意的社会事业变为一个训练有素的专业。

在把贝尔维尤变成医疗创新中心这一点上，没有谁比斯蒂芬·史密斯贡献得更多。他的足迹无处不在。医院的救护车、护理的专业化、医学摄影的使用——所有这些都在他的亲自干预下，以各种各样的方式成为现实。贝尔维尤的一代代实习生和医学生，将继承他对公共卫生的热情。

史密斯是个食疗信徒，也是个神秘主义者，他睡觉时头朝北，以保持头脑清醒；他用红酒治疗大多数神经失调。一想到要退休，他就很惊恐；他坚持认为，只要有适当的精神状态和医疗护理，人可以轻松活到 100 岁。当被问及长寿秘诀时，将活到 99 岁的史密斯的回答通常言简意赅。“工作并远离安乐椅。”他说。还有别的吗？嗯，还有，史密斯以他一贯的先见之明回答道：“别吃太多肉。”

第七章　贝尔维尤的救护车

在一个半世纪后的今天读来，《城市卫生状况》仍不 111
失为一部医学杰作。它融合了研究者对数据的渴求和道德家的义愤，着重指出了公共卫生在国家新兴的城市产业秩序中的首要地位。写完该文献的大部分内容，以及随后的立法通过后，斯蒂芬·史密斯期望纽约成为其他城市效仿的典范。而这意味着，要推进该议程，需找到矢志于此的专业人士，就像那些曾为他的调查做了重要的跑腿工作的年轻医生。在需要填补的最高职位中，有卫生督查员一职，这一职位以前是坦慕尼协会用来在支持者中间拉赞助的。史密斯心中已有人选，他就是名叫爱德华·多尔顿的贝尔维尤前实习生。后来证明，这一选择仿佛天意，其影响是史密斯和当时其他任何人都始料未及的。

多尔顿于 1834 年出生于马萨诸塞州的洛厄尔，祖父与父亲皆为医生。他毕业于哈佛大学，然后是内外科医生学院，而后赢得了在贝尔维尤实习的机会，在史密斯、弗兰克·汉密尔顿和瓦伦丁·莫特三位医学界巨擘的手下工作。他哥哥回忆说，多尔顿身材矮小，戴着厚厚的眼镜，面容稚嫩，给人一种“极度娇弱的感觉”，还不断遭受着疾病折磨。然而，当 1861 年战争来临时，多尔顿不负所望，加入联邦军队，成为一名军团外科医生。

112 他的首次出征很快即告结束。在麦克莱伦将军进攻里士满受挫期间，多尔顿被派往纽约的一支部队，成为“契克霍米尼沼泽地有害气体”（这很可能是指疟疾）的受害者。但他还是及时返回战场，参加了安提塔姆[1]的凶残战斗，在那里，他在医疗管理方面的才能引起了指挥官的注意。多尔顿受命负责几家战地医院，后来在尤利塞斯·S. 格兰特将军的波多马克军团最后一次向阿波马托克斯推进期间，主管“转移和照料伤病员”的工作。相关数字非常惊人：在詹姆斯河上的最大医院，一个占地 200 英亩、由 1 200 顶帐篷组成的营地，多尔顿治疗了近七万名忍受着战伤、痢疾、肺炎等疾病的士兵。“在战争史上，”威廉·豪厄尔·里德[2]在他对联邦医疗救护队的权威报道中写道，

1 1862 年 9 月，在马里兰州北部安提塔姆发生的战役中，联邦军击退了邦联军向华盛顿的突进。

2 威廉·豪厄尔·里德（William Howell Reed，1837—1914），曾在内战期间志愿为联邦卫生委员会工作，著有《波多马克军团里的医院生活》。

“从来没有人把复杂的医院机制管理得……如此完美。”

最需要灵活的管理机制的，莫过于战场撤离。北方在没有救护队的情况下参加了内战，因为没人相信这场冲突会持续很久，故无须多此一举。这一疏忽后来证明是灾难性的。有段时间，收拢伤员的活儿一度落到团里最下层的人身上，即厨子、鼓手和那些被认为不适合战斗的人员，他们使用马车、手推车和任何可以移动的东西。1862 年，总医官哈蒙德曾引述“在战场上转移［阵亡者］的混乱可怖状况”，恳求战争部采取行动。哈蒙德目睹过牛奔河的灾难，眼睁睁看着数百人死于口渴、休克和暴晒，躺在原地数日无人问津，于是他说服麦克莱伦将军组建了一支救护队。这支救护队首先在安提塔姆使用，而后在葛底斯堡全面启用，在那里，有近千辆马车 24 小时值守。这些马车因颠簸得要命而被称为“摧肝断肠车”（gut-busters）。

到战争结束时，救护车被广泛认为是一种救命工具。下一步似乎再明显不过：如果成千上万的伤员能够从安提塔姆和葛底斯堡的混乱地狱中被安全救出，那么救护车当然也可用于平民生活。但是，考虑到 1869 年纽约市面临的大规模卫生问题，没有人认为建立救护队是当务之急，斯 113
蒂芬·史密斯尤甚。史密斯之所以选择多尔顿，是因为他出色的管理才能，这一看法得到了格兰特将军的大力支持，格兰特曾热情地推荐他的前下属为“美国最适合这个职位的人”。不过，多尔顿的态度很坚决。在制订全市卫生检查计划的同时，他提出一个叫作“快速反应”的主意，即用警用马车把伤病员运到贝尔维尤。民用救护车似乎是明显的下一步。

不难看出这种必要性。过去，躺在排水沟里的人可能会得到好心陌生人的帮助，被带到最近的药剂师那里去吃“恢复药”，然后被扔进路过的运输车里，让他一路颠簸去医院，或直接回家。这些人还都是幸运的，更多病患得不到治疗，直到为时已晚，就像在牛奔河受伤的联邦士兵一样。为推行他的做法，多尔顿将这些士兵受到的可耻忽视与纽约的现状进行对比，他最喜欢援引这样一则故事：一名筋疲力尽的工人，一天晚上从曼哈顿南端炮台附近的一辆电车上摔下。“他被带到最近的房子里，躺在那里流血……好心的路人想找辆马车把他送到贝尔维尤。”但一人的马已经“工作了一整天”，另一人的马“马掌里进了石块”，还有一人的马“易受惊”不宜上路。“凌晨3点才[找见一辆马车]，它在街上颠簸慢跑，使那人受了极大的痛苦。”他在路上就死了。

多尔顿计划在一家医院里建立一支小型救护车队。他需要一辆能在城市交通中轻松行驶的整洁的车辆，于是他找到新罕布什尔州的阿博特-唐宁公司，这是一家著名的驿车制造商。他们合作制造出一件精细抛光的黑色木材模型，轻巧得足以让一匹马拉动，但又坚固得足以让一名司机、一名外科医生和两名病人躺着（或八个人坐着）。车厢高高立于车轮之上，以增大减震性能。每一侧都印有“救护车”（AMBULANCE）的金色字体，还附有一盏煤气灯和夜间反光板。脚踏可发出铃声，提醒行人。车里放有几副担
架、一个装威士忌和绷带的柜子、一个给中毒者和自杀者用 114
的洗胃器，还有一件给“有情感外露倾向”的人用的束缚衣。一位作家称其为“维多利亚时代的便携式急救室”。

贝尔维尤似乎是个完美的试验场。多尔顿在那里实习过，知道那里收治的病人比城里任何一家医院都多。他计划用电报把贝尔维尤和当地警察局相联。一有信息传来，医院新建的马厩里就会响起锣声。拿到目的地通知单后，救护车队就会赶去急救，尽可能避开遍地车辙的街巷和鹅卵石街道。城市交通是最大的障碍。庞大的蒸汽机车以蜗牛般的速度在打理不善的铁轨上运货。十几条有轨电车线路上，行驶着敞篷马车和四轮马车。四万匹马的粪便，沾到大道上的行人身上。（“如今要让一个人遭罪，”《纽约论坛报》写道，“就让他去乘坐纽约的公共马车吧。”）据法律规定，贝尔维尤的救护车拥有优先通行权，除了消防车和美国邮递车，所有车辆都得给其让路，这似乎有所帮助。一位随行记者指出：“当我们在拐角处飞奔，冲过十字路口，医生和司机不断发出紧张而尖锐的警告声，警告那些

匆忙让路或紧张地退到路边的行人……［即使］是最乖戾的汽车司机和最暴躁的卡车司机……也把车停在一旁，让救护车通过。”

救护车外科医生的岗位很难招到人。12 小时轮班和 600 美元年薪吸引到的申请者极少，贝尔维尤不得不让新来的实习生填补这一岗位，因为他们不敢拒绝。但在招募司机方面，医院的运气就好些了。司机的申请者大多是移民，他们认为 500 美元年薪加食宿要比普通劳工高级一点，也确实如此。司机必须熟悉曼哈顿的地理，“尤其要知道从一点到另一点的最短距离”。但关键的要求是速度。“在商业区”，救护车要在五到八分钟内完成一英里路程，“在城市中不太拥挤的地方”，则要在四到六分钟之内完成。各组车队为最快反应时间而竞争，纪录保持者是托马斯·库格
115 林和他的马“宝贝”：在原麦迪逊广场花园，一名马戏团表演者受伤了，救护车从贝尔维尤驶向那里，两分钟内跑完了半英里路程，穿过了四条街道和几条电车轨道，从两条高架铁路下穿过，以接近全速的速度转弯。

早期贝尔维尤救护车运送的病例，与今天被送到急诊室的并无二致。在 1872 年的三个月中，有一个在锅炉爆炸中重伤的工人，一个从三楼窗户摔下的“醉酒女人”，一个“时常酗酒、被一辆运奶车撞到并碾压的酒鬼”，一个“营养不良”的“卡在有轨电车轮子下”的爱尔兰男孩，还有

一个“企图用屠夫刀自杀的健康德国人”。“对于他，也许还有对于其他人来说，不幸的是，”收治他的医生潦草地写道，“他没有成功。”

相当多的病例是在街上晕倒的酒鬼——警察发现，叫救护车要比把这些违法者解送到“醉汉监禁室”更容易。那些死在路上的人被送到停尸房，放到大玻璃窗旁的停尸台上，供公众观看和辨认。无人认领的尸体被装进松木棺，然后被放上名字怪异的“希望号”拖船——“一艘状似魔鬼的阴森黑船”，完成最后前往布朗克斯区哈特岛的短暂航行。

让贝尔维尤的救护车名声大噪的是1870年和1871年夏天当地爱尔兰新教徒和天主教徒之间发生的一系列血腥冲突。多年来，纽约人数较少的新教徒一直通过纪念博因河战役的游行来嘲讽其对手。1690年，新教国王奥兰治的威廉的军队在博因河，击溃了刚被废黜的天主教国王詹姆斯二世的军队。随着游行规模逐年扩大，愤怒的抗议也越来越多。1870年7月12日，大约2 000名兴高采烈的“奥兰治人”在曼哈顿西区游行，他们唱着“新教小伙”，高歌“短发党死光光”[1]，经过爱尔兰天主教徒密集的街区。愤

1《短发党死光光》(Croppies Lie Down)，一首新教徒庆祝打败天主教徒叛乱分子的苏格兰民歌，词作者据说是乔治·沃森·泰勒。Croppies 特指1798年爱尔兰叛乱中的反叛分子，他们留短发与法国大革命有关，当时的革命分子为了与蓄假发的贵族区别开，故意剪短头发。

怒的人越聚越多，跟随游行者到了榆树公园。“血腥骚乱，”次日的《纽约时报》尖叫道，“3 人死亡，6 人重伤，100 人轻伤。”该报在赞扬“警察行事迅速且勇敢”的同时，也
116 发现了新事物——一小队擦得锃亮的黑色救护车，捡起一个个瘫软的躯体，匆匆送往贝尔维尤。每辆车里都坐着一名警察，以防浑身是血的“教皇党人”和“奥兰治人”再次大打出手。

几个月后，该市为贝尔维尤增加了五辆救护车及马匹。后来证明此举很有必要，因为榆树公园骚乱只是大事件的前奏。1871 年，坦慕尼协会的首领迫于其天主教选民的巨大压力，拒绝了奥兰治会社的游行许可请求，理由是城市无法再为游行者提供足够保护。这一决定激怒了纽约的非天主教徒，他们要求对宣扬“随意杀人，随意醉酒，随意骚乱”的“爱尔兰流氓”采取强硬立场。他们指控说，允许每年在城市主干道上举行喧闹的圣帕特里克节大游行，却不让其他人享有此特权，这无异于强盗行径。包括报纸出版商、商人和反移民团体在内的强大利益集团，成功游说州长推翻了这一禁令。

7 月 12 日，闷热的一天，在 1 500 名城市警察（其中大多数是爱尔兰天主教徒）和 4 支主要是新教徒的州民兵队的包围下，奥兰治人开始了游行。麻烦旋即而至。愤怒的天主教徒向游行者投掷石块、瓶子、餐具、动物粪便，

并不时开枪射击。警察冲进人群，挥舞棍棒，民兵则以近距离步枪齐射回击。此次流血事件结束时，至少有 60 人死亡，还有数百人受伤。就平民伤亡情况而言，这是该市有史以来最血腥的冲突，严重程度超过 1863 年征兵骚乱中最惨重的一天。

贝尔维尤到处都是死伤者。“［那里］场面悲惨，令人心痛，”一位观察者指出，“救护车在门口卸下血淋淋的负载。”在人们记忆中，没有哪一天比这一天做的手术更多，死去的病人更多。“观看游行时中弹——死于贝尔维尤”；“腿被火枪弹打烂——在贝尔维尤截肢”；“被民兵射中背部——死于贝尔维尤”；“被火枪射中大腿——在贝尔维尤救治”；“下巴被枪打掉——死于贝尔维尤”；“被手枪射中胸部——在贝尔维尤救治”；“被火枪弹击中手腕和腹部——死于贝尔维尤”。仅隔行记录伤亡人员就写了好几
页。次日，估计有两万名吊唁者聚集到医院门口，陪伴一 117
列闪着光的灵车前往绿点渡口，然后前往该地区最大的天主教墓地——各各他公墓。

1871 年所谓“奥兰治人骚乱”的最大讽刺之处在于，它似乎实现了斯蒂芬·史密斯医生和其他改革者无法实现的目标：扳倒了老大特威德。虽然不少纽约富人从特威德的各种项目中得到了巨大好处，但更多的人只是依靠他来维持和平。当他再一次未能实现此目标，他就没什么用了。

“奥兰治人骚乱”的几周内，报纸报道了特威德派的特大腐败——这早已不是什么秘密。公众急切呼吁进行调查，最终使得特威德完蛋。许多人认为他倒台是因为当时在政治、经济上贪婪无度，这无疑是事实。但还有些人的看法很简单：因为这位政治老板未能履行他最基本的任务。“救命稻草已经消失”，讲述纽约主要历史的《哥谭》的作者[1]指出，“特威德无法控制住爱尔兰人。”

1869 年，贝尔维尤的两辆救护车共处理了 74 起紧急事件。10 年后，由 7 辆救护车组成的车队共响应了 1 900 多次呼叫，19 世纪 90 年代初，这一数字达到顶峰，接近 4 400 次。不久之后，长老会医院、圣文森特医院、罗斯福医院和纽约医院都有救护车出现在街头。《纽约论坛报》指出，关键的区别在于，“根据法律规定，私立医院可以把免付医疗费的病人卸到贝尔维尤，而后者必须予以接收”。

救护车在这一过程中发挥了双重作用。私立医院的救护人员，奉命对衣衫褴褛、伤势严重的病人的呼叫置之不理。他们经常把“问题”病人——那些“可能会死”的病

1 作者为埃德温·伯罗斯（Edwin Burrows，1943—2018）和迈克·华莱士（Mike Wallace, 1942—　）。

人——送到一个不能拒收他们的地方。早期，报纸曾报道过这些做法，但“未做批评”。“帕特里克·凯里，马蹄铁工，33 岁，患有震颤性谵妄，被转院至贝尔维尤……已病入膏肓，无药可救。”19 世纪 80 年代的一则典型报道这样写道。但随着医疗急救变得越来越普遍，别样的故事出现 118
了。“病人死了：一个年轻小伙由马车从一家医院运到另一家医院，”1896 年的《纽约时报》头条这样写道，“他父亲是亚麻布作坊的搬运工，当他得知孩子的死讯，几乎喘不过气来。他不知道儿子被送到了贝尔维尤。”

这些转院病人中，有一小部分是“惹人厌的”病例。贝尔维尤接收过一名救护车病人，他被奇怪地诊断为“风湿病和不服从命令”。但多数伤病越来越与现代城市生活相关：建筑事故、交通事故和暴力犯罪，受害者总是来自“下层社会”。“打开你们的账本，让我看看是否有富人转院的记录。”一位改革者气愤地说。这种今天被称为“倾倒病人”的做法，几乎涉及城市中每个救护队，贝尔维尤的主管特别指责其中一个（几乎可以肯定，指的是纽约医院的救护队）“每周卸来数十名危重病人”。

这绝非夸张。1900 年，一名城市卫生官员估计，贝尔维尤去年记录在案的 100 多个死亡病例，都是在病人转院后**一日内**产生的。该官员承认，这在医学上是不正当的。这些医院“把可怜的垂死病人送到贝尔维尤，以降低［自身］的死亡率”，这可真是简单省事多了。

最早基于“马力”的救护车队，进入20世纪后未能存活多久。纽约各家医院相继让救护马车退役，尽管不免有些惋惜。1915年，一场大雪笼罩全城，新的燃气发动机救护车“在雪堆中束手无策”，而老式救护马车却能轻松通过。“马被完全抛弃的时代，”一位紧张的官员说，“恐怕永远不会到来。”

但这样的时代还是到来了。1924年，贝尔维尤这家唯一坚持的医院，永久关闭了它的马厩，仅剩下两匹马。在一小群医生、护士和退休救护员参加的伤感仪式上，它们“退役”了。“这两匹马，乔和吉姆，在马厩里做了20年的伴儿，据低头站着的司机约翰·奥尼尔说，它们被搭上马车驶离时，眼中含着泪水。”它们的目的地定在“北部一个
119 农场……它们将在那里卸去马掌放牧，一直到死”。

后来证明，马的前途比奥尼尔先生的还要光明些。他不会驾驶汽车，也明显年纪太大，情绪容易紧张而无法学习，于是接受调离岗位——离开贝尔维尤，到一个较小的城市做普通工人。

爱德华·多尔顿在纽约市的岁月充满悲剧。1868年，他的独子死于疾病。次年，他妻子在分娩时丧生。他很可能是结核病患者，胸痛和咳嗽使他身体很虚弱，于是他搬

到加利福尼亚，试图恢复健康，但归于徒劳。“在这段时间里，”有人指出，“他接连承受考验，其坚韧与乐观无人可比。”多尔顿于1872年去世，远离家乡和余下的家人，年仅37岁。“或许没有哪位发明家，像纽约这位发明出城市救护车的外科医生这样被彻底遗忘，其工作也少有人感念，”一位崇拜者在1901年写道，“全国知道他名字的，不会超过50人。”

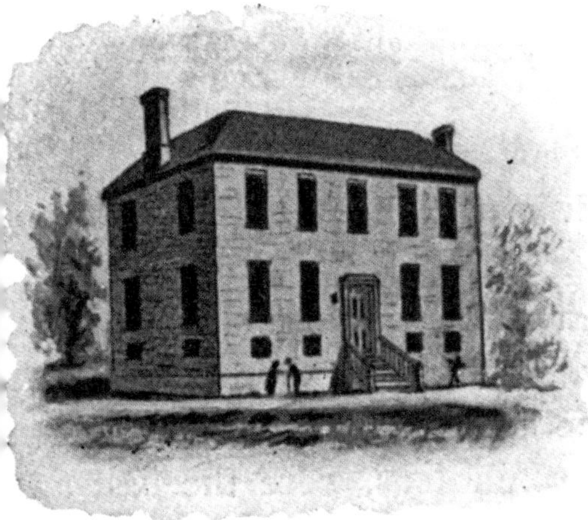

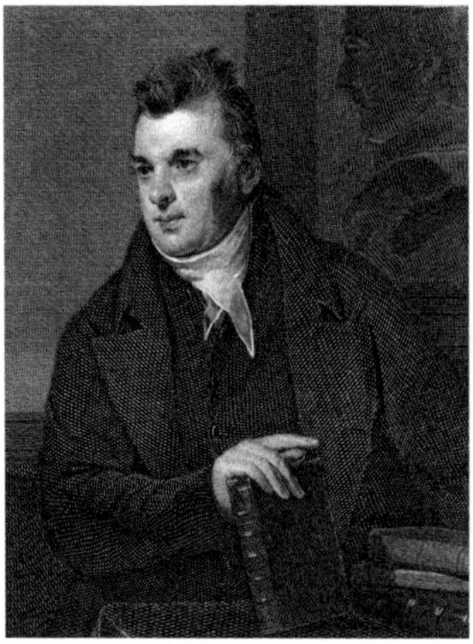

戴维·霍萨克，19世纪初纽约市精英心目中的首席医生，亚历山大·汉密尔顿、亚伦·伯尔、蒸汽船发明者罗伯特·富尔顿都是他的病人。他还在救济院看病，为穷人构想一所真正的公立医院。

纽约市救济院于1736年建立，建筑材料和50加仑供“铺梁盖屋”的工人饮用的朗姆酒共花费80英镑，其医务室仅有一个房间，是“长成贝尔维尤这棵参天大树的种子”。

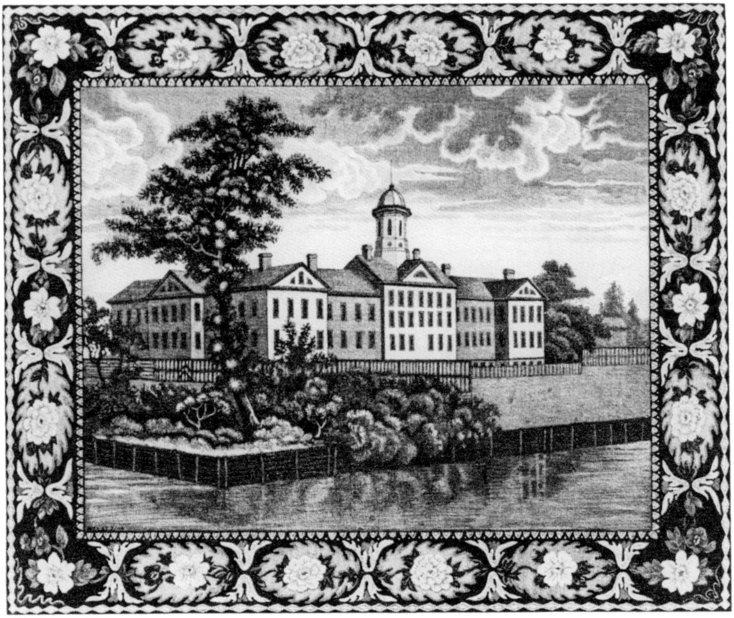

19世纪初，纽约市人口爆炸式增长，建立更大规模救济院建筑群的需求再不能被置之不理了。所谓的贝尔维尤机构，位于毗邻东河的贝尔维尤庄园，于1816年启用，是该市截至当时规模最大、造价最贵的建筑项目，里面有一所救济院、一所孤儿院、一所精神病院、一所监狱和一间医务室。1826年，这里还会再添一所传染病医院。

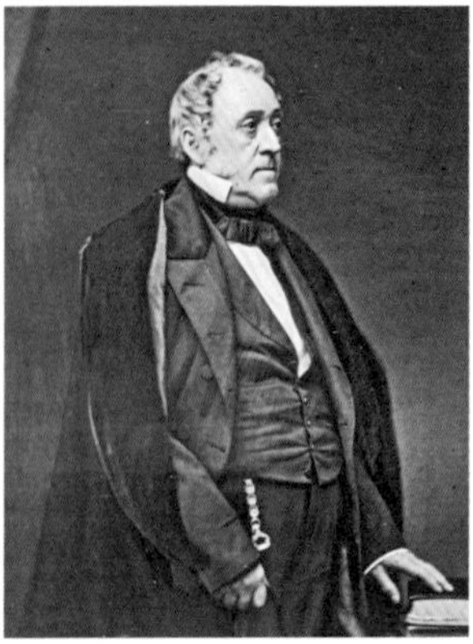

瓦伦丁·莫特，是公认的19世纪上半叶美国最卓越的外科医生，在1841年创办纽约大学医学院的过程中发挥了领导作用。他在贝尔维尤开设的周六诊所，吸引了整个地区的诸多学生和医生。一名杰出的外科医生写道，莫特“做的伟大手术比任何在世的人做的都多”。

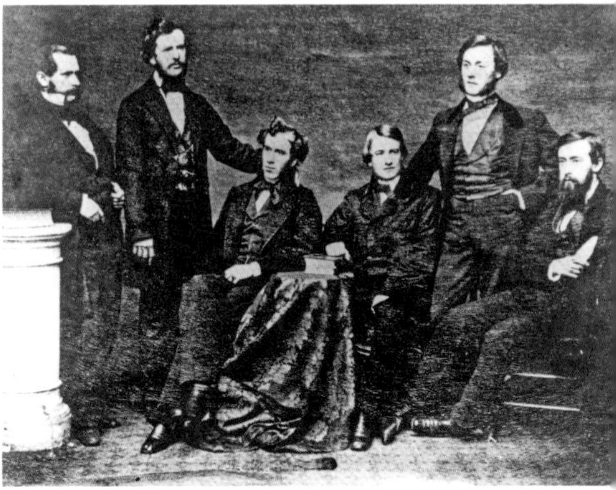

一连串致命的斑疹伤寒疫情，夺走了数百名病人和贝尔维尤很多医生的生命。此后开始实施的诸多改革措施，成为未来医院护理的典范。其中一项就是对入门医生，即实习生，实行竞争性考试。这些实习生住在医院里，为病人的日常需求提供服务。图为1856年左右贝尔维尤的首届实习生。

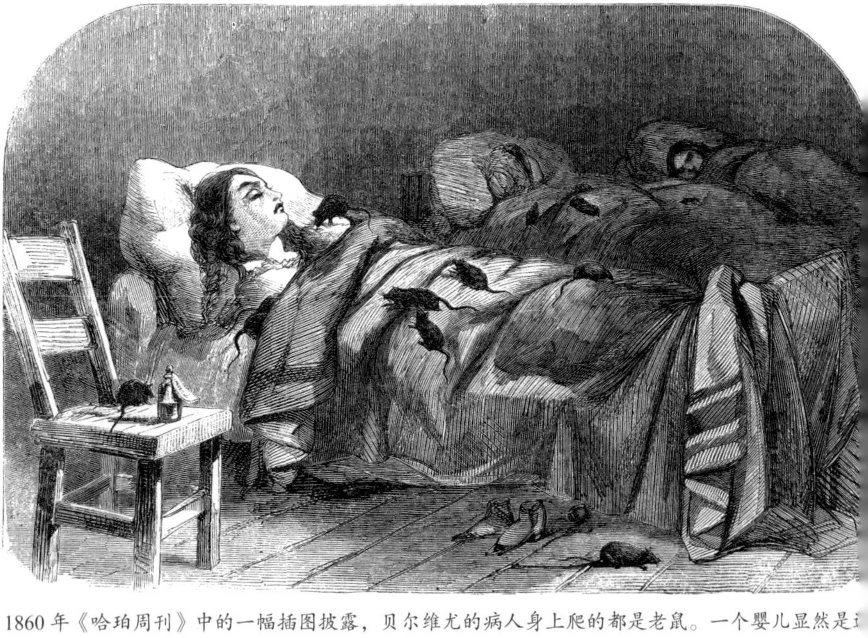

1860年《哈珀周刊》中的一幅插图披露，贝尔维尤的病人身上爬的都是老鼠。一个婴儿显然是遭啃咬致死后，医院经受了一连串愤怒的指责。尽管尸检显示，该婴儿在遭老鼠啃咬之前就已死亡，但卫生问题一直祸害着医院。

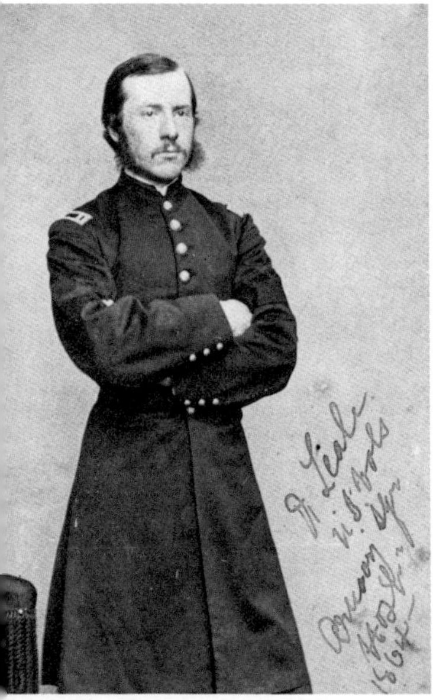

查尔斯·利尔，第一位在福特剧院救治受了致命伤的亚伯拉罕·林肯总统的医生，时年23岁，刚从贝尔维尤医院医学院毕业，在极端艰难的情况下，其表现令人钦佩，尽管其角色直至今日仍不乏争议。

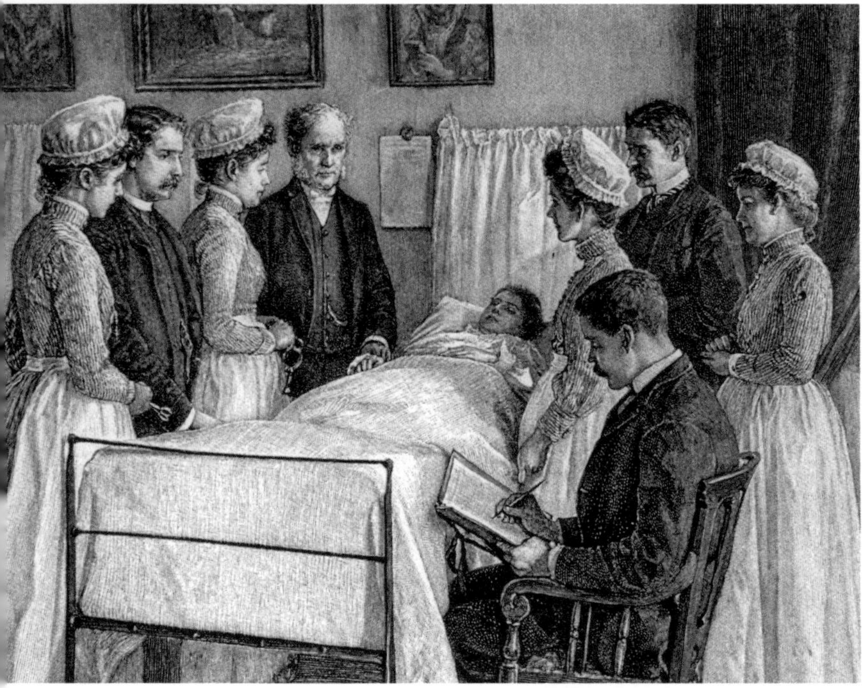

斯蒂芬·史密斯（站在病人右侧），贝尔维尤医院医学院创始人，在该医院做了60多年普通外科医师。他于1865年撰写的经典著作《城市卫生状况》，对无视穷人生存条件和医疗需求而造成的灾难后果发出了警告。

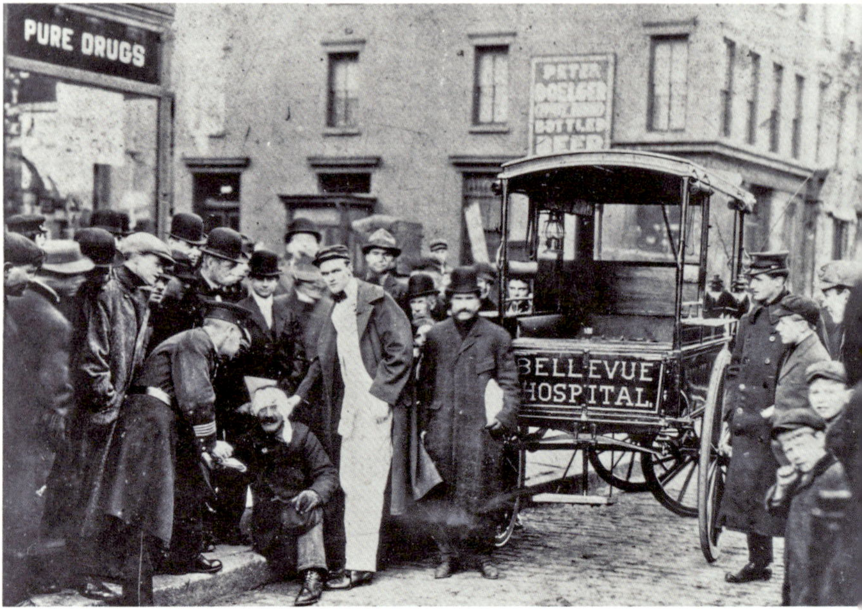

爱德华·多尔顿将自己在内战期间做医疗管理者的经验付诸实践，于1869年在贝尔维尤组建了美国首支民用救护队。图中，贝尔维尤的一名救护外科医生正在救助一名受伤的纽约市民。

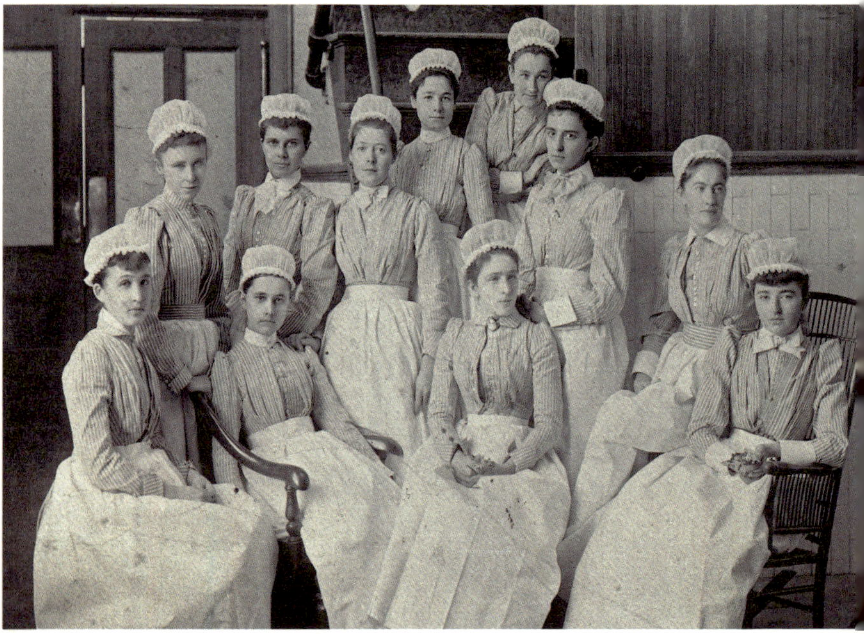

1873年，美国第一所专业护理学校在贝尔维尤开办。该校偏向于招收出身书香门第的单身、
字、信教的女子，以“教养不良”为由将多数申请者拒之门外。

19世纪70年代，贝尔维尤已拥世界上规模最大、现代化程度最的停尸房之一。一股股水流朝着体面部喷洒下来，以保持尸体新，便于亲友辨认。未被认领的尸则用船运到公共墓地埋葬。

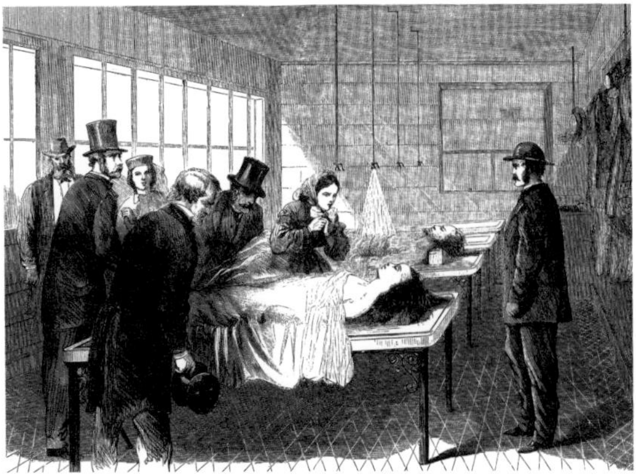

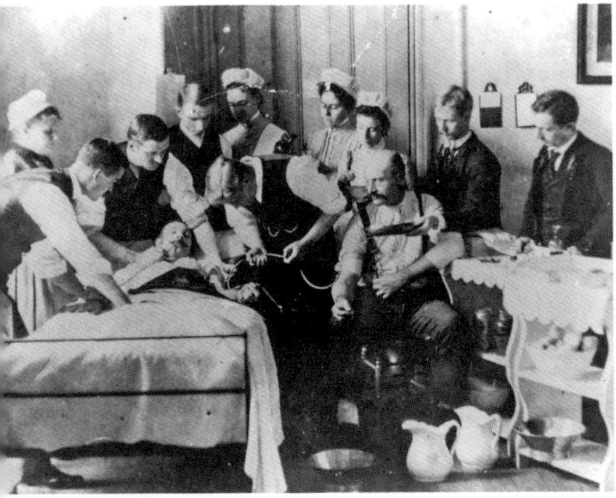

1876年，贝尔维尤的官方摄影师奥斯卡·G. 梅森，拍下了第一张正在进行的输血手术照片。这次拍摄经过精心筹划，展示出在医院里实施的这一医疗操作的过程。

贝尔维尤的刘易斯·A. 塞尔，美国首位骨外科教授，设计出“三脚悬吊架”来矫正脊柱弯曲。他的示范操作，由奥斯卡·G. 梅森拍摄，散发着与维多利亚时代的道德规范相悖的情色气息。

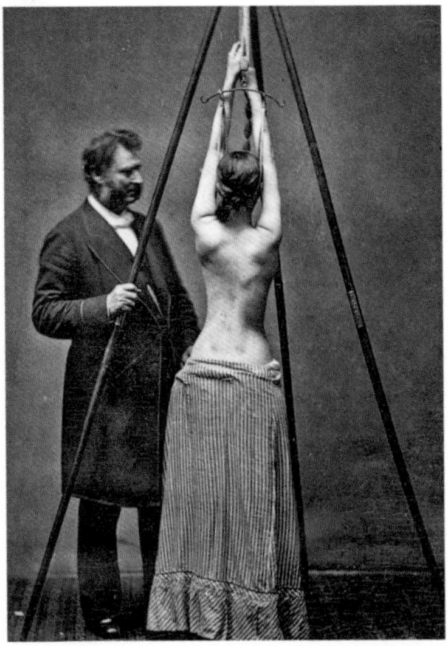

梅森拍过最有名的照片是一名身患象皮肿的19岁女性的照片。该患者全身仅有面部被遮住，双手紧握仿佛在祷告，下身展现出她所得疾病的全部威力。有人指责梅森刻意逢迎流行文化中巴纳姆怪人秀那类东西；也有人认为，这张照片是对医疗状况的准确呈现。

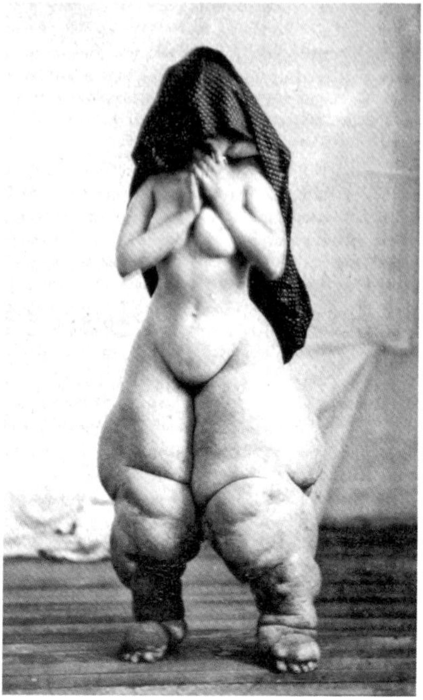

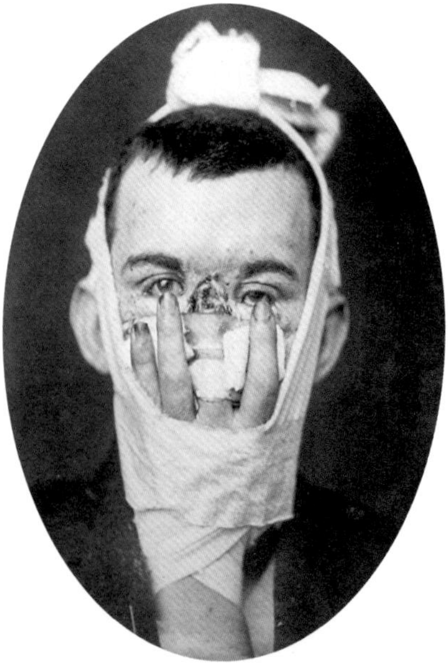

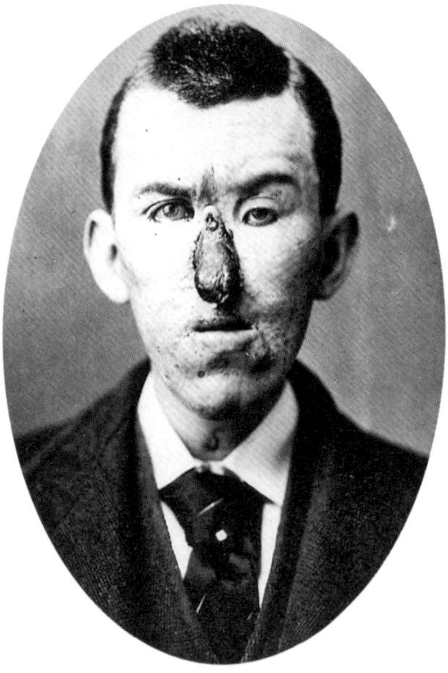

梅森在贝尔维尤拍摄了几千名病人。他说自己旨在把贝尔维尤描绘成一所专注于顶尖的临床诊治、鼓励大胆的医疗创新的医院。在这一案例中，他跟踪拍摄了一名病人，该病人因一次危险感染而失去了整个鼻子，他的中指将用来做成一个新鼻子。

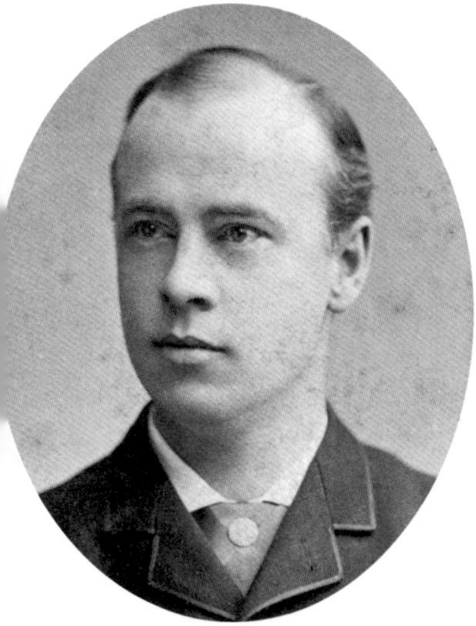

威廉·韦尔奇，贝尔维尤的前实习生，在贝尔维尤医院医学院引入了现代病理学课程，这在当时的美国属于首次。尽管学校极力挽留，实业家安德鲁·卡内基也捐献了 75 000 美元用以新建一栋病理大楼，但韦尔奇还是接受了约翰斯·霍普金斯大学医学院的职位，成为其创始人之一。

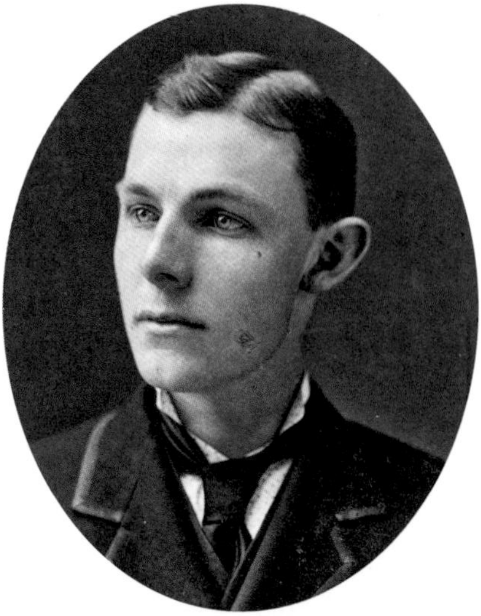

身为贝尔维尤的实习生以及后来的外科医生，威廉·霍尔斯特德为把抗菌术引入医院而不倦工作。霍尔斯特德天资聪颖，锐意革新，但他使用可卡因做麻醉药的实验，导致自己嗜药成瘾，其在贝尔维尤的工作从此中断。其密友威廉·韦尔奇把他带到约翰斯·霍普金斯大学，在那里，霍尔斯特德重启他的外科生涯。

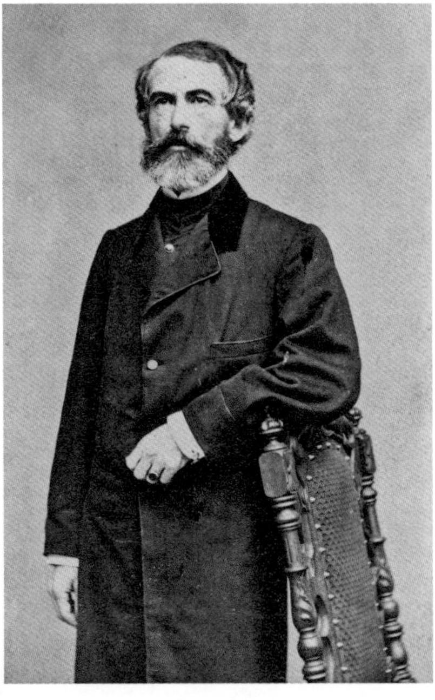

贝尔维尤的弗兰克·汉密尔顿，美国最好的军事外科医生之一。1881 年，詹姆斯·A. 加菲尔德总统遇刺，最终丧命。总统遇刺后，汉密尔顿受召赶往华盛顿协助诊治。汉密尔顿不相信李斯特的抗菌术，很多人指责他在为总统治疗的过程中医疗处置不当。

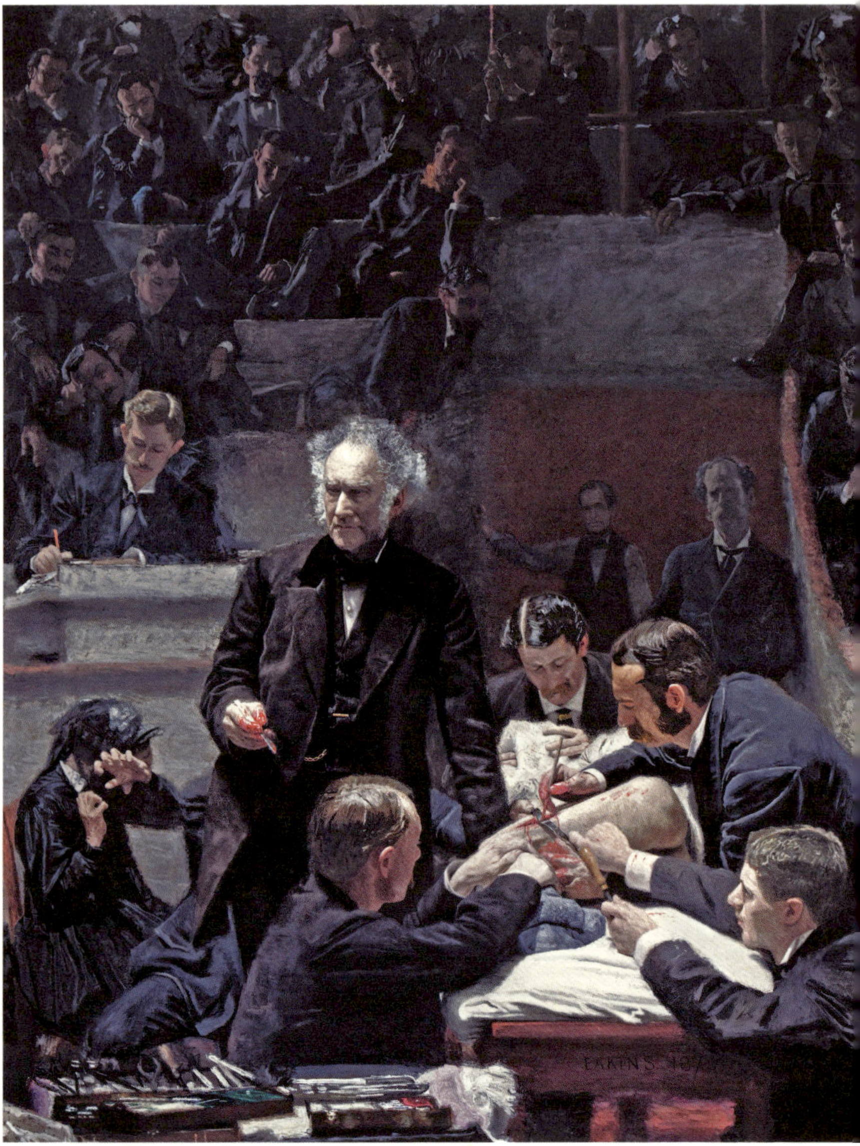

巨幅油画《格罗斯临床课》，由托马斯·埃金斯为 1876 年费城的百年博览会而绘制，是美国历上最重要、最具争议的医学题材画作之一。有人将这幅画视为向当时最伟大的外科医生格罗斯不掩饰的称颂，也有人认为它是对格罗斯的暗讽，因为他未能接纳即将流行的李斯特抗菌术。

第八章　贝尔维尤的维纳斯

1867 年，《贝尔维尤年度报告》中出现了一段简短的文字，称已为新“摄影科”所需用品花费 281.12 美元，里面还包含无处不在的斯蒂芬·史密斯对这一新兴领域之于医学专业重要性的解释。“在所有的大型军事医院中，摄影［现在］被视为病人不可或缺的记录，”史密斯在谈到依旧新鲜的内战经验时写道，“在大型［平民］医院中，其重要性也将不相上下。” 120

在这两方面，史密斯说得都对。医学摄影在内战期间得到极大发展，并将继续蓬勃发展。大部分摄影拍的都是失去肢体的老兵肖像，或战场上尸横遍野的场景，但一些摄影师大胆走进外科帐篷内的禁忌世界，拍摄进行中的手术。这种动力主要来自总医官威廉·哈蒙德，他下令于 1862 年建立陆军医学博物馆，指导战地军官收集“所有病态解剖学标本……可能在军事医学或外科研究中……被认为有价值的标本”。很快就有大量材料送来，包括照片、器械、骨头碎片，还有一具小棺材，里面装的是将军丹尼尔·西克尔斯被截去的右腿，他是在邦联军炮击葛底斯堡时失去这条右腿的。

贝尔维尤的摄影科是医院在内战后的又一首创，为管
121 理这一部门，史密斯明智地举荐了提出这一想法的人——一位37岁名叫奥斯卡·G. 梅森的人像摄影师，他对这门手艺无所不知。梅森的首要任务是说服那些怀疑者，医学摄影不仅仅是为穷人服务的医院的一项无聊开支。与市政厅达成一项巧妙的交易后，他实现了自己的目的。只要付一点钱，梅森就同意为送到贝尔维尤市立停尸房的每一具无人认领的尸体拍摄面部照片，并将照片贴在外面的墙上。

效果好得不得了。随着纽约人口激增，匿名尸体的数量也在激增。无论白天黑夜，贝尔维尤的死屋里都有人在徘徊，检查石台上铺开的遗体。“一股冷水，从移动喷射器中喷出，落在毫无生气的脸上，防止肉体腐烂直到最后一刻……希望有人……来认领尸体。”记者指出，并补充说“几乎所有尸体都被送去了公共墓地”。

梅森的“无名死者墙”立即引起轰动。一具尸体可能一两天就消失了，但面部影像能在那儿保留整整一年，这意味着，拜神奇的摄影所赐，埋在公共墓地的数百具尸体可能会在以后被辨认出来，并有可能被领回。“这条死亡长

廊的确凿记录，充分证明了促其建立者的人道与远见，”梅森解释说，“令人欣慰的是，公众和媒体一直对摄影科表示高度赞扬。”

梅森还在制作第一张罪犯“入监照”方面发挥了作用，尽管少有人感念。19 世纪 70 年代纽约市警察局流行的“入监照”就是以贝尔维尤的“无名死者墙”为蓝本的。梅森认为摄影是完美的识别工具。绝无美化，摒弃不无瑕疵的记忆，排除“或许是”、“大概是”或“可能是”。他甚至宣称，他的照片对暴力犯罪有“抑制作用”，因为遇害者再也不会“悄然隐匿于视线之外，或被轻易遗忘，他们的面孔总是可见的，等待人们辨认和做证”。

有一件事是肯定的：梅森的“无名死者墙”让贝尔维
尤的医学摄影得以延续。在接下来的数十年里，梅森在工 122
作人员的热情支持下，在医院拍摄了数千张医疗操作和病患的照片。一个很好的例子是输血手术——在这个时代，这是个新操作，也是个危险的操作，因为当时人们对不同血型完全不清楚。贝尔维尤的一些医生过去做过这种输血手术，他们认为给痛苦的病人加血比抽血更为合理。威廉·哈蒙德年轻时候当军医，曾给几名霍乱患者输过牛血，但他们都死了（是死于霍乱，还是死于输血，或者两者兼有，不得而知）。奥斯汀·弗林特在新奥尔良一家医院工作时，为救治一位“奄奄一息的女病人”，用她丈夫七盎司的血给她输血，她苏醒了，但次日就死去了。

1876 年，梅森拍下了第一张输血照片。这次操作是真实的，但场景经过了精心布置。场地干净整洁。献血者——在抽血前后都被仔细称重，以确定采血量——看起来平静而健康，而虚弱的受血者正通过鼻子接受氧气。两人之间有一位医生控制着血液的适当流量和方向。与以往的输血绘画不同，没有人昏迷或即将晕倒，也没有红色血滴飞溅。一切井然有序。

这张照片更有可能是为了宣传。奥斯汀·弗林特最近在纽约医学会，向同行讲解了输血的好处。奥斯卡·梅森很快就发现，通过在流行的医学教科书上发表这些照片，可以赚到不少钱。

梅森最早的合作者是贝尔维尤的刘易斯·A. 塞尔。塞尔是骨科手术的创始人之一，在准备其 1877 年的专著《脊柱疾病和脊柱弯曲》期间，他雇用了梅森，后者利用摄影惊人地展示出骨骼畸形的治疗。结果令人惊叹；梅森的 21 张蛋白印相照片，使塞尔精心写就的文章黯然失色。原因不难看出。一个患有脊柱结核的半裸女病人的术前术后照，以及她踮着脚尖站在塞尔的“三脚悬吊架”中间、衣着整齐的塞尔就站在几英寸远的照片，散发着一缕与维多利亚时代的道德规范深深相悖的情色气息。假如这不是一种“医疗程序”，很可能会被取缔。

其他照片显示，该妇女被固定在一个被称为“塞尔夹 123
克”的筒形石膏夹中。这些设计的效果如何，向来争议不断，尽管它们会一直使用到20世纪。至少，《脊柱疾病和脊柱弯曲》取得的巨大成功，刺激了借助支架和人体铸件来治疗脊柱侧弯等新方法的发展。而且，正如塞尔自己所指出的那样，三角悬吊架还有一个副作用：病人在不断的伸展中长高了一些。

梅森拍摄的最令人难忘的照片，出现在1881年出版的乔治·亨利·福克斯的《皮肤病摄影图解》一书中。这些照片在今天几乎完全被遗忘了，在当时却引发众怒，因为它们被认为跨越了医学指导和窥淫癖之间的界限，尤其是那些以女性为主题的照片。19世纪七八十年代是美国“穿插表演”（side shows）的高峰期，虽然争议很大，但非常流行。像巴纳姆[1]这样的小贩，通过预雇食火者、吞剑者和各种在医学上异常的“畸形人”，吸引了大批观众。这些“畸形人”，有些是假冒的，有些则是真的，令人惶恐不安。有“婆罗洲野人”（实际上是两个来自俄亥俄州的智障侏儒）、“狗脸男孩乔乔”（患有多毛症，即大量体毛）、“拇指将军汤姆”（世界上最小的人类）、8英尺高的巨人、大胡

1 P. T. 巴纳姆（P. T. Barnum，1810—1891），早期曾从事营销，后来创建了马戏团，利用人们的猎奇心理，展出令当时的美国人感到惊讶的奇人异士，引起轰动。

子女士、连体双胞胎，以及背部、面部和阴囊长有巨大肿瘤的人。在一些评论家看来，《皮肤病摄影图解》就像伪装成医学教科书的巴纳姆怪人秀。

其中一张照片显示，一位37岁的妇女被煤油灯严重烧伤，有数百张皮移植到她裸露的胸口上。她在几个月后死亡，死因定为“急性胸膜炎”，但更可能是因为血液中毒。梅森的倒数第二张照片显示的是一位患有象皮肿的19岁女性，拍摄背景全白。一件黑色斗篷遮住了她的脸。她身体全裸，腰部以上正常匀称；她的腿、脚踝和脚显示出她所患疾病的全部威力。她似乎在默默祈祷，紧握的双手指向天空。图解文字写着：“有一两块浅表溃疡，渗出大量……脓液。这种渗出导致腿部周长减小。总体健康状况在恶化。”梅森的一名崇拜者，察觉到这张照片中纯真与庄重的
124 微妙融合，就将其称为贝尔维尤的维纳斯，这个名字由此定了下来。而这名病人的遭际，一直成谜。

不久之后，梅森就自称女性形态专家了。他利用业余时间，为纽约医生的“一个非常私人的上层小圈子”担任摄影师，这个小圈子叫作“艺术医学俱乐部”，主要目的似乎是寻找“有着完美比例的女人”。随后是辛勤的搜寻，对各种对象进行了采访和拍照，后来，俱乐部一名成员挖到了金矿。“他是［她的］家庭医生，”据说，“因此，他有特殊的特权。他对这位年轻女士的身高、腰围等做了一些测

量，发现它们都非常接近理想标准，最大的偏差只有一英寸的十六分之一。”

然而，给她拍照经过了“数月谈判”。梅森必须答应确保这位女士的匿名性。她会摆出“各种姿势，脸被厚重的布料遮住”——很像贝尔维尤的维纳斯。这些照片必须留存于艺术医学俱乐部内部，这显然是必须遵守的协议。似乎没有记录显示有人知道这些照片（而且它们可能已经被销毁了）。由此可见，梅森要服务的是医学同行中的窥淫癖，而非更大范围的医学行业。

与此同时，他在贝尔维尤名声大振。在把医疗手术和反常之物呈现给日益好奇的公众这一方面，他拍的照片变得不可或缺。“大约八年前，［我们］科室第一次完全组织起来时，尽管得到了医学界一些进步成员的努力支持，但一些同行似乎不怎么看好。”梅森承认说。但现在时代变了。多亏摄影术，人们可以从头到尾绘制手术图，或跟踪疾病的不同阶段——所有这些都能快速、廉价、精确地完成。医生们不再需要依赖肖像艺术家不精确的渲染，或是“往往不完善的书面描述”。梅森吹嘘说，在贝尔维尤，即使是最顽固的怀疑者，也成了摄影的信徒，“对［我们科室］巨大重要性的任何怀疑”消除了。

这些年里，梅森拍了很多照片，让贝尔维尤很快拥有 125
了世界上最大的此类资料库。他对独特的外科手术格外感兴趣——越奇特就越好。而在医院，似乎没有哪个地方的资源像最近开设的皮肤科那样丰富。它是美国最早的皮肤科之一，在这里已经开始进行面部重建的新实验。考虑到遭严重毁容的内战老兵的需求，以及快速城市化的纽约急剧增加的暴力犯罪和街头事故，这一步是顺理成章的。贝尔维尤的首席外科医生弗兰克·汉密尔顿做过 20 例鼻成形术。1879 年，他的徒弟托马斯·萨宾尝试了一次彻底改进，把病人的中指改装成他的鼻子。梅森兴奋地拍下了这一切。

这名来到贝尔维尤的 22 岁男性病人，患有非常严重的鼻腔感染，据他的医生说："病终于治好后，他没了鼻子，两眼也畸形了。"萨宾先是咨询了汉密尔顿和刘易斯·塞尔，而后开始了多个阶段的手术。他从患者左手中指取下指甲，并将他的左臂放进悬带，手指压在暴露的鼻腔里。等到周围的组织结合数周后，萨宾再将手指截断，并用银线将其与面部永久连接。该手术并非没有并发症。"患者［被固定的手臂］被绑住的部位感到疼痛，通过皮下注射吗啡才得以缓解。"早期的记录中这样写道。"中指末端已从连接它的口袋中滑落。"另一份记录说。有一次，该病人因缺氧而伤口变蓝，需要进行人工呼吸。

萨宾和同事们认为手术取得了成功。"鼻子已牢牢结合在一起了，"贝尔维尤的一位外科医生向医学界保证说，

“它的颜色接近正常，感觉也很敏锐……各部分看起来确实非常好。”然而，这似乎只是少数人的意见。多年后，一位前实习生给出了贝尔维尤那些未直接参与此事的人的评价。“鼻子从装饰角度看，并不是很成功，”他回忆说，“而且从实用角度来看，我怀疑它是否很有用；但不管怎么说，他有了个鼻子。”

梅森的现存作品虽然丰富多样，但展现的仅是内战后 126
贝尔维尤的门诊部和手术室中所发生之事的冰山一角。没有哪张照片能说明奥斯汀·弗林特的诊断天才，他曾用新发明的双耳听诊器来描述第一次心脏声响，并倾听肺部疾病的症状性喘息和噼啪声。没有哪张照片能说明弗林特颇富先见之明的直觉，他曾建议心脏病患者进行适度的运动，他警告说，“懒惰”会导致心肌“退化”，并敦促他们用水果和蔬菜代替“脂肪类物质”，尤其是肉类。

贝尔维尤的乔布·史密斯和亚伯拉罕·雅各比也是如此，他们是公认的“美国儿科之父”，其见解更适合付诸文字而非照片。还有弗朗西斯·德拉菲尔德，他在工作台上使用显微镜，做了肉眼看不见的惊人实验。还有威廉·哈蒙德，他关于药物与电疗在治疗失眠、眩晕和瘫痪等疾病方面之重要性的新颖演讲，被成千上万的医学生和医生听到和读到。即使是刘易斯·塞尔，梅森最喜欢的人之一，也不鼓励拍摄他做的最具争议的手术——包皮环切术，尽管他确也允许偶尔拍摄接受包皮环切术的孩子的“术前照”和“术后照”。

塞尔对包皮环切术的兴趣是很偶然地产生的。19 世纪 70 年代初，一位同事请他检查一个 5 岁小男孩，“没人搀扶他就不能走路，也不能直立”，膝盖与躯干呈 45 度角弯曲。“这个小家伙，”这位同事给他写信说，“他的一双腿，纵使走上几里路去看也是值得的。”

塞尔很是好奇。他已是骨科领域的领军人物，曾与几位外科医生一起，做了一场名为“肌腱切断术”的可怕手术，将肌腱切断，以扩大腿部的活动范围。塞尔不知是何原因导致了男孩的这个问题，直到照顾男孩的护士警告他说：“哦，医生，要非常小心……不要碰他的小鸡鸡——那里很疼。”
127 塞尔发现，男孩的阴茎被包皮紧紧包裹，就是这把他弄残了。几天后，在贝尔维尤的露天手术剧场，塞尔首次尝试用一把剪刀与“两手的拇指和指甲”进行了紧急包皮环切术。不出几周，这个小伙子就能“四肢挺直”走路了。

塞尔回忆说，那是阿基米德式灵光闪现的时刻。如果包皮环切术对这一病症如此有效，那对其他疾病效果如何呢？塞尔将花费大部分职业生涯来寻找答案。他在贝尔维尤的儿童和其他人身上做了一些关于“收缩的阴茎”之危险性的实验，经常可笑地吹嘘自己已经治愈了患有畸形足、癫痫、膀胱疾病、极端性冲动和严重精神疾病的病人。1876 年，塞尔在给一群医生讲课时谈到，通过简单的包皮环切术，他把两个野小子——一个“白痴”，一个“恶毒的疯子”——变成了名副其实的天使。“这几乎是个奇迹，”他说，“除非你从一开始就亲眼看见，否则是无法理解的。”在当地精神病院对儿童进行的进一步试验，却令人失望。虽然塞尔声称试验对象的状况有了一些“改善”，但没有一人被认为好到可以出院。

塞尔恐怕永远也找不到他不懈追求的“魔弹”[1]。然而，他几乎是以一己之力将包皮环切术带入公众视野。“要是像塞尔这样有经验、有声望、有专业地位的人都坚持认为，［严重的病症］可以通过相对简单的包皮手术来治愈，”一位观察家指出，“医学界就要认真对待了。”在接下来的几年里，越来越多的医生把包皮环切术视为国家公共卫生的关键。例如，约翰斯·霍普金斯大学医学院的筹建者约翰·肖·比林斯援引美国1880年的人口普查结果，指出犹太裔移民的寿命更长，“有缺陷者”（白痴和癫痫患者）的数量更少，癌症、梅毒和其他疾病的得病率更低——他将其中大部分简单地归因于包皮环切术。（那个时代的一些研究表明，犹太人的情况之所以相对较好，是因为受过包皮

1 魔弹（magic bullet），又称神奇子弹。19世纪中期，医生喜欢用战场术语譬喻自己的工作，将疾病比作敌人，新药或新疗法就成了“魔弹”。

环切术的人的手淫频率较低。）主要是由于塞尔的坚持，到了 1900 年，这个鲜为人知的宗教仪式[1]成为数百万美国男孩的常规医疗手术。

128 梅森的一生可谓光彩夺目。他拍下了最早一批月球照片、第一张雷暴图像，以及拥有第一本已知的“用于安全存储和分享肖像”的相册。1896 年，贝尔维尤购买了第一台 X 射线机，梅森自然而然成了住院 X 射线放射技师。（1909 年，他因健康不佳而退休，他把这归咎于 X 射线。）但梅森最大的贡献在于，他把贝尔维尤公开描绘成一个临床资源丰富、鼓励原创性研究的地方，各种大胆、创新、时而怪异、类似科学怪人实验盛行的地方。1872 年，鼎鼎大名的奥利弗·温德尔·霍姆斯医生对贝尔维尤医院医学院的毕业生说，当“声誉卓著的人”来到医院，将其变成“真正的医学教育中心”的时候，医院就赢得了自己的地位。他宣称，通过吸引卓越人才，然后传播他们的成果，贝尔维尤确立了自己的地位。

而这，在一定程度上，要归功于梅森的远见卓识和他巧妙开创的医学摄影。

---

1 犹太人的割礼，即包皮环切术。

第九章　南丁格尔们

医学的进步体现为多种形式。有时，公众观念的转变，可能与救命的科学进步一样宝贵。美国人被迫重新评估内战前医疗最受诟病的象征之一。每发起一次军事行动，伤亡人数就会增加，数以万计的士兵发现自己身处一个从未去过的地方——医院。一个来自艾奥瓦州的农民，现在和一个来自纽约州的店主共用一间病房；一个来自俄亥俄州的铁匠，和一个来自缅因州的木匠一起疗养。对于患病和受伤的老兵来说，认为医院是穷人垃圾场的普遍看法，与他们的个人经历相悖。很多人声称自己得到了良好的治疗，从他们的日记和家书可看出，战争中的又一项切实创举——女性护理，给他们留下了最温情的回忆。而女性护理成为可能，要部分归功于十年前弗洛伦斯·南丁格尔在远方的一场冲突中的善举。 129

英国国家档案馆网站指出，在英国历史上，19 世纪 50

年代的克里米亚战争“主要以三个原因而被人们记住：轻骑兵的冲锋[1]、英军的管理不善和弗洛伦斯·南丁格尔”。在那个时代的几乎所有战争中，死于疾病的士兵比死于敌军炮火的士兵还要多。而英军在克里米亚的经历，却是惊人地一边倒：4 774 人死于战场伤，16 323 人死于疾病。战地记者运
130 用新发明的电报转播当时的恐怖故事，引起公众注目，政府差点因此倒台。尤其是伦敦《泰晤士报》，曝光了用船将伤员运过黑海送往土耳其军事医院的可怕状况，以及该医院更为恶劣的条件。在这些地方，“死因”就像一部医学百科全书：霍乱、痢疾、坏疽、疟疾、坏血病、斑疹伤寒——甚至还有冻疮。当总医院的一名目击者问一名勤务兵，为什么一名伤兵躺在那里无人照料，他未被遮盖的伤口上爬满虱子，勤务兵回答说：“不值得给他清洗：他在世上活不长了。”

在巨大压力下，英国的战争大臣悉尼·赫伯特授权南丁格尔率领一支女护士队前往克里米亚。“她的干预，现在看来是常识，但在当时被认为是革命性的。”一位崇拜者指出。长期以来，护理工作一直遭人轻视，因为这份工作吸引的妇女，据南丁格尔描述，都“太老、太弱、太脏、太笨、经常酒醉，或是素质太差，干不了别的事”。相比之

---

1 轻骑兵的冲锋，指 1854 年 10 月 25 日克里米亚战争巴拉克拉瓦战役中，由卡迪根勋爵率领的英国轻骑兵对抗俄国军队的一场战斗，英军伤亡惨重。

下，陪她去克里米亚的那些人，都是训练有素的信徒（包括15名天主教修女），她们推崇清洁和秩序。一到那里，她们就擦洗病房，清空废物桶，给病人洗澡，清除病人身上的虱子，清洗被褥，开窗通风。南丁格尔从不认为给伤员放血、催吐、导泻有什么好处，也不认为鸦片剂能减轻伤员的痛苦。她所看到的是，“杀死［她的］病人的疾病，与他们所处的肮脏环境有明显关系”。

南丁格尔认为医院是让自然自行其道的最佳场所。营养、卫生和病人的舒适是关键。她坚持认为：“在绝大多数情况下，疾病的康复取决于纯净的空气和纯净的水，以及适当的饮食，而不在于任何医疗手段，不管技术有多高超。”南丁格尔是个细致的记录者，她用一系列“死亡率图表”证明自己的观点，这些图表显示，一旦她和护士同事负责日常护理，克里米亚的情况就有极大改善。死亡人数急剧下降；流行病缓解；病人康复。疾病，或者说大部分疾病，都消失了。

她的工作很快就传到大西洋对岸，赢得了总医官威 131
廉·哈蒙德这样的皈信者。他倡议建一批一层楼的内战“阁式医院”[1]，提供更多的光线、更好的通风，以及床位

1 阁式医院（Pavilion hospital），由18世纪巴黎外科医师雅克-勒内·特农（Jacques-René Tenon，1724—1826）提出这一构想，其设计为单层建筑，病房有高窗，病房之间由采光良好的走道相连，各栋楼以花园区隔。

间的额外空间。其中令人印象最深刻的，是位于费城西部、体量庞大的萨特利军事医院，里面有一系列错综复杂的低矮建筑，装有大窗户和木板结构，让新鲜的空气进入，不好的空气排出。葛底斯堡战役后，萨特利军事医院最盛之时，容纳了 3 500 多名病人，成为世界上最大的医院之一。

伤亡人数之多，也促使哈蒙德和陆军部长西蒙·卡梅伦招募女性志愿者作为军队护士，这在当时是个大胆举措。在美国，护理还不是一个公认的专业，所以没有类似南丁格尔在伦敦创建的那种培训学校。美国医生普遍认为女性太柔弱、太轻佻，满足不了医疗工作的严肃要求。面对流脓伤口的气味或喷涌的鲜血，她们会如何反应？除了寂寞的老处女或无所事事的自恋长舌妇，什么样的女人会志愿照顾一个陌生男性最私密的需求？正如一位医生讥讽的那样："你能想象五六个或十来个丑老太婆（她们就是这个样子的），围着医院里一位满脸困惑的外科医生，每人都为自己的一点小事而大呼小叫吗？"

然而，最大的担心是，受过培训的女护士可能会挑战医生的权威，或更糟的是，她们自己也想当医生。美国医学会直接谈到了这一问题，称护理工作在受过适当培训的女性手中是"一门手艺和一门科学"，但她们自身的诸多缺陷妨碍她们成为优秀医生，如"理性判断不明确，情绪反复无常，目标易变，行动犹豫不决”。

军队官员轻车熟路地招募了所能找到的最能干的（也是最不令人反感的）护士：来自宗教团体的单身女性，其中最著名的团体是天主教慈善修女会。修女们在孤儿院、贫民窟和纽约市的圣文森特等医院工作多年，不需要在职培训。事实上，萨特利军事医院的伤兵都喜欢称 132
她们为“天使”和“母亲”，以感恩她们的非凡技能和奉献精神。更妙的是，修女们没有给男性医务人员带来任何威胁。她们很守规矩；她们把护理工作视为一种责任，而不是一种职业；她们并不想当医生；而且，她们的工作非常出色——出色到联邦和邦联双方都积极地寻找她们。唯一的问题是，做护理工作的修女太少。因此，战争初期的大部分护理工作都落在了逃跑的奴隶、逐渐康复的士兵，甚至战俘身上。

为填补这一空白，部长卡梅伦选择请著名社会改革家多罗西娅·迪克斯创建女性护理队。至少从纸面上看，入选要求是很苛刻的。迪克斯因循保守，不愿惹麻烦，严格遵行当时维多利亚时代的规范。合格的护士必须单身、识字且在30岁以上，她命令说，“衣着必须朴素到几乎招人嫌弃，不能有个人魅力”。这意味着“不能戴蝴蝶结或珠宝，不能留鬈发，不能穿有裙撑的裙子”——简言之，不能有任何东西激起伤员的可鄙本能。社交是严格禁止的。

护士“在熄灯后必须待在自己房间，不得去任何娱乐场所”，或更为糟糕，“让［男人］进入她的房间”。出于偏见——也可能因为嫉妒伤兵与慈善修女会的深厚感情——迪克斯叫她负责的病人“不要和天主教护士说话”。她还拒绝了天主教徒的申请者，“尽量用新教徒代替”。

内战期间，成千上万名北方妇女志愿参加护理工作。有些人引起了广泛关注。克拉拉·巴顿[1]在马纳萨斯和安提塔姆前线表现英勇，曾有一发子弹擦过她的袖子，打死了她照护的伤兵；哈丽雅特·塔布曼[2]，她的护理技能非凡，还擅长草药疗法；还有路易莎·梅·奥尔科特，她写给家里的信，后以《医院速写》之名出版，在《小妇人》引起全国轰动前，展示出她的文学天赋。在纽约市，被选入护理队的91名申请者，被送到贝尔维尤医院或纽约医院，接受为期30天的培训，培训内容为“铺床、为病人制作合适的食物、清洗和包扎伤口、负责照管病房
133 和通风”。（对她们动机的调查显示，“躬行慈善、爱国主义和基督徒的责任”排在最前。）那些坚持下来的人——相当多的人放弃了——在野战医院、军用运输车或萨特利军事医院这样的地方度过了战争。她们的经历为美国

1 克拉拉·巴顿（Clara Barton，1821—1912），创办了美国红十字会。

2 哈丽雅特·塔布曼（Harriet Tubman），美国废奴主义者，在内战时期做过厨师、护士和间谍，是黑奴逃跑组织“地下铁道”的领导人之一。

的专业护理奠定了基础。

“我以前从没进过医院，”伊丽莎白·霍布森回忆自己1872年第一次去贝尔维尤的情景，“病人的景象和令人厌恶的气味，让我恶心得差点晕倒。”霍布森首先检查了没有肥皂的洗衣房，然后检查了厨房，那里有个“身形庞大的黑人”正在准备油腻的汤，“贫困妇女”则挤在一起削土豆。到了女性外科病房，霍布森达到了自己的极限。那里的床铺“难以言喻”，她注意到，唯一的帮工是“一个底层的爱尔兰女人”，睡在装满垃圾的澡盆里。这地方看起来毫无希望，简直就是“奥吉亚斯的牛圈”[1]，她撑不下去了。

霍布森并非孤身前往。她是当地视察贝尔维尤医院委员会的成员，这一团体由几十名“富有且地位显赫”的妇女组成，决心改善“病人的精神、道德和身体［状况］”。她们代表着“我们市民中的最优秀群体”，还都在内战期间参与志愿服务，这将她们维系在了一起。在亚历山大·汉密尔顿的后裔路易莎·李·斯凯勒[2]的领导下，她们希望通过关注当地问题，如“护理病人、保护儿童和照顾她们在

1 源自古希腊神话。奥吉亚斯是古希腊的一个国王。他有一个极大的牛圈，里面养了2 000头牛（一说3 000匹马），30年未清扫过，粪秽堆积如山。

2 路易莎·李·斯凯勒（Louisa Lee Schuyler，1837—1926），慈善事业领袖，创办了美国第一所护士培训学校。

福利院找到的老人”，将这种精神发扬光大。

时机当然很合适。斯蒂芬·史密斯的《城市卫生状况》刚刚提醒纽约富人注意，若日益恶化的社会问题得不到解决，会有多么危险，而爱德华·多尔顿的救护队则表明，战时的医学进步可以用于民用。与此同时，老大特威德的倒台，催生了一系列改革尝试，其中包括斯凯勒女士和她的富豪朋友怀着好奇心对贝尔维尤医院的视察。“我们意识到，由于纽约多年来在行政事务方面的腐败和欺诈……厉
134 行节约应成为［我们］的首要职责之一，”视察委员会指出，“我们努力……将需求限定于真正的必需品。”

他们发现，最紧要的是护理工作：现有的护理不是太过原始，就是完全没有。长期以来，贝尔维尤一直依赖的是陵墓监狱[1]的囚犯——流浪汉，以及依据刑期长短而被称为“十日妇女”的妓女。19 世纪 40 年代，贝尔维尤从救济院分离出来时，拿出资金雇用了少量女“护士”和男“护工”，但他们的工资很低，工作条件很差，看起来与旧体制几乎没什么区别。“护士，或者说是那些被雇用成为护士的人，几乎无一例外都无能至极，”罗伯特·卡莱尔医生在他于 19 世纪所撰的《贝尔维尤医院笔

1 陵墓监狱（Tombs prison），即当时的纽约市立监狱，由于是按埃及陵墓风格建造的，故有此绰号，如今是曼哈顿惩戒中心。

记》中写道，“他们无知，冷漠，不诚实。”

视察委员会决心开办全国第一所专业护理学校，于是直接从源头开始，派出一名联络员前往伦敦，研究弗洛伦斯·南丁格尔的做法。她那封标志性的《给贝尔维尤的建议信》，既为该项目提供了蓝图，也对其目标表示支持。她写道，申请人必须“有道德，有修养”，最重要的是要认清自己的位置。她们“在**那里**，而且**仅仅是在那里，执行内科和外科医生的命令**，当然还包括清洁、通风、饮食等所有工作”。至于学校的日常运作，南丁格尔同样直言不讳。一位训练有素的校长，必须是唯一的管理者和执纪者，对学生有充分的权威。“否则，”她警告说，“护理教学根本无法达成。”

1873 年开办的贝尔维尤护士培训学校，忠实反映了南丁格尔的观点。校长负责挑选入学学生并监督其培训。一张传单上写道，只有单身、识字、信教的女性才可申请，优先考虑“新英格兰和北方各州神职人员、专业男性，以及农民的女儿和遗孀”。多数候选人都因“教养不好”而被拒。第一届仅有 6 名学生，第二届有 20 名。

像奥斯汀·弗林特和斯蒂芬·史密斯这样的进步人士，对这所学校表示强烈支持。但有些人则认为这是愚蠢之举，
几乎必遭失败。“我不相信护士培训学校会成功，”贝尔维 135
尤的一位外科医生声称，“我们的病人是很难对付的一类

人，为他们服务非常困难，你们要找的勤奋又聪明的女人，等不了两年就会失去信心和希望。”

但视察委员会仍不懈努力，筹集了 2.4 万美元，为学生安排宿舍，为员工提供工资——最大的捐赠者是威廉·亨利·奥斯本的夫人，她丈夫经营着伊利诺伊中央铁路公司。培训遵循严格的“南丁格尔程序”，强调“举止端庄、耐心、勤奋和服从”。贝尔维尤的一名实习生描述说，学生“像奴隶一样害怕”她们的校长。“她们遵从着军事化的纪律，”他说，“她们不会［和男人］外出，除非偷偷摸摸。”而且，她们 12 小时轮班，每周工作 7 天，只为获得更多食宿费。如果有病人提出医学问题，正确的回答，也是唯一的回答：“我不知道——问你的医生吧。”

然而，当培训学校要求在病房拥有更多空间，还是招来了怨愤。一场对抗不可避免，终于在 1874 年爆发，导火索是视察委员会要求在贝尔维尤的产科楼层派驻护士生，理由是刚刚分娩的母亲的死亡率不断上升。人人都知道死因是产后发热。但更大的问题是，该怎么来预防。

产后发热是一种女性生殖道的细菌感染，多年来一直困扰着贝尔维尤。1851 年，在那里接生的 207 名妇女中，有 18 人感染了这种热病，12 人死亡。“我们已经尽了一切努力，通过隔离病人、净化病房、更换护理人员来阻止其发展”，一位医生指出——但没有任何效果。这种热病似乎飘浮在医院每个犄角旮旯弥漫的瘴气之上。

与此同时，在欧洲，医学上的一项突破似乎就在眼前。
1847 年，一位名叫伊格纳茨·塞麦尔维斯的年轻医生，在
维也纳的医院里发现了产后发热的规律。在助产士管理的
产房，患此病者比在产科医生管理的产房少得多。塞麦尔 136
维斯尚不知细菌学理论；那是后来路易·巴斯德、罗伯
特·科赫和约瑟夫·李斯特开创的。不过，塞麦尔维斯观
察到，与助产士不同，产科医生常在医院的停尸房进行尸
体解剖，而且很少有人在进入产房接生前洗手。他想，这
一定是产后发热的肇因。医生们正在把致命的“颗粒”从
停尸房转移到产房。

事实上，这些“颗粒”有许多来源，不仅仅是尸体，但塞麦尔维斯确实窥到了些许端倪。他敦促同事每次接生前将手浸泡在氯溶液中，这一程序确实减少了他们被污染的概率。但问题是，塞麦尔维斯没有提出任何科学理论，来向那些他大肆指责杀害自己病人的人解释他的主张。“他的天才引领他获得了一个世界尚未准备好接受的发现，”为他作传的一位作者写道，“他违背了探寻大自然奥秘者最基本的原则：思想不可超前于时代。”

内战后的几年里，贝尔维尤的产后发热死亡人数稳步上升，从 1865 年的 17 人增加到 1872 年的 33 人。病

人日志记录了一个苦熬两周、慢慢死去的病例。“32号病例……25岁，单身，产下一男孩……产程为27.5小时。”她的症状从当天晚上开始，脉搏加快，体温达到105度。日子一天天过去，她的病情越来越重：“大汗淋漓……兴奋加紧张，经常神志恍惚……呕吐出深绿色液体……舌头干燥，舌面发黑……脸色潮红、发烫。”她的营养品包括“白兰地和牛奶……一品脱啤酒和尽可能多的牛肉汁”，只要她能咽得下。治疗依靠的是奎宁、吗啡和“绿藜芦酊”，这是一种有毒植物的提取物，用来减缓心跳加速。最后的记录是：“呼吸26次，手腕处脉搏微弱，体温华氏107度。死于下午4点15分。”

这个故事传开后，各种理论众说纷纭，最流行的说法仍归咎于危险的“瘴气”。“所有人都承认，空气中只
137 要充满外科病人和产后发热病人呼出的气体，毒性就会特别大。”贝尔维尤的福代斯·巴克写道，他是纽约医学会的前任会长，也是尤利塞斯·S. 格兰特的私人医生。其他人也各抒己见，最奇特的莫过于贝尔维尤的产科主任医师威廉·T. 勒斯克的见解。他说他的产房里到处是深感内疚、想死的“未婚母亲”。“很少有人意识到，这些可怜的弃妇中，有些人的精神状况十分骇人，”他宣称，“她们没钱，没朋友，没人同情……那些异常绝望者怀有自杀倾向，很难控制得住。”

当然，还有更好的解释。贝尔维尤新建了一所医学院，以及一间更大的供解剖用的停尸房，细菌传播的可能性因此大大提高。数十名学生和导师如今在停尸房和产房之间自由穿梭，对其中的危险一无所知。（福代斯·巴克在贝尔维尤所做的关于产后发热的讲座，于1874年出版后广为阅读，其中未提到塞麦尔维斯。）此外，这些病房位于普通手术室的正上方，在那里，致命感染的发生率——部分要归因于麻醉，更多的侵入性手术得以进行——也在上升。虽然产后发热已经侵入各地的医院，但贝尔维尤似乎特别适合它的传播。

1874年，斯凯勒和她的视察委员会发表了一份措辞严厉的报告，要求将贝尔维尤拆掉，代之以一系列低矮的、阁式风格的建筑。他们援引弗洛伦斯·南丁格尔和威廉·哈蒙德的著作，指责贝尔维尤"通风［和］结构上的缺陷"制造出一个死亡陷阱，"墙上充满疾病的毒气"。斯凯勒声称，没有哪个病人能免受这些"致命的影响"。脓血症、丹毒、坏疽、产后发热，全都在这个拥挤、破旧、肮脏的可耻之地滋生。

这一逻辑也许有错，但指出的问题是令人不安地真实存在的。对贝尔维尤1869年的55例截肢手术的内部调查显示，一半以上的病人（27例）在手术后一个月内死亡。该调查并未注明所有病例的死因，但凡有注明，几乎总会

138 提到血液中毒。（“第 14 天死于脓血症。”一则典型的记录这样写道。）对贝尔维尤 1872 年至 1873 年的 58 例截肢手术（“不包括截手指和脚趾”）的跟踪调查显示，有“30 例康复”，“28 例死亡”，其中脓血症（11 例）、衰竭（8 例）和休克（4 例）是主要死因。无怪乎其中一间病房里的牌子上用黑字写着：“准备好见你的上帝吧。”

贝尔维尤并非个案。在这些年里，所有城市医院都记录了术后感染的可怕死亡率。“所有东西都泡在脓水里，”波士顿市立医院的一名实习生回忆说，“有那么多人……得了坏疽，所有手术不得不暂停几周，因为给人开刀就是要人命。”差别仅仅在于规模。贝尔维尤的规模巨大：更多的病人意味着更多的手术，更多的手术意味着更多的感染死亡。

若铲平医院，将对那里的工作人员造成最沉重的打击，但这一要求得到了贝尔维尤两名著名教师的支持，他们就是弗兰克·汉密尔顿和威廉·哈蒙德。汉密尔顿长期以来一直提醒人们警惕致命的瘴气，称其是当前几乎所有外科疾病的罪魁祸首。“在其他条件相同的情况下，治疗伤病员的最佳场所向来是空气更多、更纯净的地方。”他在广受欢迎的《军事外科论》中写道。哈蒙德是萨特利军事医院和其他“阁式医院”的幕后推手，在被颇富争议地解除总医官一职后，他来到了贝尔维尤，很快又遇上麻烦。贝尔维尤一次教职工会议上的一段话解释了其中原因：“哈蒙德医生对学院不忠诚……他对非教职员工的人说，医院受到严重感染，应该被捣毁。”人缘良好的汉密尔顿轻易度过了这场危机，而不招待见的哈蒙德没这么幸运。

最后，双方达成妥协。贝尔维尤将继续存在，但护士生将接管产房的病人护理工作，尽管主管医生愤怒地表示抗议。但即使这样，也无济于事。到了1874年，贝尔维尤新生儿母亲的死亡率是三分之一，而且还在迅速攀升。伊丽莎白·霍布森急于寻找答案，她咨询了几位熟悉这种疾病的医生，他们告诉她，伊格纳茨·塞麦尔维斯——一个 139
她和多数美国人从没听说过的名字——富有争议的学说似乎正日益深入人心。现在，许多欧洲医院都要求使用他的氯溶液；有些医院禁止做尸检的医生接生，少数医院甚至建了单独的产科大楼，收到了良好效果。

在一次激烈对峙中，视察委员会要求贝尔维尤关闭分娩病房，并将病人送往别处。“先生们，我们已经知道死因，”其发言人告诉贝尔维尤医疗理事会，“我们给你们48小时的时间，让你们把这些妇女转移走。如果时间截止后她们还在这里，我们将在《纽约晚邮报》上刊登整个报道。”对于社会人士依据来自欧洲的“臆测”而发出的最后通牒，理事会无疑非常愤怒，但很快就屈服了。产科病房被关闭，病人和贝尔维尤培训学校的护士一道，被转移到布莱克威尔岛上的慈善医院。

进步来得很缓慢。复发的产后发热一直持续到1877年，这一年，霍布森和她的支持者出资，在贝尔维尤附近一个旧消防站新建了一处分娩中心。分娩中心由贝尔维尤的产科和培训学校联合经营，遵守一套严格的新规则。双手必须在氯溶液中彻底清洗，凡是“去过尸检现场的员工”不得“随后协助做外科手术或包扎伤口”。从此，产后发热几乎销声匿迹了。

这场胜利有助于使专业护理走出阴影。19世纪70年代末，培训学校每年吸引50名申请人。这个数字在1880年达到200人；1890年达到1 370人；到了20世纪，这个数字接近1 800人。对于贝尔维尤的批评者和支持者来说，最显著的变化是从残破的建筑外壳内伸展出的秩序感，让人联想到克里米亚的南丁格尔。“我仍能想起那里的病房，”一名实习生回忆说，“地板闪闪发光，每张床都摆得整整齐齐，床单掖得很紧，病人都拽不下来。”他认为，在基本护理方面，护士们“几乎已没什么需要改进的地方”。

回顾多年来为把专业护理引入贝尔维尤而进行的斗争，伊丽莎白·霍布森对取得的进展感到自豪，这是可以理解的。“早期的偏见，我们不得不与之抗争的反对意见，早已
140 烟消云散，”她在1916年写道，“如今，假如没有受过培训的护士在场，外科医生是不会进行任何重要手术的。”这种进步的一个明显标志是护理课程的扩展，增加了解剖学、

生理学和基础科学的课程。连一度反对的贝尔维尤医疗理事会，也开始认为培训学校“对［我们的］医院有不可估量的好处”。

但问题依然存在。该校大多数毕业生将目光投向贝尔维尤等公立医院之外的私营部门，那里工资更高，工作时间更短，工作强度更小。虽然对护理工作的偏见肯定有所缓解，但仍有人把护理人员看作“通用的女性服务员”而非接受过精心培训的专业人士。有人认为，南丁格尔强调服从和纪律，为医生与护士的权力差距背书，使得这种差距成为医院生活中固定而自然的一部分，这一做法实际上有碍进步。“我母亲［在 1903 年］成为一名注册护士时，”前纽约大学医学院院长刘易斯·托马斯[1]写道，“任何人都不会怀疑护士作为专业人士所做的事情。她们照医生的命令行事。”从给医生挂帽子、大衣到遵循他的精确指示，尽管她们比医生更了解病人。80 年后，托马斯只能感叹，尽管护理教育取得了巨大进步，但许多男同事仍然把护士看作名头好听的“病房管理员和技术员”。

伊格纳茨·塞麦尔维斯未曾目睹他的工作开花结果。

---

1 刘易斯·托马斯（Lewis Thomas，1913—1993），美国医学家、生物学家，美国科学院院士，著有《细胞生命的礼赞》《水母与蜗牛》《脆弱的物种》，皆有中译本。

被维也纳的医院解雇后，他在各医院之间辗转求职，屡遭挫败。一些人视他为英雄，还有些人认为他是弃儿。后来他被送进精神病院，并于 1865 年去世，但他所开创的工作，将在欧洲各地的实验室中得到研究和完善。作为统称的“病菌学说”（Germ Theory），很快令美国医学界陷入前所未有的分裂，而分裂最严重的地方莫过于贝尔维尤医院了。

第十章　病菌学说

到1870年，贝尔维尤已成为美国医院中无可争议的巨人。它拥有1 230张病床，其规模吸引了众多精英医生，对他们来说，“有意思的”病人的诱惑盖过了对致命“瘴气”和身体疾病的恐惧。要求该医院提供客座医师职位的呼声日益高涨，医疗理事会于是同意将医院分成四个部门——市内三大医学院（内外科医生学院、贝尔维尤医院医学院、纽约大学医学院）各占一个部门，剩下一个部门留给“非附属”医生。每个部门都将是独立的，有权任命高级员工（内科医生和外科医生）和住院医生（实习生和住院医师）：前者依靠选拔和名声，后者依靠选拔和考试。 141

处于低端者的竞争尤为激烈。美国的医学院每年培养出成千上万名毕业生，那些寻求实习职位的人往往被拒之门外，而实习是在大城市成功执业的关键。实习需要一家愿意提供机会的医院，但根本没有足够多的医院满足毕业生的需求。虽然选拔应以“择优”为原则，但起码可以说，标准还算灵活。申请麻省总医院的实习职位时，年轻的威廉·詹姆斯谈到了无耻的“巴结”之举，其中包括到医院理事家中进行“礼节式拜访”。“凭我的谄媚天赋，我几乎不担心会失败。”詹姆斯理所当然地吹嘘说。

市立医院的职位最抢手，也是竞争最残酷的。赫尔
142 曼·比格斯医生——未来公共卫生领域的巨擘——将贝
尔维尤的实习职位称作医学院毕业生所能获得的“至高荣誉”。比格斯老老实实参加了辅导申请者参加入学考试的“预科班”。他似乎不需要参加（“[你]已经以排名第一的成绩通过了。”有人告诉他。），但他的数十个同伴都报名参加了，以期获得优势。“我还没决定选谁的课程，”1878年，贝尔维尤的一名申请人给家里写信，“如果我上史密斯教授的课，要花15美元；如果我上卢米斯教授的课，要花25美元。我几乎确信上卢米斯的课会有好处，因为……我至少会得到他的好感[而且]他是主考官之一。”

在这种情况下，多花十块钱似乎非常值得。这名申请人指出，“卢米斯教授的私人课程非常出色”，虽然这并非他报名的原因。他承认说，自己这么做是为了有机会博得教授的好感，“这种把戏很常见”。由于缺乏赫尔曼·比格斯那样的天赋，这个年轻人选择退而求其次。“我想我可以指望卢米斯教授。”他写道，他可能是对的。他的考试顺利

通过，实习也成功完成。

在吸引年轻人才方面，没有哪家医院能与贝尔维尤相媲美。19 世纪 70 年代末，贝尔维尤的实习医生名单上有两个人，注定要在他们的领域里掀起一场革命，一个是威廉·韦尔奇，另一个是威廉·霍尔斯特德。两人都希望有朝一日永远以贝尔维尤为家，但都未能如愿。他们的故事错综复杂，相互交织，充分说明了这家医院在那个时代的运作情况，以及最终驱使他们离开的医疗鸿沟。

威廉·韦尔奇是康涅狄格州一位乡村医生的儿子，他在 1875 年来到贝尔维尤之前，就已是耶鲁大学和内外科医生学院的尖子生。“这无疑是纽约乃至［也许］世界上配置最齐全的医院，”他在一封家书中盛赞道，“我们有全市最好的客座医师和外科医生；我们拥有日常临床实践和在停尸房进行病理检查的优势。”简言之，这是一处医疗富矿——从摇篮到坟墓。

韦尔奇师从弗朗西斯·德拉菲尔德医生。德拉菲尔 143
德是位老派人物，负责管理停尸房和尸检。通过默默观察，可以从他身上学到不少东西。他是一位显微镜行家，长时间躬身于工作台上，研究疾病的病理。德拉菲尔德关于肺部和肾脏肿瘤的病例报告，至今仍被视为显微病理学的经典之作。但问题是，韦尔奇意识到，自己在贝尔维尤或其他任何美国医院的路已经快到尽头，前面是一条死胡同。在欧洲，有数十个德拉菲尔德式的人物在研究美国人几乎没有探索过的课题。韦尔奇认为，除了在实习期过后出国学习两年，自己别无选择。“纵使假设我没有在医学院获得任何职位，”他写信给父亲说，“但我获得的声望和知识……将决定性地增加我在大城市成功的机会。在纽约混得好的年轻医生，很大一部分是［在欧洲］学习过的人。”

威廉·霍尔斯特德是纽约市一位著名商人的儿子，他比韦尔奇晚两年从耶鲁毕业，两人鲜有交集。霍尔斯特德会划船、打棒球，还担任过学校历史上第一支11人美式足球队的队长。他讨厌学习，没有任何记录表明他从耶鲁大学图书馆借过书。和朋友听了医学院几次讲座后，他买了一本《格雷氏解剖学》[1]。不知怎的，一盏灯在他心中点亮了。霍尔斯特德决定放弃家族生意，投身医学事业。他选择进入内外科医生学院，他父亲正好是该学院的理事。

虽然完全是一家专有——或曰营利——机构，内外科医生学院的世系和名声却没有哪所医学院能够比肩。它离第五大道南部霍尔斯特德的豪宅只有几个街区远，这就更

1《格雷氏解剖学》（*Gray's Anatomy*），由英国外科医生、解剖学家亨利·格雷（Henry Gray，1827—1861）所著，于1858年出版。

为方便了。霍尔斯特德回忆说，内外科医生学院的课程枯燥而冗余，但医疗和外科的临床实践——通常在贝尔维尤施行——让这些苦差事变得值得。和韦尔奇一样，霍尔斯特德表现出色，写出了毕业班最好的考试论文。和韦尔奇一样，他也进入了贝尔维尤。

就在韦尔奇启程前往欧洲的同时，霍尔斯特德开始了实习。“1876 年，也就是我［初次］走进纽约贝尔维尤医 144
院的病房的那年，”霍尔斯特德回忆说，“现代外科的黎明还未开启。”他指的是麻醉广为传播而抗菌防腐药尚未问世的时代，术后感染的恐怖仍然困扰着手术室。霍尔斯特德决心做外科医生，他与贝尔维尤最优秀的医生密切合作，其中就包括斯蒂芬·史密斯和弗兰克·汉密尔顿。霍尔斯特德对这两人很是钦佩，称他们是他所知道的最好的老师。然而，在如何看待一个名叫约瑟夫·李斯特的英国外科医生这一问题上，史密斯与汉密尔顿却意见不合。史密斯很欣赏他；汉密尔顿却不然。美国医学面临的风险，莫高于此了。

1876 年，美国为庆祝其百年诞辰，举办了一场名为“百年博览会”的展览，展示其令人眼花缭乱的技术与消费品。这次博览会在费城举行，从 5 月一直持续到 11 月，吸引了一千万来客，相当于当时美国人口的 20%。尤利塞斯·S. 格兰特总统宣布庆典开幕，伴其左右的是身着全副军装的联邦将军菲利普·谢里登、温菲尔德·斯科特·汉考克和威廉·特库姆塞·谢尔曼。对许多美国人来说，这次博览会是走出动荡年代的一次喘息。在费城以西，煤矿主与莫利·马奎斯[1]带头的移民矿工展开了激烈斗争。从大平原传来消息，乔治·A. 卡斯特将军和他的整个骑兵团在小大角被苏族武士歼灭。在南方，针对新获自由黑人的私刑暴力事件，威胁到十年来所谓"重建时期"的联邦政策。除此之外，国家还面临一场宪法危机：两位主要的总统候选人，共和党人卢瑟福·B. 海斯和民主党人塞缪尔·蒂尔登，都宣称在 1876 年的选举中取得了胜利，谁将掌管国家这一问题引发民众担忧。

百年博览会还有更乐观的场景等待参观者。只要花 50 美分，人们就可以爬过自由女神像未组装的右臂和火炬，等候观看它最终前往纽约港的航程[2]。在机械展厅，人们可以观看亚历山大·格雷厄姆·贝尔展示他的电话，然后
145 在雷明顿"打字机器"上敲打，只要敲下一个按键，就能从大写字母无缝切换到小写字母。在附近的美食广场，展

1 莫利·马奎斯（Molly Maguires），以爱尔兰移民为主的秘密武装组织，曾在矿区掀起暴动。

2 自由女神像是为庆祝美国建国一百周年，法国赠予美国的礼物，1874 年开始设计，1884 年才全部完工，1885 年分装成 210 箱，用法国拖轮运至纽约。

示了匹兹堡亨氏家族发明的一种叫作“番茄酱”的新调味品，以及费城药剂师查尔斯·埃尔默·希尔斯制作的一种名为“根汁啤酒”的焦糖味软饮料。虽然这次博览会是一次国际盛会，外国展团众多，但对于谁将拥有未来，似乎毋庸置疑。“美国的工业产品［已经］超过我们的，”伦敦《泰晤士报》感叹道，“它们揭示了智慧的应用，美国的聪明人也比我们的多。”

但有一个领域，美国显然并不占优势。1876 年的博览会还举办了国际医学大会，有 500 人参加，发言人包括英国外科医生约瑟夫·李斯特。李斯特怀揣一个激进想法来到美国。他认为，路易·巴斯德最近的发现永远改变了医学实践。巴斯德表明，腐败，即有机物的分解，依赖于“微小的有机物”或“胚芽”，它们悬浮在空气和水中，肉眼看不见。李斯特说，这些微生物是术后感染的肇因，使普通手术室变成屠场。和伊格纳茨·塞麦尔维斯一样，李斯特将感染问题归咎于外科人员的粗心习惯，而非致命的“医院空气”。但与塞麦尔维斯不同的是，李斯特不但提出了因果关联，还拿出强有力证据来佐证自己的观点。

巴斯德曾采用高温和复杂过滤器防止细菌污染，这两种方法都不能在手术中使用。李斯特认为一种化学复合物可能会有效，就在实验中采用了石炭酸，这种物质常用于处理下水道的污物，可以防腐除臭。在格拉斯哥皇家医院，他把所有东西都浸泡在石炭酸中——手、指甲、器械、桌面、毛巾和敷料，同时用雾化器向空气中喷洒。感染率急剧下降，于是李斯特将自己的发现公布于英国权威医学杂志《柳叶刀》上。“拿总的结果来比较，”他写道，“使用抗菌防腐药之前（1864—1866年），35例［截肢］中有16例死亡，即每2又1/5例中有1例死亡。使用抗菌防腐药期
146 间（1867—1869年），40例［截肢］中有6例死亡，即每6又2/3例有1例死亡。”

李斯特指出，抗菌外科大大降低了血液中毒和医院坏疽的风险。“［在格拉斯哥］，在我的照护下，抗菌外科给病房带来了最有益的效果，将病房变成了……健康的典范。”

美国人的反应是可以预见的。从欧洲来的医学理论，长期以来一直遭到强烈抵制，有关抗菌外科的论争也不例外。百年博览会那一年，李斯特49岁，应71岁的美国医学会主席塞缪尔·格罗斯之邀前去演讲。格罗斯非常自信，其自传极度自负，长达855页。他的外科技术备受尊敬，由他领导的国际医学大会曾委托当地一位名叫托马斯·埃金斯的艺术家，绘制了一幅表现他工作状态的壁画。

今天，《格罗斯临床课》被视为一幅杰作，是19世纪美国最优秀的画作之一。这幅巨大的布面油画高8英尺，宽6.5英尺，画中的格罗斯医生在手术台旁凝神思索，他

右手拿着一把血淋淋的手术刀，在他的众多助手中，有一人正俯身探查衣衫不整之病人的开放性伤口。前景中有个打开的箱子，里面装着吓人的手术器械；左边坐着一个悲痛欲绝的女人，很可能是病人的母亲，她的手臂无力地掩住眼睛；背景是一排又一排观众，其中最清晰的一个人（常被认定是埃金斯本人）正专心致志地写着笔记。

这幅壁画本应挂在百年博览会的主展厅。但因其太过真实而让评论家大感震惊，称“直视它需要坚强的神经”，于是人们决定将它移到远离展览场地的一家军事医院。有人对埃金斯的动机表示质疑。这幅壁画是为了致敬格罗斯医生的医疗技术，还是含有某种颠覆性的东西？至少以现代眼光来看，画中缺乏基本的抗菌手段是一目了然的。格
罗斯和助手们都身穿黑色正装。看不到用来清洗器械的 147
水，也看不到石炭酸。病人穿着进来时穿的脏衣服，他的脏袜子摆在显眼位置。血迹随处可见——手术刀上、敷料上和裸露的手上。埃金斯是在表明格罗斯医生——一个对巴斯德的理论嗤之以鼻，不必要地将病人暴露在疾病面前的人——故意的无知吗？

此外，格罗斯为何要请李斯特在国际医学大会上发言？最有可能的答案是：除了对该主题实际感兴趣，格罗斯希望在一个大舞台上驳斥病菌学说和抗菌外科。格罗斯邀请了一些持怀疑态度的外科医生，包括贝尔维尤的弗兰

克·汉密尔顿，就李斯特的方法提出质疑。他们一个接一个站出来，质疑抗菌术的必要性，并提出自己防治手术感染的药方，从“冷水”喷洒伤口到“静止——保持肢体不动”等。

然后，轮到汉密尔顿发言了。“很大一部分美国外科医生似乎都未采用［李斯特的］方法，”他以这句话开头，“是因为缺乏信心还是其他原因，我也说不清。”汉密尔顿并非小瞧这个英国人，只是根本无视他罢了，就像无视病菌学说一样。他认为这个理论很愚蠢，会自然而然地消失。而汉密尔顿自己，则赞同某种“露天疗法”，这一疗法“不需用任何敷料”，任由伤口排出脓液，直到自行愈合。“在贝尔维尤医院，”他这样说，未引用任何真实证据，“这一方法最近被用于不少重大截肢手术，取得了显著成功。”

李斯特来美国是为了传播他的福音。费城是他跨国巡讲的第一站。他性情谦逊，不厌其烦地称赞美国在医学上取得的进步，特别指出麻醉是“有史以来赋予受苦受难人类的”最伟大礼物。有时，他的话近乎谄媚，比如他形容美国外科医生“以创造性的天才、大胆和高超的技巧而闻名于世”。李斯特当天下午讲了三个小时，把病菌和感染联系起来，并展示了他的技术。对那些担心因此耗费时间和精力的人，他向他们保证说这是非常值得的。“正是由于对这些微小细节的密切关注，这一体系

才能绝对确定和安全。”他说。而对于那些质疑其背后科学的人，他直接将自己和巴斯德相联。“关乎腐败的病菌 148
学说，是整个抗菌外科体系的基础，”李斯特宣称，“如果这一理论属实，抗菌体系意味着祛除腐败组织，这就是放之四海皆准的真理。”

改变想法的人寥寥无几。一些听众抱怨李斯特的方法太麻烦，而另一些人则担心石炭酸会刺激手。而多数人则感到困惑不解，谁会听一个英国人喋喋不休地讲一个法国人提出的关于“人眼看不见的微粒之危险”的学说呢?

然而，李斯特在费城的演讲并非完全无人问津。那天的听众中，有一名来自新泽西州新不伦瑞克的药剂师学徒，名叫罗伯特·伍德·约翰逊。这位年轻人受到这次演讲的理论启发，想象未来李斯特的想法将成为各地手术室、医生办公室和药柜的规范。他与兄弟及几个朋友一起，创办了一家公司，为一个几乎不存在的市场生产无菌敷料，这家公司就是强生公司。

在这几年，美国有数千名年轻医生踏访欧洲以寻求更好的临床实践和实验室培训，韦尔奇和霍尔斯特德只是其中的两个。一位历史学家称这场迁徙是“人类经验史上……最大规模的专业人员远距离流动”。以前，这种探访仅限于巴黎、伦敦和爱丁堡等城市。但时代已经变了。那些寻求细菌学、病理学和最新外科技术的人，如今拥向莱比锡、维也纳和柏林的实验室与诊所。1876 年，韦尔奇开始了自己为期两年的中欧之旅。此行花费不菲——与霍尔斯特德不同，他并不富裕，还意味着要学习德语。韦尔奇适应得相当好，以他一贯的挑剔来评判一切，从食物（粗糙而单调）到他遇到的当地医学生（傲慢而自命不凡），再到异国的街头生活（“可以看到有着波兰犹太人样貌的夏洛克们蜂拥至此”）。然而，让他印象最深刻的是德国人对循证医学[1]的热情。“别惊慌，”韦尔奇写信给他的妹妹说，
149 “我并没盼着［在这里定居］，但我确实认为［美国］的医学教育状况实在是太可怕了。”

韦尔奇尤其被德国人对李斯特的拥护所吸引。“你一定要到［莱比锡］去，哪怕只去几天也好，”他敦促一位朋友说，“他们在那里取得的这些成果简直令我震惊——连续 42 例大腿截肢手术［无］一例死亡。如果你还不改信李斯特，你［就是］罔顾事实的老顽固了。”

韦尔奇于 1878 年回到纽约，决意传播这一消息。他认为，对这些医学突破置之不理，不仅是对科学的侮辱，还表明医学界部分人士妄图阻止更好的新思想在国内落地生

---

1 循证医学，意为“遵循证据的医学”，其核心思想是医生在临床治疗时应吸收最新的医学研究证据，而不是教科书上的陈旧知识。只有这样，才能将最新的证据融入临床医疗，做出最符合当下医学知识水平的理想决策。

根。韦尔奇先是求助于内外科医学院的教授。得到一个低级、无报酬的病理学讲师职位后，他反映说一门成功的课程需要一间真正的实验室，但学院里没有，也不愿建造。随后，韦尔奇又找到了他在贝尔维尤的朋友，结果还不差：对方答应给他一点津贴、三间光秃秃的充当实验室的房间，以及价值 25 美元的用品。韦尔奇四处求助，用当地沼泽地里抓来的青蛙当作标本。那年秋天，他带着贝尔维尤的六七个学生，配上同样数量的“古董显微镜”，在一所美国医学院里开设了第一门病理学课程。

这门课立即大获成功。在欧洲受过培训的韦尔奇依靠实验室开了一门病理学课，这一消息传开，全城的医学生争相报名。几个月后，内外科医生学院向他发出新的入职邀请。实验室建好了；一群校友将提供所需用品；还附带一份不高的薪水。该学院名声卓著，似乎非常适合韦尔奇这个刚毕业的校友。“我们得让你回来，”有人对他说，“我们这里一定要开设病理学。”

韦尔奇受到极大诱惑。这份入职邀请意味着，现在有两大医学院承认病理学是一门值得追求的学科。对于一个乡村医生的儿子来说，这一时刻令人振奋，他还不满 30 岁，从欧洲回来时，本没有在学术上成功的指望。但韦尔奇拒绝了这一入职邀请。“我觉得，他们在贝尔维尤为我做了那么多事，如果我抛弃他们，那我就是叛徒，所以我很不情愿地拒绝了。”他回忆说。

150 韦尔奇深受医学生和住院医生的欢迎，但贝尔维尤的高级医生对韦尔奇褒贬不一，有些人认为他是“实验室人员”，做不了“任何实际的事”。有一件事尤能说明问题。得知德国的罗伯特·科赫分离出结核杆菌后，韦尔奇紧接着就在下一堂课解释其重大意义，赢得阵阵掌声。这一消息传到了阿尔弗雷德·卢米斯那里，他是贝尔维尤的教员，也是群英荟萃的纽约医学会的会长。几天后，卢米斯在医院挤满人的露天手术剧场公开嘲讽这一发现。“有人说空气中存在细菌，但我看不到。”他这样说，做戏般地注视天空。韦尔奇明智地未予计较。他不想挑起一场赢不了的争斗。学生将卢米斯这句话告诉他后，他说：“卢米斯这么好一人，说出这话实在叫人遗憾。”

韦尔奇在贝尔维尤稍稍站稳脚跟时，威廉·霍尔斯特德开始了他的中欧之旅。1880 年，他回到纽约市，做过几份工作，而后在贝尔维尤定居，与老相识韦尔奇很快成了挚友。像其他年轻外科医生一样，霍尔斯特德面对的是一群对病菌学说和抗菌术存有分歧的高级职员。一端是弗兰克·汉密尔顿及其盟友，对这些“外来思想”毫不妥协。中间是詹姆斯·拉什莫尔·伍德这样的医生，他是贝尔维尤医院医学院的创始人，在麻醉出现前就开始了外科生涯，可以在九秒钟内完成截肢。伍德并不反对李斯特本身。他会在手术前彻底清洁双手，是因为他崇尚清洁，而不是支持——遑论理解——病菌学说。因此，伍德未尝试对器械、手术台或病人的伤口进行消毒，观摩者似乎很少有人介意。

另一端是像斯蒂芬·史密斯这样的外科医生，他在 1876 年李斯特的美国之行中就认识了后者，是后者的早期皈信者之一。史密斯历经了一番艰难才接受病菌学说——他曾观察到自己的几十名病人熬过了手术，但不久即死于感染。“我们可以将成功的必要条件归结如下，”他在谈到自己的新一套常规外科操作时写道，“干净的手术师，干净的助手，干净的病人，干净的器械，干净的敷料。”

弗兰克·汉密尔顿认为史密斯的方法“愚不可及”，而 151
有些人完全回避史密斯。走在医院里，他能听到“病菌来了，快抓住他！”的嘲笑声。这场冲突使霍尔斯特德担心自己是否还能在贝尔维尤做事。“在这个地方，”他忧愁地说，“众多反李斯特的外科医生占据主导，势力强大。”这一说法实属夸张。那些年里，贝尔维尤医学生的讲课笔记显示，有相当多的教师赞同病菌学说和抗菌术。“巴斯德已经证明，华氏 212 度的高温能破坏病菌的生命，”一则典型的学生笔记这样写道，“为［防止］血液中的毒物，要在伤口处和房间内大量使用石炭酸——转移性脓肿应尽早打开并冲洗干净。”

令霍尔斯特德头疼的是那些守旧派的方法。一些外科医生用牙叼着器械，在病人之间传递未清洗的止血钳，用脏得掉色的肠线缝合伤口。霍尔斯特德拒绝在这些人用过的手术间工作。他得到允许，在医院草坪上搭建了一个私人外科帐篷，所需的一万美元费用都是他亲自筹来的。“地板用枫木铺成，铺得几乎和保龄球馆一样好，”霍尔斯特德回忆说，“舷窗又大又多，光线充足。冷水、热水和煤气都用管道输送到帐篷里，病人被放上平台推进来。”有人认为，这是国内最卫生的手术室。

1880 年，围绕约瑟夫·李斯特及其方法的争议，在医学界之外，美国人基本一无所知，但这种情况即将改变。霍尔斯特德从欧洲归来后不到一年，一场史诗级别的政治悲剧席卷美国，以一种难以想象的方式，使病菌学说和抗菌术等深奥术语变成全民讨论的话题。

第十一章　两任总统的故事

1881 年 7 月 2 日上午，一个名叫查尔斯·吉托的刺客在华盛顿的主火车站接近詹姆斯·A. 加菲尔德总统，用一把短鼻左轮手枪对他近距离开了两枪。精神错乱的吉托确信自己对加菲尔德竞选胜利有功，要求他授予自己大使一职作为回报，被拒后，他进行了报复。一颗子弹擦伤了总统的手臂；另一颗进入他的背部，没有击中脊髓，但打断了两根肋骨，而后落到胰腺后面。最先诊治的人认为伤口是致命的，加菲尔德本人也这样认为。“医生，我就要死了。”他对现场的医生说。他只有 49 岁，3 月刚刚上任。 152

今天我们知道，刺客的子弹并没导致加菲尔德的死亡。它嵌在脂肪组织中，绕过了重要器官和主动脉。假如接应的医生是约瑟夫·李斯特的信徒，或假如他们什么都不做，只让加菲尔德舒适地躺着，他几乎肯定会活下来。但他们笨拙地摸索子弹，把没清洗的手指和肮脏的探针插入开放的伤口。赶回白宫后，这位新总统似乎复原了；实际上，致命的伤害很可能已经造成。

主治医师是多克托·威拉德·布利斯（Doctor Willard Bliss），他是总统一家的朋友。（他望子成龙的父母居然给他起了个“多克托”的名字。）虽然布利斯大胆说自己能医好，但国务卿詹姆斯· G. 布莱恩，加菲尔德的政治密友，
153 并不那么肯定。枪击事件发生时，布莱恩一直站在总统身边。他负责召集了两位全国顶尖的外科医生到白宫——63岁的宾夕法尼亚大学医学院教授戴维·海斯·阿格纽，以及贝尔维尤现年68岁的弗兰克·汉密尔顿。“总统虽然身体状况良好，但仍处于非常危急的状态，”7月3日，布莱恩给汉密尔顿发电报说，“如果你能来这里与主治医师会诊，将会大大缓解加菲尔德夫人的焦虑。你愿坐首班火车来吗？”汉密尔顿当晚就动身前往华盛顿。

次日，即7月4日，他和阿格纽还未洗手和清洗器械，就对加菲尔德进行了检查。汉密尔顿告诉记者，问题在于，“子弹似已进入肝脏，留在了腹腔内，无法探测到”。实际上，汉密尔顿根本不知子弹在哪里，直到验尸后才知晓。更糟糕的是，他把谨慎抛到了九霄云外。“总统正在好转，”他向全国人民保证说，“一切情况都对他有利。”

回到贝尔维尤后，汉密尔顿还对这一妄想推波助澜。加菲尔德的病情现在“稳定”了，预计会完全康复。“汉密

尔顿医生认为：总统生命安全——没有脓血症或其他并发症的危险。”《纽约时报》宣称。但加菲尔德并未康复，病情逐渐恶化，于是汉密尔顿又被召回华盛顿。他回忆说，在 7 月 23 日一次声泪俱下的私下会见中，加菲尔德夫人恳求他留在她丈夫身边，他恭敬地答应了。“从这一刻起，直到总统去世，”他写道，“我把时间和心思全部献给了白宫里的这位受难者。”

为救治总统，可谓不遗余力。为给加菲尔德闷热的卧室降温，一群工程师设计出一台巨大风扇——被一位历史学家称为“全国第一台空调”——“使空气通过冰水浸泡的粗棉布屏风”。在 X 射线机尚未发明的年代，加菲尔德的顾问邀请亚历山大·格雷厄姆·贝尔尝试用一种名叫“感应天平”的原始金属探测器，寻找据称加重了加菲尔德病情的子弹，但未能奏效。是什么导致加菲尔德的病情逆转？有人归咎于总统府当时年久失修。管道漏水，地 154
板腐烂，鼠类横行。四周被沼泽地围绕，常常散发污水的恶臭。在这起刺杀剧中，还有一个更离奇的情节：加菲尔德的医生怀疑危险的“瘴气”是致病的原因，于是请来一位卫生工程师检查管道、污水池和当地的沼泽，寻找危险的气体。他那份从未公开的报告确认了最糟的结果：白宫是个致命的烂摊子。一位惊慌失措的医生说：“现在，来自波托马克沼泽的有害气体对总统的威胁，比吉托的子弹还要大。”这对未来的事态发展有何影响？即便有，我们不得而知。但三周后，加菲尔德被火车转移到新泽西州海岸一所房子里，在那里，“海岸的凉风”让“合适的空气［滤进］病人的卧室”。

然而，没有证据表明他的治疗让病情回转了。在抗生素问世前的时代，一旦出现大规模细菌感染，除了排脓和缓解疼痛，几乎别无他法。加菲尔德无法进食，只能通过直肠输送吗啡、酒精和营养物。但是，令人高兴的最新消息还是不断出现。“我认为他的病情进展良好，几乎可以保证康复。”汉密尔顿在 8 月 1 日宣布。两天后，他公开赞扬了加菲尔德的医疗团队——包括他自己——救治总统的英勇举动。“我平生见过成千上万例枪伤，对枪伤有很丰富的经验，”他说道，“我想我可以有把握地说，我从未见过哪一个病例得到过如此审慎的处理。”

并不是所有人都如此认为。几周过去了，却未听到卧病在床的加菲尔德的任何消息，有传言说，他可能患了脓血症或血液中毒。倘若传言属实，倘若如此严重的事这么久都没被发现，“那么在公众心中，总统身边的医生的敏锐性就要大打折扣了”，《纽约世界报》评论道。但汉密尔顿医生在这场危机期间一直坚定不移，他的卓越声誉也帮助缓解了公众的疑虑。许多医生，包括贝尔维尤的几位同事，都忠诚地支持他。“总统的病情，”阿尔弗雷德·卢米

斯说，“发展得不能再好了。”迟至9月，加菲尔德已在死 155
亡线附近徘徊，多数报纸仍对汉密尔顿表示信任，称他是“外科之王”和“模范绅士”。一个典型的新闻头条这样写道：“总统的最好一日：他的身体状况越来越有盼头。”[1]

9月19日，加菲尔德在新泽西州埃尔伯伦的海滨住宅去世。他饱受了多重感染的摧残，“他的肋骨突出，手臂和腿像火柴棍，脸看起来像骷髅”。他在十周内瘦了近百磅。尸检报告将死因定为子弹路径附近的“继发性出血”，还发现有两处巨大脓肿（或脓液聚集），一处“在胆囊附近”，另一处“在腰肌和右肾之间”，但未做进一步评论。

这些颇具争议的发现公之于众后，似乎完成了五年前约瑟夫·李斯特在百年博览会上的讲演未能做到的事：引发了一场关于抗菌外科之价值的全面辩论。一些人认为，脓肿清楚地表明了脓血症的发生，这让人对加菲尔德总统所得到的救治产生严重怀疑。业界新星小约翰·柯林

---

1 汉密尔顿的乐观是基于自己的医学判断、一厢情愿的想法、平息舆论的愿望，还是综合了这三种因素，我们不得而知。加菲尔德的医疗团队每天都记录医疗日志，例如，7月27日：“总统昨晚睡得很香……他的总体状况正有所改善。”7月30日：“他排出脓液的数量和质量状况都令人满意。”8月17日：“总统的身体状况比今天早上还要好……满满两茶匙牛肉汁已经两次口服，未被吐出。伤口持续好转。”迟至9月，日志中还谈到加菲尔德“异常良好的夜晚”和“让人安心的总体状况”。9月19日的最后记录是：“他醒来时，抱怨右心上方剧烈疼痛。他几乎立即失去知觉，并在10点35分停止了呼吸。”Complete Medical Record of President Garfield's Case, Washington, D.C., 1881.——原书注释

斯·沃伦医生在著名的《波士顿医学与外科杂志》上撰文，矛头直指汉密尔顿使用的方法。“我们或许要批评几名外科医生将手指探入伤口的做法，”他这样写道，并补充说，“这样的检查与当下的流行理论不符。”

即使是这场危机中坚定支持加菲尔德的医生的人，似
156 乎也被总统之死动摇了。或许可以尝试其他方法；或许还能做些什么来扭转病情恶化的趋势。“对［李斯特方法］的意见分歧，从同一所医院里外科医生的不同实践上反映了出来，”《纽约先驱论坛报》写道，“公正的观察员深感困惑，不知该站在哪一边。”

然而，还有一些人嘲笑汉密尔顿是个故步自封的老古董。“假如加菲尔德是个‘混混’，在包厘街的酒吧受了伤，”一位医生嗤之以鼻地说，“他就会被救护车送到贝尔维尤医院做手术，无须大动干戈，而且还会好起来。”汉密尔顿极为愤怒地回应，加菲尔德的伤口**已经**敷上了泡过石炭酸的敷料。他不知道的是，抗菌术是每天都要仔细干的活儿，不能敷衍应付、漫不经心。一旦带有细菌的手指插入伤口，就无法补救。一丝偏差都可能夺人性命。在那年秋天的谋杀案审判中，刺杀加菲尔德、即将被绞死的刺客拒不接受杀死总统的指控，他大喊道：“没有比这更荒谬的了……加菲尔德是死于治疗失当。”遗憾的是，他说的是事实。

无论医生们在加菲尔德总统的病榻旁守候期间赢得了公众的多少好感，当每个医生寄给国会的账单数额遭泄露后，这些好感立即消失了。“从 1881 年 7 月 3 日到 1881 年 9 月 19 日（含），”汉密尔顿的账单写道，“为已故美国总统詹姆斯·A. 加菲尔德提供的内外科会诊专业咨询服务，共计需支付 2.5 万美元。”汉密尔顿为这笔钱（按 2016 年的购买力计算，价值接近 60 万美元）辩护的理由是，他声称“直到加菲尔德先生去世那一刻”，他领导了每次咨询和外科手术，而且还“按我的职责，留下来参与尸检”。但他那不着调的解释只会让事情变得更糟。“先生，你提交的账单……贵得离谱。”一个匿名的“已故总统的朋友”写信给他说。并非仅他一人有此看法。群情激愤，国会于是成立了一个特别委员会来调查“加菲尔德总统的临终前疾病和丧葬所需费用”，以期降低账单数额。多数人提议数额为
1.5 万美元，指出像汉密尔顿这样地位的外科医生，照顾重 157
病患者也就挣这么多钱；少数人则对账单和加菲尔德接受的医疗都感到愤怒，他们认为多数人提议的金额“过高”而加以反对。最后，国会将费用削减到 5 000 美元，包括开支。汉密尔顿郁闷、沮丧地回到贝尔维尤。

五年后，汉密尔顿死于结核病。他的众多朋友回忆他时，都说他是一位技术精湛的外科医生，一位慷慨的导师，一个正直的灵魂。有人说：“在年轻医师和医学生眼里，他

是最体贴、最善良的人。”对最贫穷的慈善病人，他像对富人一样彬彬有礼。汉密尔顿的主悼词由他“最得意的门生”查尔斯·奥古斯塔斯·利尔宣读。“我很高兴将我早年导师兼挚友的历史记录了下来，以示我对他的敬与爱。”这位1865年在福特剧院赶去救助林肯的医生说道。利尔所讲的“历史”并未谈及将他们二人宿命般联结在一起的纽带——时隔20年，二人各自治疗过一位患病的总统。弗兰克·汉密尔顿“一直坚持到最后”，利尔总结说，“为他的职业，也为他的同胞，做出了重大贡献”。他没有提到詹姆斯·A.加菲尔德和约瑟夫·李斯特，也没有提到抗菌医学的未来。

随着韦尔奇和霍尔斯特德在贝尔维尤推广李斯特的学说，二者的联系越来越紧密。两人都是年轻单身汉，都毕业于耶鲁大学和内外科医生学院，但两人的差异也很大。霍尔斯特德身材高大、精瘦，爱运动。他衣着讲究，身穿来自伦敦的定制西装和昂贵的意大利鞋。（有段时间，他居然把亚麻衬衫送到巴黎清洗和熨烫，因为他在当地找不到一家符合他严苛到荒谬的标准的洗衣店。）相比之下，韦尔奇身材矮小，大腹便便，邋里邋遢。他不喜身体锻炼，对运动没兴趣。他最大的爱好，除了医学，似乎就是吃。他的多年好友、评论家H. L. 门肯描述了两人共享的一顿午餐，当时体重两百多磅的韦尔奇已经快80岁了。“主菜是

乡村火腿配蔬菜，[他]吃了一大半，”门肯注意到，“然后
用好几杯啤酒送下。随后是柠檬酥皮馅饼。他吃了至少 75
度的弧度，用一杯咖啡缓缓送入体内。然后，他点燃一支 158
六英寸的帕纳特拉雪茄，抽到只剩烟屁股。而后他缓步前
去参加一场医学会议，准备晚餐。”

和坚持要有自己手术空间的霍尔斯特德一样，韦尔奇在贝尔维尤从未真正觉得自在过。他的教学理念虽然很受学生欢迎，但显然不符合潮流。“我要让新鲜病理标本展示和尸检成为我课程的主要特征，”韦尔奇宣称，“这么做，我就得在很大程度上牺牲系统的讲授式教学。”这意味着，简单来说，就是用显微镜代替教科书，用实验室代替讲堂。他讲授的一些课题，有些人认为纯属外国人的“胡说八道”。用无处不在的卢米斯医生的话说：“最近在医学界人士中间（尤其是在德国）盛行的[病菌]理论，正被迅速驳倒，而且很快就会被抛弃。”

然而，除了教学理念的冲突，还有更多原因。与富有的霍尔斯特德不同，韦尔奇在纽约要不断地为生计奔波。为了增加收入，他在外面接了很多活——做尸检，辅导学生，给自费病人做检查，几乎没时间去做他最感兴趣的事情：实验室研究。私下里，韦尔奇渴望有机会追求自己的学术激情，不用为谋生而苦恼。

1884 年，一所位于巴尔的摩、以其主要赞助人的名

字命名的新大学——约翰斯·霍普金斯大学——发来了入职邀请。霍普金斯是个没有继承人的单身汉，1873 年去世时，留下了美国历史上截至当时最大的一笔慈善赠款：700 万美元，用于建立一所大学和一所医院，随后还将建立一所医学院。“我们的宗旨何在？”该大学的首任校长丹尼尔·科伊特·吉尔曼在就职典礼上问道，“鼓励研究……鼓励卓越的独立学者推进科学，改善社会。”

韦尔奇十分欣赏霍普金斯大学的模式，这种模式建立于德国人的思想基础上，学制为四年，依靠主实验室做研
159 究，入学必须要有大学学位。在贝尔维尤，医学院为医院服务；在霍普金斯大学，医院为医学院服务。“吉尔曼先生正在搜罗人才来充填他的大学的职位，”1876 年，韦尔奇在给父亲的信中这样说，“在我看来，国内有这么多声誉卓著的杰出人士，我去求职似乎是愚不可及的。”

八年后，韦尔奇高居于吉尔曼的名单上。关于韦尔奇的报告，很好地总结了霍普金斯大学的愿望：“一位在各种意义上的绅士……一位好讲师……一个出色的实验室教师，[有着]对原创性研究的强烈渴望。”简言之，“这个国家最优秀的人”。

一份入职邀请很快到来。韦尔奇将得到一份丰厚起薪——年薪 4 000 美元，之后还会有加薪。更吸引人的是，他可以依赖私人捐赠来获得“实验室里必要的设备和助

手”，这在美国医学院里是闻所未闻的。这份邀请还附上了吉尔曼校长的个人恳求：**“你一定要来。”**

韦尔奇简直是受宠若惊，他被深深吸引了。待在贝尔维尤的好处是：这里有一帮好友，有精美的博物馆和餐馆，以及一家充满才华横溢（有时也好争论）的同行的医院。“纽约的快乐和舒适，我已［体验过］，”韦尔奇指出，“将其舍弃是很不容易的。”问题不在于此。“我觉得［我在］做的不是自己想做的事，”他向父亲坦言，“我的精力被分散到太多不同方向上，［只要］我还留在这里，情况可能不会有多大改观。”在霍普金斯大学，韦尔奇可以专注于自己的实验室工作，无须再为自费病人看病、辅导学生以及（他羞怯地承认）从事“教学的苦差”。

霍普金斯那边精心拉拢，贝尔维尤这边则有人极力挽留。这个人就是弗雷德里克·丹尼斯，贝尔维尤的一名外科医生，从预科学校那时候就认识韦尔奇。丹尼斯很看重两人的友谊，而韦尔奇本人并不如此。“威利·韦尔奇来看我，”丹尼斯在他青少年时期的日记中喋喋不休地说，“威利·韦尔奇和我去树林里看书……和威利·韦尔奇一起去米尔池塘游泳……威利要来看我……我和他一起去了纽约，
我们走到了百老汇。”韦尔奇前往耶鲁后，爱讨好他的丹尼 160
斯不断地给他写信。“如果我没有患上流行性腮腺炎的话，我本应早点回复你的信。”韦尔奇最终这样回复。或是“我

迟迟没有回信，[是因为]我得了疖子”。或是“我此前没给你回信，你肯定觉得惊讶，原因是我一直在为眼疼而烦恼”。用尽了所有已知的医学借口（脚肿、头痛、精神疲劳）之后，韦尔奇要求休息一下。“因为如果我们经常写信的话，”他疲惫地解释说，“我就只能扯东扯西，这不仅会让我感到乏味，还会让你觉得很无趣。”

丹尼斯出身豪富之家。他的家族和霍尔斯特德的家族一样，属于纽约市的商业精英。长大成人后，丹尼斯曾向韦尔奇赠送许多礼物，韦尔奇毫无怨言地接受了。二人结束在贝尔维尤的实习后，丹尼斯家族甚至出资让韦尔奇陪同弗雷德里克去欧洲的诊所，韦尔奇也曾乘坐丹尼斯的火车车厢去参加医学会议，他形容那节车厢“配有厨房、餐厅、特等包厢、阳台和各种豪华设施”。不管在面对弗雷德里克·丹尼斯时多么矛盾，韦尔奇始终维持着这种关系——部分是出于需要，部分是出于尊重。丹尼斯是一位了不起的外科医生，兴趣广泛。他是第一批采用巴斯德的狂犬病疗法的美国人，最先掌握了抗生素在对抗细菌性疾病中的重要性。在贝尔维尤，没有人比丹尼斯的人脉广，他的著名病人包括安德鲁·卡内基，世界上最富有的人之一。

1884 年，卡内基尚未开始慈善事业——五年后，他会在一系列题为《财富的福音》的著名文集中承认自己未能尽到社会责任，发誓要把他的大部分财富捐出，并敦促其他富豪也这样做。但丹尼斯还是设法找到了他，向他解释在欧洲进行的医学研究的重要性，以及将其带到美国的必要性。这次推销很成功：卡内基的回应是一笔巨款，足以用来在贝尔维尤医院附近建造美国第一所设备齐全的病理实验室。“先生们，”这位钢铁大王给他的银行家们写道，“请支付弗雷德里克·S. 丹尼斯寄给你们的汇票，金额为 5 万美元，并从我的［账户］上扣除同样的金额。”一周后， 161
贝尔维尤医疗理事会拨款 4.5 万美元，买下了建这栋建筑的土地。

卡内基的捐赠是个大新闻。《纽约时报》称之为美国医学研究的一次胜利：“在德国，［这样的］机构由政府充分保障。在我国，这些机构只能靠私人捐款……卡内基先生捐赠之目的在于，为纽约市提供学生们想出国寻求的有利条件……这座建筑将属于贝尔维尤医院医学院，但会向全国各地的医学界人士开放。”

《纽约时报》没有觉察卡内基慷慨解囊的主要目的是把韦尔奇留在贝尔维尤。然而，问题在于，霍普金斯大学为韦尔奇提供了更为宝贵的东西：大量个人捐赠，可保证他的实验室开支，以及他和助手的年薪。贝尔维尤还做不到这一点。丹尼斯认为，韦尔奇在纽约市挣钱的潜力是巨大的，这毋庸置疑。学生们会蜂拥而至，参加他的辅导班；

自费病人会在他门前排队。“我知道十年后他的收入［在这里］将达到两万美元甚至更多，相比之下，［在巴尔的摩］工资只有一万美元……而且只能偏处一隅［当］一名科学隐士，”丹尼斯写信给韦尔奇的兄弟，恳求对方干预，“他在德国接受的思想是不切实际的……他［将］切断一切神圣的联系和真正的友谊……为了一个永远无法实现的理想。”

事实上，德国式研究模式极大地提升了韦尔奇在美国的知名度。罗伯特·科赫最近发现，结核病的致病因素是一种可以通过显微镜**看到**的细菌，这既驳倒了“瘴气说”，又将病理学和细菌学领域推到了聚光灯下。连贝尔维尤一些顽强抵制的教师也开始关注。也许最明显的转变是阿尔弗雷德·卢米斯，几个月前他还在公开嘲笑科赫和病菌学说，现在却恳求韦尔奇留下来。“我将在几年内辞去贝尔维尤医院的职务，而你将成为我的继任者，”他私下里写道，“我们打算让贝尔维尤成为这个国家最好的医学院，我们希望你能帮助我们。”

但这还不足以改变韦尔奇的想法。他已下定决心：去
162 约翰斯·霍普金斯大学。为何会如此？一名满腔抱负的研究员，为何拒绝名声显赫且潜力巨大的贝尔维尤与卡内基的入职邀请，选择去一座众所周知的衰败城市中一家新生机构就职？答案很简单，韦尔奇在纽约的朋友要么误解了他，要么选择性忽视了对他来说真正重要的东西：有机会

不受干扰地进行研究，并协助创办一所不同于美国其他任何医学院的学校。

丹尼斯很生气。他的居中调解失败了。他在一封信中指责韦尔奇的欺骗和不忠，韦尔奇顺从地扔掉这封信。（“你的信，已按你的要求销毁。”）但韦尔奇认为没有理由道歉。事实上，他认为**自己**才是受害方。“我心知自己从始至终都是真诚行事，没做过任何需要辩解的事，”他回应说，“我会始终坚持自己提出的条件直到最后一刻，这些条件，我认为并没被满足。”这一决定，本就难以做出，现在已不容更改。“这似乎再明白不过了，”韦尔奇补充说，“每个人在这个世上都应寻找机会，做自己认为最好的事。对我来说，做最好的事的地方就是巴尔的摩。”[1]

在韦尔奇前往巴尔的摩之前，余下的朋友为他举办了一场告别派对。据主宾回忆，祝酒词大多充满善意，以及对刚刚发生之事的深深惊讶。他们当中还有谁会选择这样一条路呢？“好吧，再见，”韦尔奇后来形容当晚酒酣耳热

---

1 这段友谊就此中断。1890 年，丹尼斯的父亲去世，韦尔奇给他发去一封慰问信；1899 年，丹尼斯入选为英国皇家外科医师学会会员，韦尔奇又写了一封贺信。没有记录显示丹尼斯是否有回应。然而，在 1920 年韦尔奇 70 岁生日时，丹尼斯寄来了他最美好的祝愿信。韦尔奇很激动。“弗雷德，我盼望你能过来陪我一段时间。”他回信说。六年后，丹尼斯在巴尔的摩出差期间看望了韦尔奇。“发现你在等我，我兴奋地说不出话来。”韦尔奇写下了这次相遇。此后，两人一直保持着友好的关系。Frederic Dennis Folders, William Welch Papers, Chesney Medical Archives, Johns Hopkins University. ——原书注释

的气氛，“你可能会成为水龟和马德拉葡萄酒鉴赏家，但要当病理学家，还是再见吧。”

他们大错特错了。

163 与此同时，霍尔斯特德继续在贝尔维尤风生水起。他从未像19世纪80年代初的“贝尔维尤时代”那样忙碌和快乐，这段岁月被称作“他生命力最为旺盛的时期”。被选入入会标准严苛的纽约外科协会后，30岁的他似乎注定要彻底革新自己的领域。贝尔维尤的一些记录详细的分类账簿显示，他做了几十例手术，从截肢到疝气，从骨折复位到给受感染的关节做引流。有一次，霍尔斯特德给一位被煤油灯火焰毁容的妇女做了大面积整形外科手术；还有一次，他将“一只健康的狗”的肌肉移植到一名工业事故受害者的前臂上。（结果不明。）抗菌剂得到精确应用。霍尔斯特德的病例笔记中偶见这样的叙述：“手臂彻底清洗和消毒”，“用碳化纱布无菌敷料”，“用提尔施氏溶液（一种抗菌防腐药）清洗，并用碘仿粉涂抹”。

霍尔斯特德很关注欧洲最新的医学新闻，对发表于德国的一篇论文尤其感兴趣。该论文称，在白内障摘除术中，可卡因拥有成为麻药的潜力。但问题在于，简言之，全身麻醉有时会引起呕吐和颤抖，对于需要完全静止的病人很危险。霍尔斯特德立即意识到德国这项研究的重要性。一种安全的、易于实施的局部麻醉剂将使每个人受益，包括牙科医生，他们的工作曾给病人造成极大痛苦。《纽约医学记录》登载了一篇关于这一突破的文章，指出："在这个城市，由自愿的医学生和聪明的外科医生组成的一群绅士一直在进行实验……以确定可卡因的皮下注射效果。"

霍尔斯特德就是其中的领军人物。他不仅招募了这些
"自愿的医学生"和"聪明的外科医生"，他本人也服用这
种药物，因为他认为在别人身上做实验之前，理应先在自
己身上尝试。1886 年，他在《关于可卡因的使用及滥用
的切实评论；由其在一千多例小型外科手术中的成功应用
所表明》一文中，潦草写下了对该话题的一些想法。这段
文字近乎语无伦次——霍尔斯特德此时已对可卡因严重上 164
瘾——但他列举的手术范围很广，从去除轻微皮肤损伤到
包皮环切术，甚至还有阴茎截除。

可卡因用于皮下局部注射时，确实能起到神经阻断剂的作用。但那些大量使用可卡因的人，体验到了更多东西：精力充沛和亢奋，暂时驱除了抑郁和疲劳。消息传开，可卡因迅速风靡欧美诸国，广泛应用于葡萄酒和软饮料、止咳药水和雪茄中。现在，有钱人可以指望像施贵宝、西尔列，特别是派德这样的一系列新药公司来满足他们的个人和职业需求。此时，人们对药物成瘾问题还知之甚少。事实上，贝尔维尤的威廉 · A. 哈蒙德兴高采烈地声称可卡因

并不比茶或咖啡更易成瘾，而有些医生则推崇其为神药，可治疗从忧郁到疟疾等各种疾病。它的使用者很快就涵盖了歇洛克·福尔摩斯的创造者亚瑟·柯南·道尔、癌症缠身的前总统尤利塞斯·S. 格兰特以及（有人强烈暗示）教宗利奥十三世等人。

到了 1885 年，霍尔斯特德已经完全上瘾，他的核心圈子里的大多数人也是如此。他的行为变得反常，以至于在一些预先安排的手术中也不露面。甚至在急诊科呼叫他的名字时，他索性逃离了贝尔维尤。霍尔斯特德的问题很快就传到了巴尔的摩的威廉·韦尔奇那里。韦尔奇决心挽救他的朋友，就向霍普金斯大学请了个短假，雇了一艘帆船，载着霍尔斯特德与自己驶往加勒比海的向风群岛。这次航程很不顺利。尽管说法不一，但似乎是韦尔奇鼓励霍尔斯特德带一些可卡因，以期随着时间的推移而减少其用量。但是，当带来的可卡因用完后，霍尔斯特德闯入船长的药柜寻找药品——很可能是吗啡。一位传记作者写道，他的绝望让他“从一个正直、高贵的楷模变成了一个小偷”。

在韦尔奇的敦促下，霍尔斯特德离开纽约市，到罗德岛的巴特勒医院寻求治疗，这所医院是当时为数不多的专门处理药物和酒精滥用的机构之一。疗养之法——新鲜的空气、长时间的散步、良好的食物，以及每天与“精神病
165 医生”（alienist）的会话，一共持续了七个月。疗养结束

后，韦尔奇把霍尔斯特德带到巴尔的摩，把他安置在自己的实验室，作为病理学的“特殊研究生”。霍尔斯特德再也不会回到贝尔维尤了。那一篇章已经结束。

霍尔斯特德在霍普金斯大学取得了杰出成就。有些人认为他是那一代最有影响力的美国外科医生，可与之前的杰出人物如瓦伦丁·莫特比肩。韦尔奇开门营业后，霍尔斯特德很快成为约翰斯·霍普金斯医院的外科副教授，而后成为首席外科医生。从胆石切除到缝合技术再到乳腺癌等领域，他都带领医院走在前列。他的乳房根治术，也许是他最著名也最有争议的遗产。

霍尔斯特德还一直是病菌学说和抗菌外科的强力支持者。而他的严苛方法，于无意间促成了另一种突破。到霍普金斯大学后不久，霍尔斯特德被他的手术助理护士卡罗琳·汉普顿所吸引。卡罗琳抱怨说，霍尔斯特德用作消毒剂的刺激性化学品导致她的双手和前臂不断出现皮疹。为解决这一问题，霍尔斯特德去见了固特异橡胶公司的代表，设计出一系列无菌消毒手套，这些手套将成为全国手术室的标准配置。他还娶了卡罗琳·汉普顿。

然而，霍尔斯特德克服不了自己对毒品的依赖。他在巴尔的摩时，每日吞服三粒可卡因，还常以吗啡补充。他有时会消失一两个星期，过着一位历史学家所说的“受毒瘾控制的生活”。威廉·韦尔奇很少提及这一话题，对整个问题也绝口不提。“只要还活着，他就会偶尔复发，然后再去吸毒，”据说在霍尔斯特德去世后，韦尔奇对一位密友这样说，“他总是会为此原因出城，回来后他会找我忏悔，非常懊悔和惭愧。”这是约翰斯·霍普金斯大学为了留住才华横溢的霍尔斯特德而默默付出的代价。

与此同时，在贝尔维尤，资金雄厚的卡内基实验室在细菌学和公共卫生领域已处于世界领先地位。在弗雷德里
166 克·丹尼斯和赫尔曼·比格斯的领导下，实验室的研究深入外科等最需要变革的学科。丹尼斯开发出抗菌防腐程序，以指导贝尔维尤的每次手术：“外科医生用无菌刷、热水和绿色肥皂酊刷洗前臂和双手五分钟。指甲用无菌橙木棒清洁，再用石灰和苏打水擦手三分钟，然后用无菌水冲洗。而后将它们在 1∶3 000 的氯化汞溶液中浸泡两三分钟，最后用生理盐水冲洗。”

令人惊讶的是，抗菌防腐革命最好的一个例子一直不为公众所知。贝尔维尤的外科医生治疗过两位患病的总统——1865 年诊治过林肯，1881 年诊治过加菲尔德。此外，贝尔维尤的福代斯·巴克曾提醒前总统格兰特需检查一下自己的喉咙，看是否患有恶性肿瘤，结果肿瘤是致命性的。1893 年，这样的事再次发生，当时情况异常微

妙，以至于在接下来的 24 年里，此事都无人提起，直到一位主治医师在《星期六晚邮报》上以惊人的自白打破了沉默。

这位总统就是格罗弗·克利夫兰，一个经常酗酒的老烟枪，身高 5 英尺 11 英寸，体重 250 磅以上。克利夫兰发现自己上颚附近有一粗糙的斑块，就告知了他的私人医生，贝尔维尤的约瑟夫·布赖恩特。布赖恩特把一块“溃疡性病变”送到陆军医学博物馆的病理学家那里。结果证明是恶性的（经威廉·韦尔奇确认），医生建议立即手术。但克利夫兰拒绝了——不是因为恐惧或否认，而是因为他担心（有充分的理由）这一消息会让一个经历过史上最严重经济衰退的国家陷入恐慌。手术需绝对保密，这就排除了在医院甚或白宫做手术的可能性，因为在那里，来来往往的外科医生肯定会被人察觉。

此事由布赖恩特医生负责。他曾是斯蒂芬·史密斯的学生，数十年来一直在贝尔维尤医院医学院开设外科手术课程。布赖恩特的职业生涯密切反映了抗菌术的论争，最
后他勉强接受了约瑟夫·李斯特的做法。得知克利夫兰的 167
活检结果后，布赖恩特组建了一个六人手术团队，其中包括贝尔维尤的两位同事：约翰·埃德曼医生，一位值得信赖的助手；爱德华·詹韦医生，一位出色的诊断师。埃德曼将帮助实施手术，而詹韦将监测生命体征。克利夫兰总

统建议手术在豪华游艇“奥奈达号”上进行，这艘游艇的主人是他的朋友埃利亚斯·本尼迪克特，后者是船队队长，也是纽约银行家。他坚持要求自己脸部不能有可见的变化，也就是说，不能留下外部切口，不能把胡子刮掉。

1893 年 7 月 1 日上午，“奥奈达号”沿着东河向长岛湾航行。“我们行事非常小心，以防被人发现，”其中一位医生写道，“有可能被贝尔维尤医院一些员工认出的布赖恩特医生和我们所有人，全部离开甲板下到底部船舱去了。”当天下午，总统做了一场“胶状肿块”与五颗牙齿的拔除手术，手术持续了大约一个半小时。六名医护人员穿着浆洗的白大褂，将器械用沸水烫洗。他们用提尔施氏溶液冲洗克利夫兰的口腔，这种溶液很受威廉·霍尔斯特德这样挑剔的外科医生的青睐。正如其中一位队员所说：“新鲜又纯净的空气、消过毒的舱房以及技艺精湛的医生，全部配备到位，以免发生血液中毒。”

手术很成功。多年后检查的组织样本显示，这是一种缓慢生长的鳞状细胞癌，常见于重度吸烟者。克利夫兰于 1908 年死于心脏病，在很大程度上，他的生命是被詹姆斯·A. 加菲尔德的苦涩遗产延长的。

第十二章　精神病院

名声一旦落下，就很难随时间改变。1878 年，《哈泼 168
斯新月刊》刊登了一篇关于纽约市各大医院的长文。一端是私密、整洁、管理良好的纽约医院，它是社会改革者的常年宠儿，最近凭借其出手阔绰的众理事的赞助，它升级成 15 街上的一座华丽的砖石建筑。163 名病人中，大多数是受人尊敬的工人阶级，他们中的大部分人支付不多的费用就能享受宽敞病房的“精致清洁”。现代化的厨房、光洁的枫木电梯、阳光普照的日光浴室——这一切都令该文作者展望，未来的医院将会给迫不得已入院治疗的不幸者提供何种美好的环境和服务。

另一端是贝尔维尤，一个简陋寒碜的收容所，“收容的是穷人中的穷人、社会的渣滓、准罪犯、饥饿者、不受欢迎的阶层，他们受苦受难，死了也没人认领”。在这片“沉闷笨重的灰色花岗岩建筑群”中，找不到任何奢侈物，而这不失为一件好事，文章解释说，因为纽约已经吸引了太多外国贫民，加重了“无望的悲惨状况”，让美国城市与欧洲粪坑般的城市的差别越来越小。

作者也没有把贝尔维尤一棒子打死。每间病房中，每条走廊上，都能看到来自纽约市著名医学院的学生和教授。
169 跟随一个班到病床前巡查时，作者惊叹于人类展现出的各种没完没了的痛苦，教授“对病例的解释和操作简单明了，即使是最愚钝的学生，要想不懂都难以想象地难”。在贝尔维尤有限的几项优点中，疾苦的范围之广最为突出。

作者的态度非黑即白，没有灰色地带。他未提到贝尔维尤拥有很多全国顶尖的医学研究人员；未提到它的主治医师和住院医师都是全市之翘楚；未提到专业护理提高了病房的护理质量；也未提到，与纽约医院不同，它不能挑选它要医治的病人。当救护车载着抢劫案、电车事故或锅炉爆炸的受害者到来，当警车丢来一个患震颤性谵妄症的酒鬼，当治安法院送来一个难以控制的嫌疑人进行精神观察，他们无一不被收留。

但至少有一点，这篇文章说对了。从外观上看，贝尔维尤确是一片残骸——一所破败的前救济院，人满为患，随处可见病人睡在地板上。资金严重不足，1883 年对国内医院的一项调查发现，贝尔维尤的“患者每人每天的费用”只有 49 美分——这是纽约市到那时为止最低的数字，远远落后于波士顿市（1.24 美元）和库克县（1.01 美元）的其他大都会医院。

更糟的是，49 美分这一数字还涵盖贝尔维尤经常遭窃的物资，员工偷窃在那里司空见惯。像这个时代的许多医院一样，病患的康复依赖大量酒精的使用。贝尔维尤的“烈酒”占其年度预算的 20% 左右，是“药品”的两倍。然而，根据一项估计，啤酒、白兰地、威士忌和葡萄酒中，几乎不到 5% 真正到达预订者的口中。“这个地方可能干燥得厉害”，甚少讽刺的《纽约时报》写道，指出“贝尔维尤医院四周的空气具有奇妙的蒸发力”。

不足为奇的是，《哈泼斯新月刊》没怎么关注贝尔维尤如何对待精神病人的问题，这一问题后来确立了贝尔维尤在大众心目中的形象。没有什么理由提起；二者之间的联系还是相当模糊的。在《哈泼斯新月刊》生动讲述一个有关贫穷、忽视身体健康的熟悉故事之时，一篇更加耸人听 170
闻的报道将贝尔维尤与疯人院的隐秘世界连为一体，即将永远改变医院的形象。

从一开始，市立救济院就将少数“白痴”和“疯子”隔离在地下室，而且常常用铁链锁住。不过，随着他们人数的增加，这种隔离也消失了。“残疾人、老人、体弱者、流浪汉和半疯子［现在］都被关在一起，并允许进行最无拘无束的交往”，一个大陪审团在19世纪40年代报告说，称这种情况是对“每个基督徒”的侮辱。

正如我们所知，解决方案涉及东河中的一座小石岛。1784年，布莱克威尔家族首次将这片107英亩的土地出售时，无人购买。数十年后，随着救济院建筑群和监狱的人员爆满，公职官员才注意到这个小岛的独特潜力——无人居住，四周环水，有“湍急猛烈的水流”阻止逃跑。1828年，市议会以32 000美元的高价购买了布莱克威尔岛——现在叫作罗斯福岛。在接下来的数十年里，一家新救济院、一所孤儿院、一所监狱和一家发热医院相继建了起来。但岛上最宏伟的建筑是一座精神病院，它包含两栋四层楼高的翼楼，由一座五层楼高、蓝灰色石头结构、被称为“八角楼”的圆形大厅连接。

在这些年里，贝尔维尤还将为精神病人继续保留一栋病房楼。但其作用仅限于检查那些被送来观察的病人，然后决定是把他们释放还是送到布莱克威尔岛。这些检查都是很快完成的；现在，精神病人在贝尔维尤待一个月或更短时间，他们的命运由一群年轻的、未受过训练的住院医生（实习生和住院医师）凭直觉决定。

布莱克威尔岛的早期访客中有查尔斯·狄更斯，当时他正遍游美国的公立机构。虽然八角楼的规模给他留下了深刻印象，但他还是迫不及待想离开。“闷闷不乐的白痴，一头蓬乱的长头发，耷拉着头；叽叽喳喳的疯子，手指尖

尖的，发出狰狞的笑声；空洞的眼，凶暴的脸，阴沉地抬 171
起手和嘴，啃着指甲；他们全都毫无掩饰，赤裸裸的丑陋和恐怖。”狄更斯拒绝参观那些“约束暴力者”的病房，声称他已看够了。“在我跨进这所疯人院的门之前，”他写道，“我从未有过如此深的厌恶感和极度的蔑视。”

在未来几年里，很少会有其他的访客。新闻界没有表现出什么兴趣，只偶尔报道一下病人的无害妄想，比如，有人自称是苏格兰国王或教宗的妹妹。每隔一段时间，就会有记者介绍疯人院里住得最久的一个女病人，她坚称自己是詹姆斯·布坎南总统的遗孀，是他孩子的母亲，而他们全都是猫。“我有幸抚摸过总统大儿子的后背，”有这样一段描述，“他打着呼噜，好像他的主人在政治上毫无困难，有余力来打扰他休息。”

每年，精神病院院长都会发布一份报告，抱怨环境拥挤，预算不足，但也充满了对快乐的病人“种菜”和“学习乐器”的描述。这些报告传达出的信息，纷乱而矛盾——几乎可以肯定，这些报告没人读过。19 世纪 80 年代初，一位院长坦率地承认，他的主要成就之一就是让精神病院远离媒体的视野。

但这样的情况并未维持多久。

当约瑟夫·普利策在 1883 年从强盗大亨、金融家杰伊·古尔德手中买下《纽约世界报》时，该报已陷入困境：负债累累，仅有一万五千名读者，远远落后于《纽约时报》《纽约论坛报》《纽约太阳报》等竞争对手。在圣路易斯这座移民占比极高的城市取得报业成就之后，他自信地将目光投向纽约。《纽约世界报》以其耸人听闻的故事、栩栩如生的图片和简单明了的文字，迅速找到了自己的定位，成为劳工阶层的代言人。它创建了这个城市的第一个体育专栏，还刊登吸引人眼球的头条——《法国科学家和探险家发现了一个拥有发达尾巴的未开化种族》就是个典型例子。
172 普利策是动员公众舆论的高手，他的报纸和城市都曾从中受益。他发起一场运动，号召为刚从法国运抵的自由女神像的底座捐款，此举让《纽约世界报》的地位更加牢固。“我们必须筹集资金，”他大叫道，“《纽约世界报》是人民的报纸，现在它呼吁人民站出来……我们不要等着百万富翁给我们这笔钱。”这场运动在纽约的移民社区引起轰动，他们迫不及待想要致敬这片移居的土地。超过 12.5 万名捐赠者响应，每个人的名字都被登到了《纽约世界报》上，无论捐赠数额有多小。自由女神像得到了底座，《纽约世界报》的读者发行量也飙升至第一位。

普利策自诩为“丑闻曝光者”。在揭露了圣路易斯的各种腐败之后，他期待在纽约市发现更多同样的事情，尤其是涉及虐待和敲诈贫困阶层的丑闻。《纽约世界报》非常依赖卧底记者的工作（有人称之为“新新闻学”），即报纸在工厂、政客办公室或公共机构内部安插一名记者，以获取“真实”的故事。整整一代写作者通过这些耸人听闻的曝光文章而崭露头角，其中最大胆的莫过于伊丽莎白·简·科克伦，公众称她为内莉·布莱（女作者化名写作在当时相当普遍）。

布莱曾在匹兹堡为当地报纸报道名媛舞会和花展，1887 年来到纽约后，布莱低声下气地求得了在《纽约世界报》的工作。在偶像人物艾达·塔贝尔[1]的带领下，少数女性现在正在从事别开生面的新闻工作，而《纽约世界报》也希冀扩大卧底报道——这已成为它的标志——的范围。布莱证明了自己的大胆无畏和创造力。不久，她就冒充未婚母亲打入一个买婴儿的团伙；为调查城市监狱，她还让自己被捕。1889 年，受儒勒·凡尔纳的小说《八十天环游地球》的启发，布莱在普利策的富豪朋友的帮助下环游世界，打破了凡尔纳书中的“纪录”，用时比之少了一个多星期。但她为《纽约世界报》所写的第一篇重大报道，可能也是她最重要的报道，是两篇连载长文，而后结集出版，以《疯人院十日》为书名。

1 艾达·塔贝尔（Ida Tarbell，1857—1944），调查记者、作家。她曾为《麦克卢尔杂志》创作《美孚石油公司史》的系列报道，旨在揭露石油业的商业垄断与不正当竞争。

与多数人的说法相反，这不是布莱的主意。在她的求职面试中，她说想揭露美国移民之旅的危险，但编辑想要
173 更大胆的东西。布莱回忆说，他的计划是“把［我］送到纽约一家精神病院，以期写出一篇平实不造作的有关病人待遇的报道”。

尽管“平实”和“不造作”并非当时《纽约世界报》报道的特点，但她还是抓住了这个机会。更重要的是，普利策希望完成这篇报道。《纽约世界报》最近刊登了一些社论，谈论布莱克威尔岛虐待病人的传闻。现在需要的是内部潜伏人员来确认这些传闻。

布莱被赋予了一个她可以轻易回应的假名——内莉·布朗。她的编辑和一位朋友在地区检察官办公室澄清了事实真相，这样她就不会因装疯卖傻进入一家公立机构而被起诉。在镜子前花了几个小时“练习成为一个疯子”之后，布莱住进了一家年轻女性寄宿公寓。她的行为太过怪异，于是被送到治安法院，法官命人将她带到贝尔维尤的精神病院进行观察。19 世纪 80 年代，精神病学还不是一项专业；年轻的医生没有接受过任何训练。他们的工作是将普通精神障碍者与布莱克威尔岛上需要“进一步看护”者分隔开，可以肯定的是，这一过程相当主观。布莱在精神病院待了两天，假装听到声音，举止“疯狂”。她显然表现得很好。住院医生宣布她“毫无疑问是疯了”，由此她赢

得了乘渡轮前往八角楼的机会。

一路走来，每一步都有陷阱。19 世纪 80 年代的治安法院是供好奇的记者挖掘的沃土，而“内莉·布朗”，一个迷人、衣着讲究的女人，既不知她是何背景，也不知她在纽约做什么，似乎很值得关注。“如果说有谁能解开谜团的话，那就是记者。”布莱回忆说。她称自己又冷又怕，于是选了一顶带有黑纱的宽边帽做伪装。“这个疯姑娘是何许人？”《纽约太阳报》问读者，期望解开谜团。连古板的《纽约时报》也注意到了。“一个神秘流浪儿：贝尔维尤收容了一个身世背景一概不知的姑娘，”该报宣称，并补充道，“她的言谈和举止都证明她教养良好。”

布莱把贝尔维尤描绘成“通往布莱克威尔岛之路的第三站”——寄宿公寓和治安法院分别是第一站和第二站。
她生动地描绘了拥挤的病房、冰冷的气温、肮脏的被褥和 174
虫蛀的衣服。但细细阅读她的揭露文章会发现，贝尔维尤与其说残忍，不如说是无知。在布莱看来，主要问题是四名“精神失常病人检查员”未能做出有根据的诊断。“我觉得自己以前对医生的能力有些高估了，”她报告说，“我现在确信，只要不涉及暴力，没有一个医生能分辨出一个人是不是精神失常。”

但是，有一人对她起过怀疑。布莱不知道的是，她在精神病院曾与长期担任贝尔维尤负责人的威廉·B. 奥罗克有过交集。奥罗克多年来见识过不少精神疾病，对“这个身份背景一概不知的姑娘”的大惊小怪感到怀疑。他曾对记者说，布莱的病纯属“欺诈”。他这番话当然不错，却让公众觉得他自私而冷漠。

布莱揭露报道的真正焦点是布莱克威尔岛上的八角楼——一片隐藏虐待和忽视的土地。她的文章以“精神病院铁栏后面”和“疯人院内部”为标题，在《纽约世界报》新的周日版块上连载，这也是普利策的又一创新。布莱的叙述不放过任何细节。“我冻得牙齿都在打战，浑身起鸡皮疙瘩，皮肤都发青了，”她写道，“一桶水突然从我头上泼下来，接着又是两桶，都是冰冷的水，水灌进了我的眼睛、耳朵、鼻子和嘴巴。我体验到了溺水的感觉，痉挛、战栗、发抖，她们把我从浴盆里拖出来。那时我看起来确实像个疯子。”

布莱一夜之间成了名人，得到了《纽约世界报》的署名和出版商的丰厚支票。普利策形容她“非常聪明”“非常有胆魄”，称她的作品是他心目中新闻的精华。“她彻底理解她所选择的职业，”他笑着说，“摆在她面前的是一个光明的未来。”

对她来说，确实如此。《纽约世界报》很快就要求调查八角楼的情况，两周后，一个大陪审团踏访了布莱克威尔岛，布莱本人也随行。他们发现这里已被刷洗得一干二

净，没有了她详细描述的那些可怕事情。病房一尘不染，护工和善友好，布莱在文章中描绘的那些“看起来神志清 175
醒”的病人干脆消失了，官方坚称这里没有治疗过这样的病人。“我几乎没指望大陪审团支持我，因为他们看到的一切与我在那里时截然不同，”布莱报告说，“然而他们还是支持了我。”

后来，该市投票决定为公共慈善与惩教部增加破纪录的预算，其中包含贝尔维尤医院和八角楼，布莱对此自然是功不可没。“根据我的报道，拨款委员会［提供了］前所未有的 100 万美元，用于精神病患者的福利，”她在谈及自己遭受的短暂苦难时这样写道，“这让我稍感宽慰。”

这并不完全是事实。就在布莱的揭发报道出现之前，评估委员会已经收到了公共慈善与惩教部的预算，要求增加 150 万美元的资金，用于各种改良。而几周后，评估委员会的反应比所有人想象的都要好——布莱的曝光起到了至关重要的作用。最后，市政府批准为整个公共慈善与惩教部增加 85 万美元，不仅仅是用于精神病患者。八角楼增加了 6 万美元预算，贝尔维尤增加的则略少一些。抛开炒作不谈，内莉·布莱已经基本完成了她的使命。

然而，对贝尔维尤来说，巨大的损失已经造成。“所有医生都被愚弄了。”报纸头条大叫道。布莱的戏剧性叙述，并未真正尝试将她十日地狱之旅中的一站和另一站分开。贝尔维尤和布莱克威尔岛被混淆在一起——同是精神病院，同样罪恶，同样黑暗。这些报道充分利用了贝尔维尤作为美国医院“死神”的名声，忽略了它在公共卫生、医学研究、护理、临床教学等方面的首要地位。从此，“贝尔维尤”这个名字将首先与一种特殊的疾病联系在一起：精神病。

纽约人对揭露报道的痴迷很快变成了一种执念。贝尔维尤的医疗病房可能是为贫困阶层服务，但精神病院的覆盖面更广。任何行为怪异的人都会被非自愿地送去观察，
176 这使得那里成了一处人性的富矿。从 1897 年随机抽取的报纸头条就可看出结果：

“想象自己是一只蚊子——现在关在贝尔维尤”

“因吸烟而发疯：香烟和忧虑的受害者发疯了，被带到贝尔维尤”

“富婆疯了：因狂热购物而到达贝尔维尤”

“持刀追母亲：母亲逃走……他被送到贝尔维尤”

“精神病房里的富豪之子：被秘密带到贝尔维尤”

“她发出野兽的咆哮：被送往贝尔维尤”

在这个揭发丑闻和发行量大战的新时代，一些故事更有优势。有关于危险的疯子在贝尔维尤大厅里游荡的报道

(《医院病人被杀：穿束缚衣的女人掐死另一个》)，工作人员在压力下崩溃的报道（《照顾精神病人的护士疯了》)，拙劣诊断的报道（《神智正常的人在贝尔维尤被当作疯子关押》)。但就极具破坏力的揭露虐待病人的报道而言，没有哪家出版物比普利策的《纽约世界报》更以此为荣。

1900 年,《纽约世界报》决定秘密重访八角楼——内莉·布莱归来。这一计划和她 13 年前的几乎一模一样：一个年轻记者托马斯·米诺克，将假装精神失常，前往治安法院，骗过贝尔维尤的医生，最后被送到布莱克威尔岛。但米诺克没有走那么远；他发现的故事发生于贝尔维尤，令人震惊到足以让内莉·布莱的报道都相形见绌，他声称在那里亲眼看见了一个法国老年精神病人被三个虐待狂男护士害死的过程。

根据米诺克的说法，这三名男护士因病人拒绝进食而恼羞成怒，对他连续猛击，然后将一条打结的床单套在他脖子上。在头号大标题“贝尔维尤的精神病院里男护士的惊人暴行”之下，他写道：“我被吓坏了。再壮硕的男人被那样紧勒，都是无法活命的。那个病人本就虚弱无力。”

谋杀指控接踵而至。主审法官不得不更换法庭，以容纳满满的人群。检察官在开场白中，称这一罪行是“有史 177
以来对精神失常者的最可怕虐待”，并补充说：“这一暴行如此骇人，如此不可想象，没有哪位小说家能写得出。纵使他能写出，也会被出版商立即拒绝。”新闻界称之为“被绞死的法国人案件”。

审判一天比一天疯狂。除了托马斯·米诺克，检方证人只有贝尔维尤的两名精神病患者，他们声称看到了攻击事件的全过程。法官虽然承认纽约州以前从未允许“公认为精神失常者”在刑事诉讼中宣誓做证，但他还是裁决“在精神病院，病人往往是对自己和他人所施暴行的唯一证人”，于是让这两名病人出庭做证。

在交叉询问下，两位证人都被问及自己的精神状况。“你为什么去贝尔维尤？”辩护律师问第一个人。“为什么，因为我疯了。”他这么回答。“你妻子为何把你送进精神病院？”律师问第二个人。“这是私人问题，”该证人这样回复，“我拒绝回答。”法官尽职地把两项诊断记录在案：偏执狂和痴呆。

不过，证据似乎很有说服力。验尸官的报告提到了明显的勒痕，而案件的关键证人记者托马斯·米诺克，很难被指控为精神失常。他谈吐良好，受过大学教育（在这一时代并不多见），媒体坚定地站在他这边。

米诺克的故事为我们打开了一扇窗，让我们一窥医院护理中鲜为人知的一面：男护士的角色。在19世纪末的维多利亚时代，美国对性讳莫如深。即便是像贝尔维尤的亚伯拉罕·雅各比这样的进步思想家、美国儿科之父，也认为医院的某些操作既冒犯了女护士的“贞洁感”，也冒犯了男病人的“体面感”。此外，在贝尔维尤的某些地方（包括精神病院），据说需要强壮的男性才能稳住病人的身体。最好的解决办法，似乎是开办一所男护士培训学校。

1887年，依靠著名慈善家达赖厄斯·奥格登·米尔斯
的捐赠，贝尔维尤开办了男护士培训学校。但学校一开始 178
就面临诸多问题。招生工作停滞不前；身为男性却从事女性职业的羞耻感显然是主因。米尔斯学校的申请人数从来都不多，来的人也很少能待很久。有些人索性退学；有些人则因一长串的个人缺陷被开除：“太紧张”“太幼稚”“太迟钝”“不诚实”“玩忽职守”“不服从”“不听话”“酗酒”“吸食可卡因”“控制不了脾气”。一个学生“无法忍受乙醚的气味”，另一个被形容为“长得太像有色人种”。然而，那些毕业的学生很快就在贝尔维尤和其他机构的男性病房找到了工作。

受审的三名护士是米尔斯学校的毕业生。他们声称，那个法国人的死亡是不可避免的——“一个疯子引起的一场混战”。他们说，这名病人变得很暴力，在大厅里横冲直撞，撞到桌子，然后把头撞到地板上。一名护士用膝盖顶住病人的胸口，使其无法动弹。另外两名护士将他抱起，放在床上，他就在睡梦中死去了。

由于担心学校的未来，达赖厄斯·奥格登·米尔斯聘请了纽约最顶尖的律师之一弗朗西斯·刘易斯·韦尔曼在法庭上为这三名男护士辩护。韦尔曼是交叉询问的高手，使米诺克承认自己对过去的事随意扯谎，还给其他报纸写过不实报道，妄称自己参加了一些不曾参加的活动。米诺克哭着离开了证人席。三名男护士无罪开释。

然而，这一裁决并未让人们对米尔斯学校树立起什么信心。贝尔维尤的主管公开抱怨说，米尔斯学校的很多学生“粗暴，不和善，不诚实，酗酒成瘾或疏忽大意”。他个人认为他们好处不足，麻烦有余。然后，在 1909 年，最后的羞辱来了：贝尔维尤的一名男病人指责米尔斯学校的一名实习生有“不自然的挑逗行为”，导致这名年轻人“辞职”。此事引发了一次混乱的学生会议，“娘娘腔”的指控漫天飞。众理事不得不为此举行闭门听证会。

从未公布的会议记录载明了学生的各种“坦白”——
179 有人承认自己与一个他“很爱的男人”有染。一位理事私下描述他的同事“都快要吐了”。“调查的细节如此不堪，我觉得你不会想听的，”他给纽约市市长威廉·杰伊·盖纳写道，并补充说，“丑恶似乎已被很好地根除了。”

米尔斯学校的 65 名学生中，有 27 人不是辞职就是被开除。负责日常运作的官员“以节约为由”被解职。还有传言说要关闭学校。“护理本质上是女人的工作，”一位理事认为，“［它］与家庭生活有着非常密切的联系，医院病房越是接近家庭的氛围，效果对我们所有人就越好。”精神病院的院长更进一步。“一般男性不会选择护士这个专业，”他宣称，“除非他有什么问题。”

达赖厄斯·奥格登·米尔斯在生前获悉了这些指控。他不久前同意捐出在贝尔维尤附近的四块建筑用地，用于新建男生宿舍。在他去世后，他的家人和其他理事一同投票决定让剩下的学生毕业，不再收学生。作为替代，贝尔维尤同意招募和培训一批男性“护工”，从事男性可能比女性更胜任的工作。理事对他们的工作想得很具体：“照护酗酒者、精神病患者”，以及患有“直肠”疾病的男性。

对贝尔维尤来说幸运的是，米尔斯学校事件的细节从未公布。但之前的数十年中，它的形象极为糟糕——布莱的曝光和米诺克的揭发使之成为媒体无情鞭挞的对象。无论公平与否，美国最大的医院在一堆坏消息的打击下进入了20世纪，对其残忍、无能和疏忽的指控令它风雨飘摇。

第十三章　崭新的大都会

“纽约市，可遇而不可求。”当地一位政治家在20世纪初夸赞道，原因不难看出。艰难时期已经过去。1893年残酷的大萧条已经谢幕。纽约蓬勃发展，经济强劲，移民人数创下纪录，布鲁克林、曼哈顿、皇后区、布朗克斯和斯塔滕岛合并成一个面积303平方英里、拥有343.7万人口的庞然大物。大规模建设反映出它的疯狂步伐：地铁系统，连接各区的巨大桥梁，优雅的酒店、博物馆、运动场馆、火车站和林荫道。在西方城市中，纽约的人口仅少于伦敦，超过了柏林、巴黎和维也纳。它曾被尖刻的华盛顿·欧文讥讽为一片叫作“哥谭”的大荒地，但在进入新世纪后，其发展速度在世界上无出其右。 180

这座城市的外观，很大程度上是由查尔斯·麦金、威廉·米德和斯坦福·怀特[1]的建筑事务所塑造的。其作品涵盖了镀金时代的杰作，如宾夕法尼亚车站、旧麦迪逊广场花园、哥伦比亚大学校园、超豪华的哈佛俱乐部和世纪俱乐部、大都会艺术博物馆的南北两翼，以及地标性的华盛顿广场拱门。然而，在 1902 年，市政府支付给麦金-米德-怀特建筑事务所 7.5 万美元聘金，委托其设计一项令许多人吃惊的总体规划：在贝尔维尤的土地上建造一座新的
181 综合医院。考虑到该事务所在这一领域没有任何业绩，选择其为贝尔维尤做复杂改造似乎很奇怪。这项规划要求耗费巨资来拆除并替换现有建筑。“新贝尔维尤的成本将达到 1 100 万美元，”《纽约时报》宣称，“世界上最大的医院将容纳 3 000 名病人，覆盖三个城市街区。”

最初的设计是惊人的。到 1900 年，曼哈顿较好的医院都向北迁到了不太拥挤街区的较大地块。但贝尔维尤留在了原地。总体规划构想出一组砖和花岗岩结构的建筑群，中间是行政大楼，其大理石圆形大厅上方为优雅的玻璃穹顶，与宾夕法尼亚车站不无相似。圆形大厅以北（上城区一侧）的所有建筑将用于“外科用途”，而以南（下城区一侧）则用于“医疗用途”。面向东边（河流）的病房将容纳

1 查尔斯·麦金（Charles McKim，1847—1909）、威廉·米德（William Mead，1846—1928）和斯坦福·怀特（Stanford White，1853—1906）皆为美国建筑师，他们合伙成立了麦金-米德-怀特建筑事务所。

“接受持续治疗”的病人，而面向西边（第一大道）的病房将容纳短期病人，包括酗酒者和精神病患者。

这项规划包括一个健身房、许多网球场和一个游泳池，以维持医生们的“身体健康”。公共区域设计了科林斯式立柱、大理石地板和带铸铁栏杆的蜿蜒楼梯；在住院医生的生活区，有宏伟的壁炉和橡木镶板的图书馆。每间病房都有一个标准长度的阳台，供病人（通常是结核病患者）呼吸新鲜的河风。医疗废物将通过一系列气动管道输送到一处拟建的垃圾场。新的停尸房将有一间冷藏室，可存放 240 具尸体，还有更多空间供“公众检查身份不明的死者”。

麦金-米德-怀特建筑事务所的内部备忘录显示，这家公司决意赢得最终的竞标——且他们在社会上广有人脉。“亲爱的查理，”斯坦福·怀特在 1904 年给合伙人写信说，“在医院这一项目上与坦慕尼协会竞争，你觉得明智吗？我确信……如果你觉得最好搏一搏，我们可以得到很多帮助。”麦金叫他别担心：一切都很顺利。“亲爱的斯坦福，”他回复说，“由于我们和医院的理事关系最好，所以犯不着冒险惹麻烦。”要是“情况有变”，麦金补充道，会有“足够的时间叫你说到的那些人帮我们”。

为何突然有意要改造一家被忽视了数十年的公立医 182

院？1901 年，在轰动一时的对三名男护士的审判期间，要求改变的呼声就不绝于耳，这并非偶然。“大陪审团谴责贝尔维尤管理层”，一则典型的头条新闻这样煽风点火。结果，市长塞斯·洛，一名反坦慕尼的进步人士，用新成立的贝尔维尤与联合医院部取代了受制于政治赞助的慈善与惩教理事会。该部由七位理事管理，他们来自该市医学界和民间，不领报酬。观察家注意到，这是纽约所能召集的最体面的机构。其首要任务是扩大和改造该市的旗舰医院。

需求是显而易见的。从 19 世纪 90 年代开始，纽约目睹了新移民的激增，他们大多来自欧洲各地，在美国无亲无故，很多人需要紧急医疗服务。过去，贝尔维尤条件的改善通常遵循某种特定模式：大量移民伴着某种流行病一道拥来，霍乱和斑疹伤寒就是最好的例子。1900 年前后，这样的事再度发生，此次的元凶是结核病。结核病又称痨病和耗竭病，这个城市对它并不陌生。事实上，几代人以来，它一直是纽约的主要传染病杀手，尽管自 1884 年德国的罗伯特·科赫发现结核杆菌、公共卫生官员采取严格的卫生措施以来，结核病的病例数有所下降。但如今，结核病似乎正卷土重来——许多人归咎于新移民，将此病称为“裁缝病”，因为城市贫民窟的血汗工厂里有许多新来的犹太人。

像往常一样，贝尔维尤医院首当其冲。医院理事会主席约翰·布兰农医生说，问题在于，大多数患结核病的移民都是因其他原因入院的：意外事故、怀孕、酒精引发的木僵。由于贝尔维尤除了两间挤满人的胸科病房（男女病房各一间），没有任何隔离设施，结核病患者与普通病人就混在一起，他们咳嗽，吐痰，传播病菌。难怪不到一年时间，贝尔维尤的 65 名实习生中，有 20 人染上了这个病。 183
“一想到有多少护士和医生在我们医院服务期间感染了结核病，”贝尔维尤的一位医生抱怨说，“我就觉得我们责无旁贷，要尽可能消除感染的风险。”

这与布兰农利害攸关。他年轻时被“治愈”了结核病，非常钦佩贝尔维尤的赫尔曼·比格斯的工作。比格斯是该市首屈一指的细菌学家，他说服了持怀疑态度的医疗机构，或者说是大部分医疗机构，将结核病列为强制性报告疾病，这样更易于控制疫情。这项运动招致一些人反对，称其侵犯隐私。罗伯特·科赫则发了这样一封贺信给比格斯：“我想援引自由美国人民的例子，他们为了公共健康，出于自己的自由意志，接受了对自己自由的限制。”

考虑到贝尔维尤有数百名结核病患者，布兰农希望新计划能建一座单独的大楼，用于对结核病患者的隔离和治疗。与此同时，一个名叫詹姆斯·亚历山大·米勒的年轻富豪医生，机缘巧合加入了贝尔维尤的哥伦比亚大学第一分部，得以窥见“另一半人是如何生活的”——那并不美好。“没有人尝试指导如何卫生地处理痰液。”他谈及原始的结核病病房时写道。细菌到处乱窜，而“疗法”是掺有吗啡和威士忌的止咳药水。

在比格斯和布兰农的敦促下，米勒于 1903 年创建了贝尔维尤的胸科。在这个病菌学说已诞生但抗生素尚未问世的时代，他的做法颇似弗洛伦斯·南丁格尔：良好的食物，充足的休息，大量新鲜空气。米勒将病人隔离，用厚重的毯子把他们裹起来，把他们放到露天的屋顶和阳台上，一待就是几个小时。一个名为“贝尔维尤辅助组织”的新成立的妇女团体赠送的牛奶和鸡蛋，取代了吗啡和威士忌。米勒最著名的举动也许是他与辅助组织合作，买下了斯塔滕岛一艘退役的“南田号”渡轮。它停靠在东河，成了一处空气清新的“夏令营”，为患有“初期或中期”结核病的贫困儿童提供服务。

支持麦金-米德-怀特建筑事务所总体规划的人，用
“南田号”这样的例子说明贝尔维尤与城市的深切联系。他
184 们认为，它不是一家普通的公立医院；它是一个研究中心，
一所教学机构，一座富含同情心的医疗灯塔。尽管麻烦不断，但贝尔维尤一直在纽约人需要的时候为他们服务——它的历史与战争、骚乱、流行病和各种灾难交织在一起，这些都是这座城市喧嚣的过去。就在几年前，即 1896 年，

它的工作人员治疗了数百名大热浪的受害者，那是8月一场为期十天的炼狱，气温创下纪录，空气静得可怕。“医生们将［一名］男子的衣服脱光，把他放进大浴缸，里面装了多达半吨碎冰，”一名记者指出，“放在该男子口中的温度计显示最高温度为华氏110度。护理人员抓起大块冰块，擦拭该病人的皮肤。十分钟后，该男子的体温下降了3度。又过了几分钟，他的体温又降到了正常的华氏98.6度。”此举让报纸惊叹不已。

然后，就在讨论总体规划期间，发生了一场恐怖的灾难。一艘名为“斯洛克姆将军号”的游览船在前往教会野餐的途中，在东河起火，导致船上1 358名乘客中的1 000多人死亡。贝尔维尤的整个救护队，携工作人员和物资赶到水边。幸存者挤满了病房，尸体堆放在停尸房里。之后数年里，那个可怕周日下午的恐怖情景和救援者的英勇，一直是广受谈论的话题。40年后，一位渡轮船长的讣告谈到悲剧发生之际医院全力营救的情况时，这样写道：“他17次跳入水中营救，将总共145具尸体带到贝尔维尤的船上。”

不过，对总体规划的批评还是很激烈。有些人认为这块地本身已经很老旧了。为何不跟随曼哈顿的北移，迁到更远的上城区？还有些人抱怨费用过高，据当时估计，这相当于在建的从市政厅到布朗克斯区整条地铁线费用的三分之一。难道不能小范围改造吗？一家服务穷人的医院，真的有必要建成豪华火车站或美丽大学校园那样的外观吗？

压力越来越大，理事会成员退缩了。他们给麦金-米德-怀特建筑事务所的备忘录越发审慎：不要有“太多装饰”。尝试“更简单的设计”。最后，理事们坚决要求：“一切不必要或昂贵的特征都应被取消。”

185 一项瘦身版的规划很快出炉。健身房不见了，一同消失的还有网球场和游泳池。气动管道被拆除，生活区也相应缩减。除了科林斯式立柱、铸铁栏杆和病人阳台，华丽的装饰大多消失了。水泥取代了浴室里的瓷砖；花岗岩饰面由砖代替。最显眼的奢华之象征，也消失得无影无踪。“取消穹顶，用普通平顶代替——节省42万美元。”众位理事备好的“削减”备忘录这样写道。他们认为，要让贝尔维尤的这个项目能够启动，这是最安全的方式。

新规划要求提供2 000张床位，比之前少了三分之一。为了分摊成本，旧建筑的拆除和更换要花费数年而不是数月。1910年，贝尔维尤医院启用了拥有400张床位的医疗阁式建筑，两年后，新的病理大楼和停尸房相继落成。然后是拥有500张床位的外科阁式建筑，以及巨大的手术剧场。并非所有人都满意。这些建筑“平淡无奇”，让那些期待看到斯坦福·怀特更大蓝图的人感到惊讶。市政府聘请的一位规划师在评估这个项目时，几乎无法掩饰他的轻蔑。他认为，这些阁式建筑的间距很奇怪，形成了一个迷宫般的走廊。天花板太高，窗户太小，病房太长太窄。“在我看来，”他更扎心地说道，“建筑线条牺牲了太多［舒适性］，即便如此，这座建筑的结构还是颇令人丧气。”

同时，标价接近 2 000 万美元，几乎是原预算的两倍，这还是在一半建筑尚未动工的情况下。“这看起来比任何一家医院应花的钱都要多得多。”《纽约时报》抱怨道。

且不谈外观美不美，一个现代化的庞然大物正在成形。用不了多久，它的多余床位就能被填满。19 世纪末，美国的移民类型发生了重大变化。在那之前，绝大多数外国人都来自英伦三岛、德国和斯堪的纳维亚半岛。然而，在
1890 年到 1920 年之间，一系列重大危机，从反犹迫害到 186
土地所有权和农业的根本变化，带来了来自东南欧的移民潮。在美国，外国出生的意大利人数量在这数十年里从 25 万飙升到 339.9 万，而外国出生的俄国人（绝大多数是犹太人）的数量从 258.1 万上升至 387.1 万。许多人将纽约市定为最终目的地。

公众的反应与半个世纪前对爱尔兰人的反应如出一辙。一项名为“纽约市的外国移民”的政府研究报告质疑说，城市能否同化这么多持有外来信仰的新移民？该研究报告

的作者直言不讳地谈论不同族群的“特殊性”，那个年代很少有人这样行事。她写道，意大利孩子“学习尚可，好于爱尔兰人，但课业比不上希伯来人和德国人”。所幸，尽管他们注意力有限，但在课堂上不成问题，因为意大利父母“在学校已经实施的体罚的基础上，非常热衷于自己动手教训孩子”。

许多人认为这些移民是疾病的传播者。19 世纪三四十年代，爱尔兰人被指控将霍乱和斑疹伤寒带到纽约，而现在，犹太人被怀疑传播结核病，尽管他们街区的发病率很低，意大利人则被指责为 1916 年纽约市首次暴发的脊髓灰质炎的元凶。解释不难找到，生物决定论常常排在首位。来自南欧的统舱乘客“以令人沮丧的频率显示出额头低、张着嘴、弱下巴、五官不佳、脸部歪斜、颅骨小或突出、无后脑勺等特征”，著名社会学家 E. A. 罗斯[1]写道。“这样的人缺乏理性地照顾自己的能力；因此，他们在纽约的死亡率是一般死亡率的两倍，是德国人的三倍。”

贝尔维尤自然反映出城市人口的快速变化。1890 年，国外出生的爱尔兰人占医院收治人数的 31%，国外出生的德国人占 11%，意大利人占 3%，俄罗斯人太少，无法统计。

---

1 E. A. 罗斯（Edward Alsworth Ross，1866—1951），社会心理学家，也是种族主义者、优生论者。

（贝尔维尤没有列出美国本土出生的病人的祖籍。）到 1913 年，情况发生了变化。国外出生的爱尔兰人和德国人在贝尔维尤的住院率从 42% 下降到 20%，而国外出生的意大利人 187
和东欧人的住院率从 4% 跃升到 12%，而且还在快速攀升。

1913 年，这些外国出生的病人中，有近三分之一是“非市民”。令贝尔维尤的官员耿耿于怀的是，他们中很多人到达曼哈顿后“不到一天”就来到医院了，这意味着，送他们离开欧洲的蒸汽船运营商和埃利斯岛[1]上给他们做检查的公共卫生医生，漏掉了他们的“疾病”。对于贝尔维尤已经不堪重负的工作人员来说，治疗数以百计的“强制排除”病例——“白痴、低能儿、癫痫病人、酗酒者、患有结核病和危险传染病的人”——将成为常规工作的一部分，尽管令人不快。抱怨也没有用，因为联邦当局对执法不感兴趣。1913 年，移民局总共抓了贝尔维尤的七名病人，将他们驱逐出境。

当然，颇具讽刺意味的是，贝尔维尤从未受到过现在拥入其大门的群体的欢迎。前几代犹太人和意大利人把这里视为死亡陷阱和“低等爱尔兰人”的避难所，避之唯恐不及。多年来，关于贝尔维尤医院用“黑瓶子”来“杀死”那些

1 埃利斯岛，位于上纽约湾的一座人工岛，面积约 11 公顷。它曾是纽约州的堡垒和火药库，是美国主要的移民检查站，被视为美国移民的象征，岛上建有移民历史博物馆。

“不值得救治”的病人的传言，在城市的移民社区不绝于耳。“人们普遍认为……贝尔维尤是一所指导年轻外科医生的实验学校，只有那些稀奇古怪的病例才会引起他们的兴趣，”一位市政卫生官员解释说，“假如久治不愈……他们就会注射神秘的黑瓶子里的致命药剂来尽快结束。”或者，如移民传说的那样，“他们给你一杯酒，你就要玩完了”。

纽约的小型犹太社区，在紧急情况下长期以来青睐西奈山医院，而意大利人则更喜欢罗马天主教的哥伦布医院，因为那里讲他们的母语。但时代已经变了。（非营利性）私立医院已经无法处理现在寻求入院的大量外国人——有时候，他们也不想处理。在西奈山医院，官员公开表示，他们偏爱“情况较好的人”，而不是那些刚下船的底层民众。
188 “在我们一身贵族气派的德国犹太人的慈善机构里，你会看到漂亮的办公室，桌子上摆满装饰，却看不到好脸色，”一个新来的移民抱怨道，“每个穷人都像罪犯一样被盘问，被鄙视；每个不幸的人都自轻自贱，像树叶一样颤抖，就像站在俄国官员面前一样。”

如果有选择，许多新来者宁愿选择粗陋但平等的贝尔维尤，而不是严苛傲慢的西奈山医院。贝尔维尤不会盘问。它没有那么武断，而且更接近下东区拥挤的移民贫民窟——西奈山医院已经搬到上城区，以更好地服务富裕病人。19 世纪 90 年代，在贝尔维尤的分类账簿上，出现了一些犹太人和意大利人的名字，在数十个叫卡拉汉和凯利[1]的名字中，偶尔会出现“伊萨克·利维，俄国，裁缝”或“吉塞佩·阿马托，意大利，码头装卸工”。1907 年，贝尔维尤为“希伯来礼拜者”开设了一间小型犹太会堂，并聘请了一名翻译来接待讲意第绪语的病人。到了 1915 年，拥入的犹太人和意大利人络绎不绝。翻看当年贝尔维尤的儿科档案，可以发现犹太人和意大利人的名字明显占多数：朱莉娅·科恩、莫里斯·芬克、所罗门·伊斯科维茨、萨姆·卡茨、约瑟夫·施瓦茨、艾达·努特利、阿格尼丝·佩莱格里诺、多米尼克·罗西——不胜枚举。到 1920 年，进入贝尔维尤的犹太和意大利移民比在该市任何其他医院的都多。

在这些年里，贝尔维尤的发展是惊人的。入院人数从 1879 年的 6 546 人上升到 1920 年的 45 470 人。并非只有贝尔维尤这样。全市的医院都在扩张，但原因与移民的爆炸性增长或穷人的医疗需求无关。发生改变（而且相当彻底）的是，公众对医院本身的负面看法。医院曾被视为下层阶级的垃圾场，现在它开始吸引长期习惯于在家里治疗的“受人尊敬”的人。“自费”病人的时代已经到来。

这一概念并不新鲜。早在 19 世纪 60 年代，圣文森特

1 皆为爱尔兰名字。

医院就已提供房间给那些不只想要一张病房床位的病人。但直到世纪之交，非营利性私立医院才开始认真地为自费病人建造独立的宿舍。纽约医院在 1900 年开建了一座十层楼的
189 建筑，配有“黄铜床架、沙发和开放式壁炉”，西奈山医院紧随其后，其私人病房可俯瞰中央公园，慈善病房则面向小巷。1924 年对纽约市医院的一项调查显示，有近 30% 的病人占据了私人或半私人病房。作者指出，这一趋势“产生了有益影响”，因为“医院［已］不再被视为纯粹是贫困病人的避难所”。

究竟是什么因素使得医院在 1910 年比 1880 年对病人更有吸引力？最明显的答案是科学技术的显著影响。多亏了巴斯德、塞麦尔维斯和李斯特，外科手术变得更加安全。训练有素的护士可以对伤口进行消毒，监测病人的生命体征。血液和组织样本可以送到设备完善的实验室进行检查。新发现的 X 射线即将投入使用。“今天，”一位作家在《大众科学月刊》上评论说，“病人走近［医院］时……心怀的是对生的希望而不是对死的恐惧。”

但富裕病人并不愿与慈善病人混在一起，也不想放弃家庭的奢华环境。他们也不必如此。现在，纽约医院或西奈山医院会布置一个房间，里面插着鲜切花，铺着豪华的波斯地毯。还有各样美食和全职护理。连自费病人的浴袍和床单也用颜色编码，以便与普通民众的衣物区分开。对

于少数特权人士来说，医院已变得像个医疗度假村，《纽约时报》称之为“富裕病人的旅馆”。

也有空间留给中产阶级。那些无法承担每周 40 美元至 75 美元豪华宿舍的人，可以找到一个“半私人房间”或“付费病房”，价格低很多。这些房间并不豪华，但确将他们与其希望避开的腐臭和贫穷诸因素隔离开。最终结果是，医院逐渐阶级分化。付费病人优先得到空间和大部分资源。一本医学杂志认为已到拐点，恳请读者退一步从灵魂深处思考。“本着公平的精神，以慈善的名义……我们不禁会问：‘这样做对吗？’”

科学、卫生、物质舒适对创建美国现代医院的重要性，
如何夸大都不为过。但还有另一个因素。过去那些避免去 190
医院的人，通常会雇用值得信赖的家庭医生——一个熟悉他们需求的人。现在，他们会不会走进医院，这个满是他们不认识的医生的地方？

长期以来，医院的特权仅限于那些在医学院任教和从事一些临床研究的人。在医院充斥着下层阶级的时代，这条规则并不重要。但是，对自费病人的新竞争，很大程度上依赖于家庭医生的转诊，医院再也不能忽视他们的愿望和怨言。正如一名家庭医生气愤地说：“我们的病人入院时，我们为何一定要把他们交给自命不凡、天知道如何得到任命的教授……由他们负责照顾……完全无视我们在这

件事上的权利？”向家庭医生敞开医院大门，无疑削弱了精英医生的权力；但若把他们拒之门外，就会严重限制付费病人的数量——这是更大的问题。

这些特权的扩大反映出行业的不断变化。医生很少对医院内提供的服务收费，因为一般病人没有支付能力。这种情况肯定会改变。家庭医生和住院医生之间的关系如何？护士或实习生是否应该执行他的意愿？由谁下令进行各种检查，或决定病人何时可以出院？

对于像贝尔维尤这样的公立医院来说，这些问题没有实际意义。它不会招揽自费病人，也不会受到诱惑把各阶层隔离开。但病人护理格局的变化，将使其作用变得极为复杂。虽然纽约的非营利性私立医院将继续接收慈善病人，但速度已开始放缓。与此同时，转诊病人也在不断拥入。有很多例子，比如，1889 年至 1909 年间，西奈山医院付费病人的数量增加了三倍多，从 9% 增加到 30%，但慈善护理停滞不前。

公立医院别无选择，只能收拾残局。

19 世纪末，一个人若是在贝尔维尤工作，就说明他既
191 是个好医生，又是个好基督徒。周围环境可能很破旧，条件有时很危险，工作很有挑战性，但提供的医疗服务很好，可以满足人们的期待，《纽约时报》曾夸耀说，还有哪

里可以让“一个衣不蔽体的穷光蛋……得到像奥斯汀·弗林特、斯蒂芬·史密斯和 A. L. 卢米斯这样的医学［巨擘］的服务呢”？而对于一个穷光蛋来说，除了提供教学和研究所需的“临床材料”，还有什么更好的办法来偿还他的欠债呢?

数十年来，贝尔维尤通过与纽约市顶级医学院的复杂协议来招聘医生。虽然发生了一些变化，如 1898 年贝尔维尤医院医学院和纽约大学医学院合并，新开的康奈尔大学医学院加入，但“各自为政”的观念仍牢不可破。哥伦比亚大学（内外科医生学院）管理贝尔维尤的第一医疗和外科分部；康奈尔大学管理第二分部；纽约大学暨贝尔维尤管理第三分部；寻求研究生培训的“非附属医生”管理第四分部（规模小得多）。至少从纸面上看，这种安排似乎是有效的。学生得到了培训；研究工作蓬勃发展；病人得到免费治疗；城市履行了对穷人的义务。[1]

---

1 1898 年，纽约大学医学院和贝尔维尤医院医学院合并为一个机构，被称为大学和贝尔维尤医院医学院。合并的原因，据说是贝尔维尤土地上的一场大火烧毁了贝尔维尤医院医学院的部分建筑，尽管这两所医学院多年来一直因财力不济而苦苦挣扎。合并后，两所医学院可以集中资源，并削减重叠的教职员工。谁走谁留引发了尖锐情绪。事实上，一些离职的教师与康奈尔大学进行了谈判。当时，康奈尔大学在纽约的伊萨卡开设了两年制的医学“预备课程”，为的是在纽约市创办一所四年制医学院。这所医学院于 1898 年在康奈尔大学校友的资助下开学。鉴于其稳健的财务状况和常春藤盟校的资历，康奈尔大学医学院在起步时没有遇到任何困难。很快，医学院的师生就完全融入贝尔维尤医院进行临床教学。1935 年，纽约大学暨贝尔维尤正式更名为纽约大学医学院。——原书注释

贝尔维尤甚至从亚伯拉罕·弗莱克斯纳[1]的笔下幸存了下来。1910年，他为卡内基基金会撰写的先驱性的《美国和加拿大医学教育调查报告》中，把典型的医学院描绘成由无能医生经营、一心想着赚快钱的卑劣文凭贩卖店。弗莱克斯纳不是医生，但他浸淫于德国的医学教育模式，这种模式强调临床培训和实验室工作的结合。他特别欣赏约翰斯·霍
192 普金斯大学，那里的入学学生拥有大学学位，医学院附属于医院，运营费用由捐赠基金支付，而不是仅靠学费和各项收费——正是这种安排，使威廉·韦尔奇在20年前离开贝尔维尤前往巴尔的摩。

弗莱克斯纳几乎访问了两个国家的所有医学院。“制造无知医生的工厂”，《纽约时报》一篇尖锐报道的标题这样写道。报道称，好消息是纽约市“几乎没有［弗莱克斯纳］所谴责的事情”。康奈尔大学医学院、内外科医生学院和纽约大学暨贝尔维尤“在报告中得到了正面评价”。这一点基本属实。在纽约州的11所医学院中，弗莱克斯纳给康奈尔大学和哥伦比亚大学的医学院打了最高分，纽约大学暨贝尔维尤排在第三。康奈尔大学和哥伦比亚大学要求入学学生至少要读两年大学；纽约大学接受（即将升学的）高中毕业生。

1 亚伯拉罕·弗莱克斯纳（Abraham Flexner，1866—1959），教育改革家、批评家。弗莱克斯纳的报告揭露了当时美国医学院的低劣水平，掀起了北美地区医学教育改革的浪潮，促进了医学教育的标准化。

康奈尔大学和哥伦比亚大学录取的申请者较少，而且有相当规模的捐赠基金；纽约大学则依靠学费和各项收费来支持其开销。然而，这三所学校的共同点是，它们都与美国最大的公立医院有联系。

在弗莱克斯纳看来，贝尔维尤的主要问题是各分部之间缺乏协调。没有相应机制让它们对临床培训和病人护理负责。“这些学校正如履薄冰。”他写道，称他们之间“缺乏团结”是对其所服务医院的威胁。

弗莱克斯纳的报告被视为一道分水岭，它改变了北美医学教育的进程。它的发布，与进步时代其他改革者的努力不谋而合：在保护社会最弱势群体的同时，对包括法律和医学在内的各个行业提出了更高标准。纽约市将成为涉及童工、工人安全和更严格的卫生法规改革的主要试验场。1914 年，纽约市对公立医院进行了大规模研究，首要目标是提高效率，这也是进步运动的另一个目标。这份研究报告长达 700 多页，剖析了贝尔维尤运作中每个可以想象得到的方面，从产科病房到停尸房，从低级工人（被称为“贫困潦倒者”和“经常醉酒者”）的高流动率到“救护马
车”和“机动卡车”司机的工资等级。甚至还有统计数字 193
显示医院日常浪费的食物数量，如医生餐厅（“有一天，25 磅的上等腰肉牛排和盘子一起被退回”）和护士餐厅（“89 磅的牛排和鸡肉被退回，[还有] 55 磅的爱尔兰炖肉和小

牛肉”)。

然而，报告的核心内容是关于病人的。最令人担忧的似乎是病房的低覆盖率。来自医学院的主治医师在贝尔维尤待的时间太短——不是因为懒惰，而是因为他们要靠自费病人来赚取体面的薪资。报告称，最终的结果是引起连锁反应，医疗负担进一步转移到“缺乏疾病诊断经验”的实习生和住院医师身上。对医院记录的调查显示，病人过早出院已成常规模式，这很令人不安——有些是出于无知，有些是因为实习生认为自己处理的病例“无趣”。其实，该报告意外发现了一个问题：对严重超负荷和显然缺乏监督的住院医生的依赖。而这一问题，随着时间的推移，只会越来越严重。

该报告产生了立竿见影的效果：贝尔维尤的工资全面上涨。低级工人（也称“医院帮工”）的微薄工资增加了一倍，从每年 60 美元增加到 120 美元，并提供免费食宿，而护士的最低工资则增加到 360 美元。至于医学院，市里同意给每名全职工作的分部主任涨工资，将工资提高到每年 5 000 美元——在那个时代，这是个不小的数目，但远低于一个兼职私人诊所的精英教员的收入。当连续四位哥伦比亚大学的医生拒绝了领导第一分部的机会，第五位医生才同意接受这个职位时，这种差距就变得异常明显了。“这一职位需要在经济上做出相当大的牺牲。”一位候选人承认。

纽约医院不仅鼓励主治医师收治自费病人，还允许他们对医院里的服务收费。“这在贝尔维尤是不允许的，”他说，“为我的家人着想，这样的［经济］损失我承担不了。”

1915 年至 1922 年间，为贝尔维尤服务的三所医学院接收了第一批女性。这是一个进步之举，尽管很难说大 194
胆。约翰斯·霍普金斯大学医学院自 1893 年成立以来一直是男女同校；相比之下，哈佛大学医学院在 1945 年之前一直只收男生。但这些女性毕业后，寻求实习机会大多是凭运气。虽然纽约市的医院通过竞争性考试选拔住院医生，但女性、黑人以及多数情况下的犹太人，都被排除在外。

贝尔维尤是第一家打破该禁忌的医院。由于美国准备参加第一次世界大战，医生短缺的问题迫在眉睫，用女性住院医师替代参军的年轻男性似乎是很自然的想法。尽管贝尔维尤会把这些女性安置到离城市最远的地方——在那里，“东河边的大胆老鼠趁夜到来，爬过地板，嬉闹着从她们的脸上跳过”，但这一机会非常难得。“我的选择极其有限，”1916 年毕业于康奈尔大学医学院的康妮·盖恩医生回忆说，“我可以申请去完全由女性管理的纽约妇女儿童医院，也可以去贝尔维尤，那里刚开始接受女性实习生。”盖恩想获得“完整的经验”，就选择了贝尔维尤，并指出："奥斯勒[1]的《医学教科书》里提到的疾病，我觉得没有哪种是我没见过的。"

到了20世纪20年代，贝尔维尤的99名实习生中，有12名是女性。她们拥有哥伦比亚大学、康奈尔大学或纽约大学的医学学位，其推荐信写得很谨慎，不使用任何夸张词句，免得冒犯医院的守旧派。"可以接受""值得信赖""纪律性强"这样的词在信中很常见。"她的服务，"一封典型的推荐信在结尾处写道，"不会让人遗憾。"

非裔美国人要想往上爬，则更为困难。在这些年里，全国1 500名黑人医生中，有近85%是毕业于"黑人医学院"，其中霍华德大学医学院（华盛顿哥伦比亚特区）和梅哈里大学医学院（纳什维尔）排在首位。北方一些医学院以录取少量黑人而闻名，包括密歇根大学医学院、西北大学医学院和西储大学医学院。宾夕法尼亚大学从19世纪80年代开始，每年招收3名黑人——其中有2名必定因"挂科"而无法毕业。开风气之先、向女性敞开大门（为回报一位女权主义者30万美元的捐赠）的约翰斯·霍普金斯大学，直到20世纪70年代仍是一处全白人的保留地，考

1 即威廉·奥斯勒（William Osler，1849—1919），加拿大医生、教育家，约翰斯·霍普金斯大学医学院的创始人之一，被认为是现代医学之父。他建立的住院医师制度和床边教学制度在西方医学界影响深远。其所撰《医学原理与实践》是当时最重要的医学教材。

虑到它坐落于一座种族隔离的城市，这并不奇怪。

罗斯科·康克林·贾尔斯的经历反映出满腔抱负的黑 195
人医生在这个时代的困境。贾尔斯是一名牧师之子，天赋异禀，1907 年获得就读康奈尔大学的全额奖学金。他以优异成绩毕业，成为康奈尔大学医学院录取的第一个非裔美国人，也是第一个获得学位的人。他曾被拒绝住宿，还受到过一名持枪学生的威胁，但他还是在 1915 年如期毕业，并参加了贝尔维尤实习岗位的竞争性考试，这一岗位从未录取过黑人。

贾尔斯没有通过考试。他愤而指责医院因肤色而歧视他，这一说法几乎肯定是属实的。贝尔维尤的官员丝毫不犹豫。“说白了，他就是被淘汰了。”一名官员说，并补充道，贾尔斯应该“以运动员的风范”来接受裁决，“而不是到处宣扬自己蒙受种族冤屈”。

实际上，要把美国首位非裔实习生安排到贝尔维尤，竟需动用市政厅的政治影响力。他叫 U. 康拉德·文森特，1917 年从宾夕法尼亚大学医学院毕业后，就向贝尔维尤提出申请，因为费城没有一家医院愿意接受他。在那个年代，申请需要一张照片，仅此一项就注定了文森特机会渺茫。但他获得了原本不大可能获得的援助。当时的市长约翰·F. 海兰急于在将来的选举中争取该市迅速增长的非裔选民的选票，于是他游说贝尔维尤的官员重新审查文森特的资历和考试成绩，他们照做了。

文森特被录取了，但进展到此为止。1920 年至 1950 年间，贝尔维尤只给了非裔美国人四个实习岗位，而大多数医院一个都没给。即使拥有哥伦比亚大学、康奈尔大学或纽约大学的医学学位，也毫无用处。例如在 1926 年，贝尔维尤拒绝了两名在年级名列前茅的纽约大学毕业生：梅·钦和奥布里·梅纳德。钦医生是一名出色的钢琴家，她是黑人，**还是**女性；出生在圭亚那的梅纳德医生，用钦的话说，是一个“很黑很黑”的黑人，他永远不会获准为白人女性病人做检查。两人都前往哈莱姆医院实习，这里正经历着剧烈的种族变迁。

这四位医生的事业都取得了巨大成功。罗斯科·康克林·贾尔斯是首位获得著名的美国外科协会认证的非裔美国人，也是美国医学会官方名录把“有色人种”一词从其
196 头衔中删去的第一人。他在白人医学界的成功，让其他黑人医生倍感骄傲，也让他们感到些许不安。“贾尔斯医生是我们中的一员，”一份著名的黑人医学杂志宣称，“我们为他而骄傲。我们确信，这份荣誉不会使他远离他的支持者，而是用来帮助提升他们的地位。”

文森特、钦和梅纳德医生一直为哈莱姆社区服务。文森特开设了一家结核病疗养院，培养了一代黑人医生，钦推动了女性癌症的早期检测，梅纳德则在哈莱姆医院专攻

胸腔手术，1956 年，他在那里为一位来访的年轻牧师做了手术，这位牧师在当地一家百货公司签售书籍时被一名精神失常的妇女刺伤。“几天后，当我的身体恢复到可以和奥布里·梅纳德医生交谈时，”这名受害者回忆说，“……我才得知……[开信刀]触及了我的主动脉，必须打开我的整个胸腔才能将它取出。”

梅纳德救了马丁·路德·金博士的命。

对犹太人来说，具有讽刺意味的是，问题恰恰相反。在整个 19 世纪，他们很容易被医学院接受，也不难得到在医院实习的机会，当时他们人数很少，且出身德国。但大量东欧移民给美国的一流大学敲响了警钟，这些大学都集中在这些移民定居的地区。第一次世界大战后，哈佛大学、耶鲁大学、哥伦比亚大学、康奈尔大学将率先建立本科生配额制，以限制犹太人的比例，其所属医学院也纷纷效仿。正如哥伦比亚大学的教导主任赫伯特·霍克斯所说：“说实在的，我们只是试图排除层次最低的申请者，而相当多低层次的人都是纽约的犹太人。”

霍克斯并非孤例。这个时代的学院管理层经常把犹太人形容为“激进”、“固执”、“不合群”、“情绪多变”和“好做生意”。配额制旨在确保学生群体的“文明”和“平衡”。他们无须大刀阔斧地改革，只需对申请书做少

许修改就行了。以前的申请表要求提供姓名、出生地、
197 大学成绩单和一两份教师推荐信，现在增添了诸如“宗教信仰”、“母亲的婚前姓名”和“父母的出生地”等类别，且要附上一张照片（这也有助于淘汰非裔美国人）。

事实证明，配额制卓有成效。在耶鲁大学医学院，院长要求申请书上用“H”标示希伯来人（Hebrew），用“C”标示天主教徒（Catholic）。他的指示非常明确：“绝不能录取超过五个犹太人，只能录取两个意大利天主教徒，一个黑人都不能录取。”根据一项详细研究，哥伦比亚大学医学院录取犹太人的比例，从1920年的47%下降到1924年的19%，再到1940年的6%。康奈尔大学医学院也是如此，以前通常每年从1 200名申请者中录取约80名学生，而这些申请者中有700名是犹太人。配额制实施后，康奈尔大学医学院将犹太人的录取人数减少到8人至12人。此消息传开，许多犹太学生知道结果后，干脆不再申请这些学校。阿瑟·科恩伯格，毕业于犹太人占绝大多数的纽约市立学院，也是未来的诺贝尔奖获得者，他回忆起自己面对普遍的反犹主义时内心的苦涩。科恩伯格说，当得知纽约市立学院的毕业生进入哥伦比亚大学医学院的奖学金“因缺少候选人而闲置了九年”，他感到无比痛心，“时至今日，我还为此愤愤不已”。

最苛刻的配额出现在纽约市地区，那里的犹太申请人

比比皆是。20 世纪 30 年代初的一项研究得出结论，平均而言，非犹太申请人有 63% 被市立医学院录取，与之相比，犹太人的比例只有 15%。如果不是纽约大学医学院院长约翰·威科夫，情况会更糟，他坚持认为学习成绩才是医学院成功的最佳预测因素。当威科夫在 1927 年的一次会议上介绍他的发现时，哥伦比亚大学的那位教导主任嗤笑说，还有“很多特质”值得关注，比如“人的个性、与班上其他人相处的能力，以及其他因素”。

只需看看哥伦比亚大学的医学实习“首选”名单，就知道他的意思了。一位候选人“在班里排名中等”，“性格迷人，是个好相处的小伙子”。另一位“高大英俊”，而且
更好的是，“毕业于普林斯顿”。还有一位是“一个平平无 198
奇的小伙子”，但“非常聪明”。一个典型的名单会包含两三位女性（“家庭背景好……最理想的女人类型”），也许还有一两名犹太人（“一个非常聪明、成熟、友善和多才多艺的男孩”）。

乔·丹西斯医生在这些年里是哥伦比亚大学的一名本科生，他回想起自己与那里一位医学院教授的谈话，后者显然对他很有好感。该教授料想身为犹太人的丹西斯可能会请他推荐，于是把他叫到办公室“聊一聊，其间他为哥伦比亚大学对犹太人设限的事实辩护……并不厌其烦地解释说，这么做是为了使学生团体更加多元

化”。丹西斯先是就读于圣路易斯大学医学院，然后在贝尔维尤实习，后成为纽约大学的一名教师，主持儿科系30年。“我什么也没有问，”他说，“生活就是这样，我只能接受。”

由于纽约大学医学院没有正式实行配额制，它的普通班级里超过50%都是犹太人，这为阿尔伯特·萨宾和乔纳斯·索尔克等未来的研究巨匠提供了一处避难所，一些批评者讥讽他们是“纽约大学犹太人”。此外，因为纽约大学选择把许多本校毕业生送到第三医学与外科分部实习，贝尔维尤（与西奈山医院一起）在充满排外偏见、门户森严的时代，成了寻求住院医生职位的犹太人的最佳选择。

贝尔维尤从没有过一帆风顺的时候。它在20世纪面临的诸多挑战——半建成的建筑、经常变动的城市预算、激增的移民人数、相互冲突的医学院议程、自费病人的革命——似乎和过去一样巨大，一样严峻。贝尔维尤还是那个贝尔维尤，令人看了难受，但大多数纽约人无法想象没有它该怎么过。即便是那些从未想过要踏入这里的人，也明白它存在的必要性。一位为《纽约时报》撰文的作家以狄更斯的语调捕捉到贝尔维尤的本质：“它从河流和街巷收集死者和垂死者，为生者的痛苦而日夜辛劳。”

1918 年夏末，随着第一次世界大战变得有利于美国，一场《圣经》里才会出现的流行病席卷全球。一些学者将 199
其起源追溯到西班牙；一些学者追溯到堪萨斯州的一个美军营地；还有一些学者追溯到法国战场上的战壕。在结束之前，所谓的大流感比史上暴发的任何一次流感杀死的人都多，所用时间也更短，造成全世界 5 000 万到 8 000 万人丧生。大流感消退前，每四个美国人就有一人感染，近 70 万人死亡。没有任何统计数字能够恰当地表现这种可怖的损失，但有一个数字很接近：1918 年，美国人的平均预期寿命下降了整整 12 年。

以往的流感疫情对免疫系统脆弱的人，尤其是年幼者和年老者，造成的伤害最大。这次流感则不同；死亡率最高的是 20 多岁和 30 多岁的成年人。有很多理论相继出现来解释这一异常现象，其中最受欢迎的是“细胞因子风暴”(cytokine storm)，即强大的免疫系统对入侵的微生物做出剧烈反应，将肺部淹没在黏稠的痰液、死亡细胞和各种细胞碎片中。1918 年，马萨诸塞州德文斯堡隔离病房里的惨象让威廉 · 韦尔奇震惊不已。“这一定是某种新的感染。或者说是瘟疫。”他对一位年轻军医说，后者永远忘不了这位大人物脸上的惊恐表情。

8 月中旬，贝尔维尤接收了第一批流感病例：三名来自布鲁克林海军船坞的水兵，一周内全部死亡。“体温高，呼吸短促，脸色发青。”主管的住院医师指出。到9月，这种疾病已令数百名，而后令数千名纽约人丧生。流感蔓延之际，卫生部门禁止在公共场合吐痰，以及“随意咳和打喷嚏”。为防止地铁拥挤，商店和工厂错开工作时间，剧院也将售票数减半。公立学校依旧开放，但这只是因为卫生专员认为，教室对孩子们来说比他们许多人居住的贫民窟更安全。不久，公共图书馆停止借书，纱布口罩成为常规装扮，人们不再握手。

200 10月，贝尔维尤的入院人数创历史新高。住院医师康妮·盖恩很快就独自治疗了500名患者。除了用一些阿司匹林和威士忌来减轻疼痛，她对病人实在无能为力。“竟到了我只能见病人两次的地步——一次是他们来的时候，一次是我在他们的死亡证明上签字的时候。”她回忆说。由于停尸房里尸体太多，市政府额外雇用掘墓工人来处理过剩的尸体。

盖恩印象最深的是一个十几岁的意大利男孩，他有十位家人死于这种流行病。他的父亲（当时已去世）曾在附近开一家雪茄店。这个男孩问她：“医生，你觉得我该怎么办？我该用我所有的钱来埋葬[他们]，还是把他们送往集体墓地？”盖恩叫他保住雪茄店，埋葬费用由市政府承担。这家店得以存活下来，她觉得这多少彰显了人类精神的坚韧。

病人并非唯一的受害者。有太多护士和医生被感染，市政官员不得不考虑是否要限制公立医院的新入院人数，暂且把贝尔维尤最神圣的原则搁置起来，直到危机缓解。但他们决定不这样做；没有人会被拒之门外，尽管有些病人会共用床位或睡在地板上。

该市的非营利性私立医院发挥的作用较小。它们的原则是，让慈善病房在正常运转的情况下，尽可能多地接收流感患者。一旦有床位腾出，就会接收新病人。病人不得同宿一室，走廊不得放置小床，不得侵扰专门留给自费病人的房间。

与此同时，在赫尔曼·比格斯和他的弟子威廉·哈洛克·帕克的领导下，流感疫苗的研究工作继续进行。两人都曾在贝尔维尤接受过培训，并且都在纽约大学医学院任职，病毒学领域正在那里迅速崛起。

要想研发出有效的疫苗，就必须分离出致病的病原体，这在 1918 年是个不可能完成的任务，因为流感病毒无休止的变异还是个谜。帕克的员工一个接一个死于这种疾病，在这种日益惊恐的气氛中，他尽了最大努力。帕克的想法是正确的，高死亡率与流感的最初发作关系不大，更多是由随后的细菌性肺炎造成的。于是，他给一组志愿者注射了毒性减弱的肺炎球菌菌株，以产生抗体反应，同时简单
地观察另一组志愿者。结果令人沮丧。接种疫苗者肺部感 201

染的人数，是未接种者的两倍。

帕克遭遇了挫败。“我们的最终结论，”他承认说，“是……引发这场流行病的微生物尚不确定。”十年后，即 1929 年，赫尔曼·比格斯的传记作者称，“对于［那些］认为现代科学已把拥有几乎无限力量的武器交给他们以抵御流行病的人来说”，疫苗的失败是“一次沉痛的教训”。

大流感来得突然，去得也突然。贝尔维尤被这场危机搞得焦头烂额，有时甚至不堪重负，但其信条一如以往。无论情势如何，总会有空间留给患者治病。

第十四章　死因

1920年的美国人口普查，呈现出一个之前一代人几乎无 202
法想象的国家。当时人口超过了1亿，是1880年数字的两倍，比新生的苏联之外的任何一个欧洲国家的人口都多。更能说明问题的是人口结构的变化：遍布农场和辽阔边疆的美国，正式变得“城市化”。更多的人住在城市而不是农村，来自欧洲的大规模移民，以及南方黑人向工业化的北方和中西部的外流，加速了这一转变。制造业，如钢铁、汽车、肉类包装和服装业，创造出大量工作机会。第一次世界大战使美国成为债权国，其银行、工厂和军队，使一场极其可怕的惨烈冲突变得对协约国有利。在欧洲疲惫不堪、自顾不暇之际，美国的金融和工业在世界舞台上占据了主导地位。

纽约市位于这一切的中心。其人口为565万，是排在第二位的芝加哥的两倍。华尔街是无可争议的资本交易之王，而北边几英里外的曼哈顿中城，全美400家最大公司中的

75% 将总部设立于此。伍尔沃斯大厦、大都会人寿保险大楼、曼哈顿银行、即将建成的克莱斯勒大厦和帝国大厦，都象征着这个城市的经济影响力。“美国人想不到，对于一个从未见过十层以上建筑的欧洲人来说，纽约带来的是怎样的震撼，”一位英国作家惊叹道，“真是令人眼花缭乱。”

203 纽约市令人震撼的当然不只摩天大楼，还表现在很多方面。炫目的财富、拥挤的街道和移民飞地是一方面，文化基调是另一方面。“宴会越来越大……道德约束越来越宽松，酒越来越便宜。”F. 斯科特 · 菲茨杰拉德在《了不起的盖茨比》一书中这样描写“咆哮的 20 年代”的纽约。他之所见不能代表普通人，但很少有人否认，城市生活中弥漫着奢靡、逃避和无法无天的情绪。很多人将其归咎于农村，后者试图通过诸如禁酒令等强制措施来对抗城市的“不道德”。禁酒令这一宪法修正案，从 1920 年元旦开始禁止酒精饮料的生产、销售和运输。民意调查显示，多数美国人厌恶并公然蔑视其规定，这种情况在纽约市最为严重，纽约出现了三万家地下酒吧，分发非法酒精，其中许多酒味道难闻，有些还是致命的。随着时间的推移，有组织犯罪的出现、数千起致命中毒事件以及坦慕尼协会的复兴，都被归罪于禁酒令。当时，坦慕尼协会的头领是“湿派”[1] 政客詹

1 支持推行禁酒令者叫“干派”，反对禁酒令者叫“湿派”。

姆斯·J. 沃克（绰号“吉米”·沃克），他被恰如其分地称为“夜总会市长”。爵士时代的纽约已然变成美国“酒精蒸馏器上的城市”。

禁酒令也改变了贝尔维尤。非法威士忌的流通，不仅给贝尔维尤的急诊室带来负担，还推动病理实验室发展出一个新的奇特专业，为“人是如何死亡的”这一问题提供科学解释。该专业的创始人称其为法医学。

每隔一段时间，在一桩引发轰动的市政腐败案曝光后，纽约州立法机构就会立即着手通过一项善意的法案，以示回应。1915 年就有这样一个时刻：纽约市有一名一丝不苟、反坦慕尼协会的账目专员伦纳德·沃尔斯坦，公布了他对当地验尸官办公室的调查报告。沃尔斯坦措辞严厉，形容那里是一个充斥着“徇私舞弊、敲诈勒索和失职渎职”的阴沟，还补充说，“杀婴和巧妙投毒”的罪行经常不受惩罚，因为检察官办公室“没有收到任何充分的医疗数据”。

沃尔斯坦指出，出现这一问题，主要是坦慕尼协会这头野兽的政治本性使然。验尸官是民选官员，这意味着大多数人对医学事务“出奇地无知”，但对坦慕尼协会的贪污 204
受贿非常精通。据沃尔斯坦称，自 1898 年（纽约市大区合并之年）以来，验尸官的名单包括“8 名殡仪员、7 名政客、6 名房地产商、2 名酒馆老板、2 名水管工、1 名律师、

1 名印刷商、1 名拍卖师、1 名木雕师、1 名木匠、1 名画家、1 名屠夫、1 名大理石切割师、1 名送奶工、1 名保险代理人、1 名劳工领袖和 1 名乐手”。偶尔，会选出一名真正的医生——从“医术平庸”的队伍中挑选出的、可靠的政党附庸。

拿到这份报告后，州立法机构废除了旧体制。纽约市将不再有验尸官选举。未来的招聘将全部由“首席法医”从“受到批准和认可的机构中［取得］医学博士学位、技艺精湛的病理学家”中挑选。这一变化，并未让市长约翰 · F. 海兰感到兴奋。“在这座城市，我们已经有了我们未来一段时间想要的所有改革。”他气愤地说。海兰企图颠覆这一进程，但共和党州长进行了干预。新的职位由查尔斯 · 诺里斯医生担任，他是贝尔维尤医院的实验室主任，也是纽约大学医学院的病理学教授。

诺里斯身高超过六英尺，嗜好饮酒，留着山羊胡，出身豪富，其祖先建立了宾夕法尼亚州的诺里斯敦。他毕业于耶鲁大学和内外科医生学院，而后远赴欧洲进修病理学和细菌学——与威廉 · 韦尔奇走的是同一条路，诺里斯对他的实验室研究深表赞赏。1904 年，诺里斯来到贝尔维尤，当时新的病理大楼正在规划中，他很早就对法医产生了兴趣。在他帮助监督的改进措施中，有一项是扩建市立停尸房，使之成为世界上最大的停尸房。当工作机会在

1918 年到来时，诺里斯已在该医院进行了十多年的教学和研究。他顺理成章地要求将首席法医办公室的总部设在“活动最频繁的地方”，也就是贝尔维尤。经过一番艰苦的游说，诺里斯终于如愿以偿。

根据法律规定，新成立的首席法医办公室负责调查所
有“受害者死于暴力犯罪、自杀、健康状况良好却暴死、 205
死亡可疑或反常”的案件。鉴于纽约市 25% 以上的死亡案件都属于这些类别，工作量着实令人生畏。河里的尸体是简单的溺亡，还是隐藏着更凶险的事情？枪伤是凶手所为，还是自己造成？遇害者是自然死亡，还是被毒死的？

无论如何，诺里斯都欢迎这一挑战。贝尔维尤病理大楼的几层楼，从地下停尸房到正上方的实验室和动物区，都是他的领地。“称查尔斯·诺里斯医生热爱首席法医的工作，这一说法是不确切的，”一位作家指出，“法医工作就是他的呼吸和生命……他赋予其权力和地位，把自己累得精疲力尽，病倒在床。”在纽约大学任教给了他另一优势。诺里斯不可能把以前体制中的所有留任者都开除，那在政治上行不通。但他可以引进新鲜血液，来管理他创建的新实验室——最重要的补充是纽约大学一名年轻的化学家，他的名字叫亚历山大·O. 格特勒。

后来证明，这一聘用非常成功。格特勒出生于奥地利，父母是移民到曼哈顿下东区的犹太人。他曾在公立学校就

读，而后进入纽约市立学院，该学院依据成绩和竞争性考试来录取学生，而且，最重要的是，该学院是免费的。在渡轮上当夜班收票员期间，格特勒取得了哥伦比亚大学的化学博士学位，在那里，他因极富创造力而声名大噪，从而赢得了纽约大学医学院的讲师职位。该学院欢迎犹太人，而且在贝尔维尤设有一间实验室。对诺里斯来说，这个年轻人没有医学学位几乎无关紧要。毒物对人体有何不利影响，或毒物是如何抵达人体的，没有谁比才华横溢、脾气暴躁的亚历山大·格特勒更了解了。

至少从表面上看，这两人是截然相反的：诺里斯身体强壮，在耶鲁大学受教育，是一个住在曼哈顿上西区、生活奢华的老牌美国人；格特勒身材矮小，出身移民社区，受过公立教育，住在布鲁克林远郊，生活俭朴。将二人结合在一起的是对实验室研究的坚定信念。在美国，法医学尚未成为一种有合法性的专业。在美国城市中设立首席法
206 医办公室这一想法，本身就令人震惊，遑论用严肃的科学来推动了。

怀疑声不绝于耳。在20世纪20年代大部分时间里，首席法医办公室得到的资金远远少于旧的验尸官系统。早期资金非常紧张，诺里斯只能动用自己全部6 000美元的年薪，有时还得自己贴钱，来满足部门的基本需求。“1921年购买的所有新设备，都是由诺里斯本人或他的员工掏的

钱；每根试管，每把手术刀，一台称量组织样本的新秤，一台研究组织损伤的小型铜制显微镜。全部都是。”

成果不可谓不出色。诺里斯和格特勒从零开始，设计出检查衣物上的精斑、追踪子弹轨迹的方法；他们通过检测人体内各类微量毒物，确定人体对各类毒物的精确耐受度（所谓致死剂量）。20 世纪二三十年代，这两人不仅仅革新了法医科学领域，他们**就是**该领域的代表。

格特勒会乘坐运货电梯，来往于地下停尸房和四楼实验室之间，拿着小瓶血液、组织样本和待检查的人体部位。如果要处理特别棘手的案例——一种罕见或不熟悉的毒物，他就会去当地屠夫那里，买几磅生肉，“将相关物质掺入肉中，而后确定他能以多高的效率回收这种物质，以及在多大程度上能确凿地识别它”。

格特勒的实验严重依赖动物，尤其是狗。有一起广受关注的案件：一名妇女在医生的办公室里因堕胎失败、失血过多而死。尸检结果显示，她的大脑中氯仿含量很高，很是可疑，于是检察官指控她的医生进行了这次（当时是非法的）手术，他极力否认。他发誓说，堕胎是在别的地方发生的，他还补充说，随后不久这个女人就来找他了，他竭尽所能挽救她的生命。

格特勒对医生的话表示怀疑。完成对这名妇女的尸检后，他给十只狗注射了不同剂量的氯仿，观察它们的行为。

然后，他牺牲掉它们，以测量氯仿在它们大脑中的水平。
207 他的结论很明确：受害者不可能凭自己的力量走进医生办公室。注射氯仿——以及整个手术——一定是在医生办公室里实施的。陪审团同意他的结论，然后医生进了监狱。

格特勒还用狗来检验他关于溺水和醉酒的理论。一具被冲上岸的尸体，是喝醉后从码头掉下去的，还是死后被人扔进水里的，验尸官对这一问题的判断通常都是基于猜测，他们一般相信警察说的话。格特勒想找到更多证据。他知道肺部的水必须先进入心脏左心室，才能在体内循环到达右心室，于是他正确地假设，可以通过比较两个心室的内容物（特别是盐度）来区分自杀、意外事故（受害者在水中还活着）和他杀（受害者已经死亡）。若差别很大，则意味着自杀或意外事故，因为受害者存活的时间足以把血从一个心室泵到另一个心室；若无差别，则可能意味着他杀。格特勒在宣布他的研究成功之前，淹死了相当多的狗。

他的醉酒研究需要一个测试组和一个对照组。在一项实验中，格特勒给测试组（十几只狗）喂下水和酒精的混合物，而给对照组（另外十几只狗）只喂了水。这很费了一些工夫。因为狗不喜酒精的味道，格特勒一开始什么液体都不给测试组喂，直等到它们口渴得来者不拒。很快，它们就喝下了相当于100酒精纯度的威士忌酒混合物，表现得就像“普通醉汉”一样，“在实验室踉踉跄跄……以嚎叫代替哭泣或唱歌，有时……甚至打嗝”。

接下来，格特勒向两个小组——“嗜酒组”和“戒酒组”——提供了等量的酒精，以测量它们的耐受性。不出所料，“戒酒组”比“嗜酒组”醉得更快，量也更少。在销毁这些狗之后，格特勒发现了原因：“嗜酒组”的器官中的酒精含量较低，这意味着“它们氧化酒精的速度更快”。通过进一步研究，他提出了现代酒精测试的一些关键测量指标，比如血液中的酒精浓度。

类似这样的实验不无反对之声，与其说是研究人员反对，不如说是反动物活体解剖组织反对。在诺里斯的 208
时代，这些组织就开始因贝尔维尔的病理实验室任意使用动物做实验而发起责难。1920 年，一名长期待在实验室的工作人员自杀的消息点燃了导火索。自杀者名叫欧内斯特·戈茨，他很受诺里斯青睐。他在贝尔维尤工作了 40 年后退休，在这段时间里，他几乎干过医院提供的所有杂活，从铲煤、洗玻璃器皿到照顾病理大楼里的动物。70 岁的时候，瘸得厉害、近乎失明的戈茨，在定期前往医院的动物宿舍时被发现死亡。他的尸体躺在地板上，煤气喷嘴打开着。

媒体大肆渲染。诸如“老了没法照顾宠物，打开煤气”这样的标题，伴着一些不无隐晦暗示的报道，譬如，戈茨看到他喜爱的贝尔维尤动物被销毁，精神备受折磨。越传越离谱，怒气冲冲的查尔斯·诺里斯自觉有义务在给《纽约时报》的信中“阐明事实真相”。戈茨自杀，不是“出于对白鼠的深切同情”，诺里斯气愤地说。他之所以自杀，是因为他兢兢业业为医院服务 40 年后，却不得不靠每天不到 1 美元的城市养老金生活，他感到绝望和沮丧。一个生性骄傲的人，几乎走不了路，也看不见东西，死后被人发现口袋里只有 45 美分。

批评声很快就消失了，部分是因为它们被有关格特勒各种成功的新闻淹没了。《纽约时报》《哈泼斯周刊》上的谀辞称他为“试管侦探”和“解读尸体的人”。几年后，一位法医专家宣称，格特勒“用他的测试送上电椅的罪犯，比任何一名采用警局所有调查方法的警探都多”。这一说法并非夸张。格特勒平均每年出庭近 50 次，很少有败诉的时候。有一件案子，他将嫌疑人裤脚里的草和土与凶案现场的进行核对，进而锁定其为凶手。还有一件案子，他将一具女尸身上的一根绳子与在她公寓做工的室内装潢工联系起来。（这两人都被判有罪并被处决。）格特勒的方法成了检测麻醉药、巴比妥类药物和毒物的黄金标准。他甚至在一场著名的民事诉讼中为“镭姑娘”做证，该案于 1928 年达成和解，证明多年来用发光的镭元素涂料擦拭表盘的做
209 法导致了各种致命癌症，从而彻底改变了职业安全法。起诉的妇女赢得了胜利，尽管她们很少有人活到领取和解金

的时候。媒体称之为“那些注定要死之人的案子”。

格特勒的办公室里摆满了纪念品。陈列的展品中有倒霉的“莫洛城堡号”游轮船长的骨灰，这艘游轮于 1934 年在新泽西州阿斯伯里帕克的海滩上搁浅，之后发生火灾，造成 130 多人死亡。许多幸存者因烧伤、暴晒和吸入浓烟，被救护车驱车两小时匆匆送往贝尔维尤。警车还送来一个水管工的金属箱，里面装着船长威尔莫特的骨灰。一时谣言四起，说他是被投毒害死的，而这场大火是为掩盖罪行而故意安排的。公众把注意力转向法医的调查。

一份报纸上的通栏大标题极好地捕捉到了格特勒的窘境：“威尔莫特的骨灰在做毒物检测。”有很大的谋杀嫌疑，但可供利用的证据很少。威尔莫特船长已被烧成灰了——水管工的箱子里没有骨头碎片，没有衣服纤维，只有骨灰。

在现代色谱法和 DNA 检测出现之前，这是一项不可能完成的任务。因为易挥发的毒物很快会燃烧掉，只有较温和的毒物才能被检测出来。格特勒确实发现了铅、铜和钡的痕迹，但这意义不大，因为船长宿舍里有管道和电线，很可能已经污染了骨灰。简言之，没有办法确定死因和发生时间。这就是格特勒把船长的骨灰放在显眼位置直到退休的原因：不是为了铭记曾经的失败，而是提醒自己往后还有很多工作要做。

没有人因为“莫洛城堡号”游轮火灾而被起诉。这起事故目前仍是悬案，尽管后来有人把怀疑的矛头指向首席无线电操作员乔治·罗杰斯。罗杰斯有过犯罪记录和精神病史，曾和船长有过节。（他在另一起案件中被判谋杀罪，后死于狱中。）讽刺的是，罗杰斯在贝尔维尤度过了为时数周的康复期，与格特勒检查船长骨灰的实验室仅一栋楼之隔。“我记得有个受害者，船上的无线电操作员，被特别分配到第三医疗分部，而后分到我的病房，”贝尔维尤
210 的一名实习生回忆说，“我慢慢和他混得很熟了。由于喝了大量海水，他到达时处于非常水肿的状态，［但］后来恢复了健康。几年后……我们听说纵火的是一名心怀怨愤的船员，即船上的无线电操作员。”这名实习生说，除了贝尔维尤——“世界上最令人兴奋的医院”，这种事还会发生在哪里呢？

1926 年，《纽约客》刊登了一篇关于当前城市中“酒品市场”的文章，指出在禁酒令实施期间，上好的杜松子酒和苏格兰威士忌的价格“在节后下跌后略有上升”。文章说，这反映的不仅仅是简单的供求关系，还有挑剔的消费者对有质量保证的烈酒的偏好，比如像顺风（Cutty Sark）、帝王（Dewar’s）和翰格（Haig & Haig）[1] 这样的外国品牌。

1 此三品牌皆为苏格兰威士忌。

既然可以喝到更精良（即使成本更高）的混合酒，为什么还要喝“让人说疯话和爬树”的美国“松鼠威士忌”呢？

外国酿酒厂还有一个优势：其产品是安全的。“身穿皮大衣，随身携带扁平小酒壶”[1]的人喝杜松子酒马提尼和威士忌酸酒时，无须担心酒有隐患。当年晚些时候，《纽约时报》捕捉到了禁酒令给那些买不起帝王或顺风威士忌的人带来的影响。“这里有 23 人死于节日饮酒，”报纸头条尖叫道，“89 人病倒在医院。”

罪魁祸首是有毒的威士忌。当酒精销售合法时，很少有人质疑主要成分——玉米、谷物、酒花和葡萄——或最终产品本身的安全性。然而，从 1906 年开始，联邦政府规范了两类酒的加工，一类供人消费，另一类供工业使用，以确保“可饮用的烈酒”的销售（联邦收入的主要来源）被适当征税。为了强制区分这两类酒，政府要求工业制造商用添加剂使烈酒“变性”，使其喝起来不对劲，甚至有毒。

1920 年禁酒令开始实施时，饮用酒的供应枯竭了。由于国内的酿酒厂和蒸馏厂已经关闭，私酒贩子开始用手头
的任何东西，主要是从黑市上购买的变性酒或从工厂偷来 211
的酒，来生产烈酒。规模较大的私酒厂能够通过重新蒸馏

1 许多美国人为了偷偷喝酒，想出各种障眼法，譬如将酒装进扁平小酒壶，藏在大衣里。

来去除一些毒物，规模较小的则加入甜味剂来软化味道，还有很多私酒厂什么都不做。利润如此丰厚，执法又如此宽松，使得非法蒸馏遍地开花。禁酒令期间，纽约市几乎没有一个月不发生因调制“浴缸金酒”[1]引发的公寓爆炸事故。

尽管有风险，但数百万美国人仍继续喝酒。联邦官员必须有所动作，但做什么呢？若对此问题不管不顾，必会激怒推行禁酒令的反酒势力，若加大执法力度，则成本高昂，必定失败。于是政府决定，通过**增加**用于工业生产的变性酒精（但现在也用于非法威士忌）中的毒物含量，以此吓唬公众，让他们遵守规定。如果有更多美国人得了可怕的病或死亡——嗯，那是他们咎由自取。

《纽约时报》上的一则关于“节日饮酒”的头条新闻对结果做了很好的描述。在那年圣诞节，贝尔维尤的急诊科挤满了禁酒令的受害者。据查尔斯·诺里斯称，首席法医办公室发现了三种新毒物，皆是联邦化学家往私酒贩子常用的变性酒精中添加的。他指控，政府正在毒害自己的人民。

有钱又有关系的诺里斯，根本无须担心自己喝的酒是否安全。但禁酒令让他感到不快，因为它既是一场健康灾难，又是一场走偏了的改革运动，让人想起马克·吐温的

1 有些私酒贩子在自己家里酿酒。他们把酒精倒在浴缸里，放入杜松子、香料以及各种水果浸泡一段时间装瓶后再拿出去偷偷卖，当时人们把这种酒称为浴缸金酒。

著名箴言："没有什么比别人的习惯更需要改革。"不久，诺里斯发现市长吉米·沃克与他意见相投，沃克对禁酒令也是如此看法。当诺里斯提议调查毒酒对纽约人的全面影响时，沃克叫他把结果直接送到市政厅。

1927 年的《诺里斯报告》成为反禁酒令势力的"医学圣经"。纽约市官方公布的酒精中毒死亡人数，从 1919 年的 47 人跃升至 1926 年的 741 人，很可能还有未被统计的，因为许多医生不想让自己病人的家属难堪。诺里斯声称，酒精中毒是这座城市目前面临的最大健康威胁，他直言不讳地说："在我看来，这种原因造成的死亡率，比车辆事故 212
和照明煤气中毒所造成的总和还要大。"

他还警告说，情况正变得越来越糟。格特勒的实验室对十几款私酿威士忌进行了仔细研究，结果显示每一款都受到了致命物质的污染。有些散发着虫胶和防冻剂的气味；所有的酒都含有变性酒精。此外，在贝尔维尤，患有"酒精中毒性精神病"的病人"显著增加"，其特点是幻觉和震颤性谵妄。格特勒将此归咎于他测试过的私酒的巨大效力，有些酒达到了 140 酒精纯度。这些酒不仅有毒，而且强度惊人。

谁的风险最大？答案不言自明。有钱人无须担心，诺里斯对媒体说。"拥有精良葡萄酒、啤酒和威士忌的人，没有谁会去喝变性酒。"城市停尸房中，在有组织犯罪集团里中弹的暴徒尸体旁，堆满了“来自贫困阶层”的中毒纽约人的尸体，也就不足为奇了。

一些政治领袖，包括时任总统卡尔文·柯立芝和即将成为总统的赫伯特·胡佛，曾称禁酒令是“一项高尚的实验”。诺里斯认为他们不过是痴心妄想。禁酒令并未阻止人们消费酒精，只是让酒精变得更致命了。“众所周知，至少所有在禁酒令之前喝酒的人，现在都还在喝酒，”他说，“前提是他们还活着。”

尽管诺里斯有关禁酒令引发酒精中毒、带来可怕伤亡的论述是对的，但他声称饮酒仍像以前一样流行，这一说法就不正确了，很可能还不真诚。事实上，来自他自己医院的统计数据显示，因酒精入院的人数从 1910 年的 11 307 人下降到 1920 年底的 2 091 人，1920 年禁酒令正式开始。20 世纪 20 年代，这些数字会在贝尔维尤再次上升——每年约 6 000 人——但这只是因为 1926 年首次当选的沃克市长拒绝执行这项法律。

贝尔维尤的一些工作人员的确看到了禁酒令的好处。医院的社会工作部主任玛丽·E. 瓦德利坚持认为，禁酒令降低了全市移民社区的酒精消费量，后来证明她所说属实。研究这个时代的历史学家几乎一致认为，大多数美国人对
213 禁酒令不满，原因是认为它侵犯了他们的权利，他们中有数百万人干脆无视其规定。但所有人都认为，在 20 世纪

20 年代，全国的饮酒量下降了 30% 之多，甚至可能更多。

对诺里斯关于毒酒危害的说法，瓦德利没有异议。但她认为禁酒令多少拯救了纽约的贫困阶层，禁酒令推行期间，自然而然降低的饮酒率也为社会带来公益。“现在我们几乎再也看不到这样的情景了：人行道上一堆家具，上面坐着饥寒交迫、落魄潦倒的一家人，”她不无夸张地写道，“相反，如今孩子们衣着体面，男人们安心工作，支付账单，不必在发薪日徘徊于街角酒馆门口了。”

随着美国宪法第二十一修正案废除了第十八修正案，禁酒令于 1933 年初结束。它给纽约市造成的伤亡，一直持续到禁酒令废止前的最后几个月，后期有一则报纸头条写道：“4 天内有 16 人被毒酒杀死。”同年，查尔斯 · 诺里斯在纽约大学创建了全国第一个法医学系，他在贝尔维尤的同事，包括亚历山大 · 格特勒，成了系里的员工。它将很快成长为一处精英培训地，为一代代法医提供训练，把一个一度原始的专业变成一门严谨的科学学科。

禁酒令以一种奇怪的方式加强了贝尔维尤与市政厅之间的联系。沃克市长非常依赖诺里斯和格特勒来记录私酒的致命后果。而且，沃克与梅纳斯 · S. 格雷戈里医生的关系尤为密切，后者长期在贝尔维尤的精神病院担任院长，他一直不懈地宣传私酿威士忌对大脑的严重伤害，尽管他分管病房内的酗酒者人数在不断减少。贝尔维尤发现，吉米·沃克是个合宜的盟友。

格雷戈里有自己的计划。他一直在不懈地游说一届又一届市政府，推进麦金-米德-怀特建筑事务所在 1904 年构想的新建精神科大楼计划。但他一直碰壁，直到沃克上任并发誓要让这一项目成为现实。精神科医师和市长的联盟，将创造出一栋非凡的大楼，亦即贝尔维尤土地上最大的单一建筑，虽然在大楼完全投入使用前，两人都将黯然辞职。

第十五章　令人震惊的真相

市长吉米·沃克跌宕起伏的职业生涯，在纽约的政治传说中一直经久不衰。任何纽约城市史，若不描述沃克的迅疾崛起和惊人坠落，都将是不完整的。沃克的父亲出生于爱尔兰，是坦慕尼协会选区的一位领袖。沃克曾凭借作曲崭露头角，但在父亲的坚持下，放弃作曲而踏入政界。当选纽约州参议员后，他成为州长阿尔·史密斯的门徒。史密斯是第一位竞选总统的天主教徒，为沃克在1925年的市长选举铺平了道路。专栏作家埃德·沙利文赞叹沃克英俊、机智、极富魅力，“似乎集纽约的勃勃生机于一身”，他在移民酒吧和在华尔道夫酒店套房里一样自如。沃克担任市长期间，推行坦慕尼协会的路线，其中包括针对穷人的社会计划和大规模的城市建设工程。最重要的是，他坚持不懈地**反对**施行禁酒令，他认为这是对美国城市文化习惯的偏执攻击，这反过来提升了他的公众地位。 214

215 沃克掌管纽约市时，正值“咆哮的20年代”的鼎盛期。总的来说，时代是繁荣的，私生活奢靡在这位市长身上似乎更多是一种美德，而非阻碍。沃克花花公子式的生活方式，成了媒体的日常素材。他那优雅的衣橱、悠长的假期和风流成性，似乎除了政治改革者和纽约的红衣主教，很少有人感到不快。

“在他上任头两年”，一位观察家指出，沃克花了“143天”访问伦敦、巴黎、罗马、好莱坞、百慕大和其他遥远的目的地。当阿谀奉承的市议会将他的年薪从2.5万美元提高到4.5万美元——这几乎是联邦参议员工资的四倍，沃克说了一句俏皮话：“钱真是太好赚了！想一想要是我全职工作，能赚多少钱。”

然而，这位市长也有另一面。沃克的对外形象是：忙于享受而不愿理会城市管理中的琐碎细节，但他的管理比他泄露给外界的更为严密。对于贝尔维尤的未来，他建立了一个全市性的实体——医院管理局，以监督分布在5个区的18个公立机构，此举将控制权集中于市长办公室。他还经常依靠医学院的顶尖医生为他提供政策方面的建议，而这些建议并不会限制坦慕尼协会的商业利益。实际上，沃克对贝尔维尤很有好感。他的朋友亲戚都曾是那里的病人，他认为这家医院是一项未完成的工程，将其完工的时机已经成熟。在他的医学顾问中，就有梅纳斯·S. 格雷戈里医生。

格雷戈里是一名亚美尼亚难民，为了躲避土耳其的种族灭绝，他逃到了美国，而他的家人大多被屠杀了。获得医学学位并在不同的州立精神病院实习后，他于1902年来到贝尔维尤的精神病院，担任助理“精神病医生”，并于次年成为该院院长。这是一份别人都不愿意做的工作。病房混乱不堪，一位工作人员回忆说，“绝望的男女老少”像牛一样挤在“一个展现人类诸般苦痛的无尽万花筒”中。

格雷戈里对贝尔维尤有很宏大的计划。他很快就把住院楼的招牌从“疯人院”换成了“精神病院”——他说，这么做是希望让病人看起来是可以治愈的——并把大部分窗户上的铁栏杆拆掉。参观过病房的人看到了更多实质性的变化：对麻醉剂和身体约束的依赖减少了。其余科室的医生对精神疾病的无知让格雷戈里感到震惊，于是他四处游说，建议在培训医学生和实习生时，将精神病学与其他学科放在同等位置。格雷戈里声称，在贝尔维尤的全部住院病人中，有将近一半患有酒精中毒、昏厥、痴呆、抑郁、
药物性精神病、癫痫性意识错乱和其他精神疾病。格雷戈 216
里评论说：“普通医生对精神病学的认识几乎和外行一样粗浅，这不奇怪吗？”

事实上，格雷戈里对几乎所有事情都有自己的看法，他对此很少秘而不宣。他声称（原话极为适合他人引用），女性体重减轻会导致神经衰弱（他更喜欢“丰满”型的），

麻醉产生的朦胧睡眠（twilight sleep）会造成精神错乱。从上瘾到违法犯罪，再到西格蒙德·弗洛伊德的著作，他都会发表意见。格雷戈里即使不想引人关注（这很罕见），也似乎无法避免。1925 年，在一起发生在市中心他公寓附近的奇异事件中，他遭到袭击，险些被杀。“疯子拿手枪追赶格雷戈里医生，”一则报纸头条尖叫道，“子弹擦伤他脸颊后，他躲到汽车中间。”格雷戈里因“严重的精神休克”而被“送上病床”。他的病人，也就是那个疯子，“被警察打得失去知觉”，被还押至贝尔维尤进行观察。

格雷戈里的最高成就于 1926 年到来，市政厅终于拨款在贝尔维尤的土地上建造一栋有 600 张床位的精神科大楼。之前，格雷戈里曾搞过一番激烈的游说活动，其中就包括让沃克市长到老楼进行了一次精心策划的参观，当时沃克宣称：“我可不会把我的狗送到那里。”在奠基仪式上，沃克隆重地宣称这位身高 5 英尺的精神科医师“也许是世上最伟大的小个子”。另一位政要转身对格雷戈里说：“你一生的梦想即将实现。”

但事情没那么简单。与贝尔维尤关系最密切的麦金-米德-怀特建筑事务所，如今已面目全非。三位创始人都已过世——关键人物斯坦福·怀特，因引人注目地与一位百万富翁的妻子有染而被其发狂的丈夫开枪打死。市政府因而选择了一个由建筑师查尔斯·B. 迈耶斯领导的竞争团队。迈耶斯深受沃克青睐，很巧合的是，他刚刚设计了曼哈顿下城豪华的坦慕尼协会总部。一年之内，贝尔维尤的成本超支就达到了 300 万美元——主要承包商携带大量预付款逃往欧洲后，工程进度就慢了下来。

承包商跑路后不久，沃克市长也到了欧洲。1929 年，在他对改革者菲奥雷洛·拉瓜迪亚取得压倒性胜利，得以连任前夕，股市崩盘了。几个月内，国家陷入了史上最严 217
重的经济萧条，作为金融引擎的纽约市受到的打击尤为严重。突然之间，沃克的挥霍做派似乎不再那么可爱了。受这场危机刺激而变得大胆的批评者们，指责市长从寻求与本市合作的承包商那里收受回扣而自肥。这一次，对沃克与女演员贝蒂·康普顿的公开婚外情深感厌恶的天主教会，也加入了谴责的队伍。州参议院举行了一场听证会，证实了大部分腐败指控，阿尔·史密斯和现任州长富兰克林·D. 罗斯福都敦促沃克下台。1932 年 9 月，这位市长递交了辞职信，而后与贝蒂·康普顿一起登上了前往欧洲的远洋轮船，后来两人结婚。沃克从未受到过刑事指控，但他还是在国外待了几年，直到起诉的威胁解除。

沃克的最后遗产——贝尔维尤的精神科大楼——于 1933 年启用。它有八层楼，看起来更像是一家高级饭店，而非精神病院（假如你忽略顶端装有铁刺的水泥墙的话）。由于深陷争议之中（意大利文艺复兴风格的外墙与大萧条时期的阴郁气氛不太搭调），它花了整整七年时间才完成。“搞这项目能贪不少钱；他们靠合同发了财，”贝尔维尤的一位精神科医师回忆说，“什么东西贵，他们就把什么放到这个［地方］。”

他并非夸大其词。这座建筑似乎让人回到了麦金－米德－怀特建筑事务所最辉煌的时代。吉米·沃克以他那出了名的浮夸方式，奖励了格雷戈里医生与市政厅青睐的承包商。一名困惑的观察家写道，一个精神病院为何要建“意大利文艺复兴式的门廊、米开朗琪罗风格的楼梯、精雕细琢的三角墙和饰有凹槽的檐角”？这的确是个谜。他还补充说：“它似乎是基于对美第奇别墅的误解而建成的。”

然而，不久之后，它的床位就满了。经济困难时期意味着有更多病人寻求免费医疗——不只是在格雷戈里的大楼，而是在整个医院。到 1933 年，纽约市近三分之一的成年劳动力失业，公立学校里每五个学生中就有一个营养不良。从红钩区到中央公园的土地上，散布着星星点点的棚
218 户区，现在有两万人住在那里，其中很多人是从公寓被赶出来的。研究显示，在寻求政府援助的人中，有相当一部分是“第一次接受慈善援助的人”，他们失去了自己的高薪工作。人们甚至还给他们起了个名字：“新穷人”。

“对许多纽约人来说，”一位历史学家指出，“20 世纪 30 年代的经济灾难也是一场健康灾难。”由于饥饿问题严

重，急诊科医生开始接收病人，只是为了让他们吃上一两顿热饭。矫形外科注意到脚部问题激增，因为许多失业者没钱坐地铁或买一双新鞋。在贝尔维尤，平均每天都有一种疫病大流行的感觉。一名记者把这里比作“大战后的军医院”。一名用意第绪语写作的移民病人，回忆起那些管理她病房的人面临的“艰巨任务”，那里的床位延伸到了走廊和阳台。她赞叹道：“贝尔维尤真是一个巨大工厂，凡人的肉体在此都能得到治疗。”

许多人是在大萧条期间进入贝尔维尤的，他们以前从未去过那里。他们买不起食物，付不起房租，更别说在纽约医院或西奈山医院住私人病房了。他们慢慢了解到，贝尔维尤不会把他们拒之门外。与此同时，私立医院处于半满状态，在破产边缘徘徊。用该市首席卫生官员 S. S. 戈德华特的话说：“曾经有段时间，贝尔维尤的坏名声让人们害怕。现在形势变了。”大萧条让中产阶级学到了下层阶级一直知道的东西。“作为一家机构，贝尔维尤堪与世界上任何一家相提并论。”

就连面向上流社会的《纽约客》似乎也同意这一点。在大萧条之后的数十年里，它刊发的报道将贝尔维尤的优质医疗服务与其简陋寒酸的环境并举，好比在当地一家熟食店吃了一顿五星级饭菜。在一篇（非虚构）文章中，作者写自己乘坐出租车在第一大道上行驶。车开到贝尔维尤附近时，他称自己最近出现心肌梗死，后被救护车送到那里。“他们对我的医治是一流的。”他对出租车司机说。出租车司机回应说：“真是有意思啊。我的妻弟也说过几乎同样的话。说他在那里遇到了一些很好的人，每个人都把他照顾得很好。”惊讶于自己的坦率，作者指出：“我不得不嘲笑我自己，因为我对一个陌生人说了‘老贝尔维尤好样的！’这样的话。
219 每当我偶然路过这个地方，我就会有一种感觉，就好像它是我小时候上过的一所学校，再也无法从我脑海抹去了。确实，它给我的几乎**就是**这种感觉，就像母校一样。”

1933 年，格雷戈里医生进入他在贝尔维尤的第四个十年，他的位子似乎很稳，其角色近乎不可或缺。由于每年的入院人数超过两万，他聘请了新一批精神科医师来处理病患，其中很多人是逃离掌权的纳粹的犹太人。在纽约大学，精神病学专业是雇用他们的几个部门之一。纽约大学医学院院长柯里尔·麦克尤恩，私下里与阿尔伯特·爱因斯坦合作，为“德国与奥地利的医学科学家提供了至少 20 个救命的职位”，名单中就包括未来的诺贝尔奖获得者奥托·勒维[1]。

---

1 奥托·勒维（Otto Loewi，1873—1961），生于法兰克福，毕业于慕尼黑大学与斯特拉斯堡大学，与亨利·哈利特·戴尔在伦敦大学学院相遇，他们因发现神经冲动的化学传递，而共同获得 1936 年的诺贝尔生理学或医学奖。为躲避纳粹，勒维于 1940 年移民至美国。

不久，格雷戈里的初级员工队伍中充满了新毕业的医学生和政治难民。与贝尔维尤典型的“精神病医生”相比，他们更年轻，受教育程度也更高，他们通过做研究来定义自身，这使他们与格雷戈里产生了分歧。格雷戈里认为，在当前的经济危机中，医治病人才是唯一的当务之急，而不是写文章。

格雷戈里并不反对研究本身。过去，如果研究有望成功且能取得良好的宣传效果，他就会不嫌麻烦，汲汲于研究；当吉米·沃克希望对禁酒令的致命后果进行研究时，格雷戈里非常愿意满足他的要求；当一位关系很硬的学者要求检查机密的病人记录时，格雷戈里提供了。在一个值得注意的例子中，他向探究“犹太人是否比其他群体有更高的精神疾病发病率”（许多精神科医师认为结论是肯定的）的研究人员开放了他的档案。早期关于这个主题的著作，冠以“精神失常的犹太人”等不祥的标题，声称几个世纪的迫害催生了一个具有独特“心因性”精神障碍、“高敏感的种族”。犹太人与外界隔绝，被禁止从事体力劳动，他们在商业世界中靠聪明才智生存。紧张和久坐的生活，造成了精神的“过度刺激”和身体的“欠发达”，二者结合容易导致“严重的精神疾病”。

这项研究得到了当地犹太人领袖的支持，研究内容比
较了 1914 年至 1926 年间贝尔维尤的数千名犹太人和非犹 220

太人的记录。结论是，犹太精神病患者（尤其是男性）比非犹太患者患焦虑和抑郁的更多，但有酒精中毒和药物成瘾的较少。这些作者身为犹太人，似乎对未来并不特别乐观。“我们预计，”他们指出，“犹太病人的数量会持续增长。”

第一个来到贝尔维尤的难民精神科医师是保罗·席尔德医生，他是西格蒙德·弗洛伊德的明星学生。紧接着，在欧洲受训的精神科医师沃尔特·布朗伯格和弗雷德里克·沃瑟姆，以及出生于罗马尼亚的心理学家戴维·韦克斯勒也相继到达。这些人全都留下了自己的印记：席尔德在心理治疗方面，布朗伯格在药物成瘾方面，沃瑟姆在司法精神医学方面，韦克斯勒在人类智力测验方面（广为流行的贝尔维尤-韦克斯勒量表）。所有人都把自己看作现代专业的一员，在这一专业中，名声是通过参加著名会议和在专业期刊上发表文章来建立的。这是瞧不起格雷戈里医生的新一代。格雷戈里认为，精神障碍大多可追溯到现代生活的压力给人造成的暂时性过度疲劳，而非隐藏的神经症。他相信，良好的饮食、休息和抚慰几乎可以解决所有最棘手的疾病，通过医疗咨询和照护可以戒除酒瘾和毒瘾。

一场冲突不可避免。1934 年，贝尔维尤的一群精神科医师寄给市医院专员一份措辞尖锐的备忘录，即《精神病科管理的严重缺陷》。这份备忘录把矛头直指格雷戈里，称他是独裁暴君，把时间都花在给坦慕尼友人发放“特殊恩惠”上。它还举了个例子来说明：“前任专员多纳休的一个侄女，在两室一厅的套房里治疗了四个月，而其他病人则睡在拥挤病房的地板上。”更糟糕的是，这个女人是外地人——“新泽西州居民”。

不过，备忘录主要是把格雷戈里描述成一个过时的人，嘲笑他对新的精神病学方法“可耻地无知”，还谴责他“未能充分鼓励员工从事科学工作［和］发表论文”。难怪它得出这样的结论：“年轻的医生和实习生”如今正在其他地方找工作。

下属习惯叫他“混蛋格雷戈里”。“我们很少见到他， 221
除了在他想大骂我们的时候。”一位初级同事回忆说。他以处罚来强制推行纪律，比如，格雷戈里开除过一名睡过头、未按时到病房的实习生。还有一次，格雷戈里解雇了一名新近聘用的员工，原因是他用胶带封住了一个病人的嘴。“她尖叫‘上帝啊，他们正在杀死我’，人们聚到街上……想知道发生了什么，”这位医生解释说，“我的做法纯粹是一种治疗程序，一种紧急操作……我恳求你重新考虑……犯错乃人之常情，宽恕则超凡入圣。[1]”格雷戈里没有让步。这名医生愤愤然离开了。

1 犯错乃人之常情，宽恕则超凡入圣（To err is human, to forgive is divine），出自英国诗人亚历山大·蒲柏（Alexander Pope，1688—1744）的诗歌《论批评》。

格雷戈里如此行事的根源，众说纷纭。他“身材出奇地矮”常被认为是主因。毕竟，他确实穿着增高鞋，在升高的讲台上讲课；他还对一位同事吐露说自己从未结过婚，因为他担心生下的孩子没有自己高，尽管员工也谣传他是同性恋。

曾经，格雷戈里可能会对这些批评者置之不理，但时代已经变了。随着吉米·沃克的垮台，政治上再也无人给他撑腰；坦慕尼协会的头领也不再庇护他。此刻，对沃克极为不满的竞争对手菲奥雷洛·拉瓜迪亚正坐在市长的位置上。拉瓜迪亚的医院专员人选戈德华特，因为很久以前与格雷戈里的斗争，对他怨恨颇深。

戈德华特称格雷戈里是坦慕尼协会的党羽，要求他辞职。“精神病院院长和保他上台的政治组织之间的联盟，是个邪恶联盟。”戈德华特说。贝尔维尤应该选用更好的人。

戈德华特是否有证据，不得而知，因为他从未提供过。即便是并不亲格雷戈里的《美国精神病学杂志》，也认为对他的攻击是“粗鲁，愚蠢，无情”的。几年后，一名密谋反叛格雷戈里者称“贝尔维尤这次风波”反映了医学界标准变化的代际冲突。事后回顾，最让他不安的是将格雷戈里扔到一边的手段。“几乎一夜之间，”他回忆说，“住院医师、初级医师和心理学家联合起来反对［他的］行政压迫。指控和反指控纷至沓来。秘密会议不时举行……引发了一小阵歇

斯底里。”讽刺之处在于，这些反叛者全都受雇于格雷戈里，222
他致力于用他能找到的最优秀的年轻人来填充贝尔维尤。

格雷戈里的磨难还没有完全结束。最后压垮他的屈辱还在等着他。过去几年里，格雷戈里曾在数十场著名的刑事审判中做证。他的出庭记录，与他在贝尔维尤的同事查尔斯·诺里斯和亚历山大·格特勒不相上下——三人有时会一同出庭。每当有人在高风险的诉讼中以精神失常为借口提出答辩，众人都会把目光投向格雷戈里。1915 年，他做证说汉斯·施密特神父的精神状态良好，后者因杀害情人并将肢解的尸体投进哈德逊河而被定罪，成为唯一一位在美国本土被处决的天主教神父。次年，格雷戈里驳倒了一名医生同行亚瑟·韦特的精神病辩护，在《纽约时报》称为“多年来对轰动谋杀案的最迅速审判”中，后者被认定犯有杀害富有姻亲之罪。1934 年，著名银行家约瑟夫·哈里曼因贪污近百万美元而被定罪，格雷戈里称他“精神相当完好”，协助粉碎了他的精神病辩护。报纸头条几乎每年都会出现这样的标题：“法院下令推迟，直到格雷戈里医生完成检查”，或者“格雷戈里医生认为［被告］明显正常”。然后，在 1935 年，出现了艾伯特·费雪一案。

此案的细节令人作呕。前年，费雪给格雷丝·巴德的家人写了一封信。巴德是个十岁女孩，1928 年从她在布鲁克林区的公寓里失踪。费雪在信中承认是自己挟持了巴德，而后忍不住用骇人的细节来折磨她的父母。“首先我扒光她的衣服，”他写道，“她又踢又咬又抓。我用力将她勒死，我把她切成一小块一小块，这样我才能把她带进我的房间煮来吃，她美味的小屁股在烤箱里烤过后真是鲜嫩多汁……虽然我很想，但我并**没有**染指她幼小的身体，她到死都还是处女。”

费雪，一个 65 岁的油漆工，不只是个食人魔，还是个连环杀手。被拘押后，他承认自己猥亵过数十名儿童，还至少杀害了 15 名儿童。媒体将费雪称为“布鲁克林吸血鬼”；
223 现在很多人认为他就是电影《沉默的羔羊》中阴冷怪异的汉尼拔·莱克特的原型。“我做的事情一定是对的，否则天使会阻止我。”费雪解释说。鉴于他生动的供词，摆在陪审团面前的唯一问题是被告的精神状态——是宣布他精神失常，送他去精神病院，还是认定他精神正常，送他上电椅？

审讯的重点集中在贝尔维尤医院对此案应负的责任。事实上，检方和辩方唯一能达成一致的意见是医院犯有严重过失，让一个残暴的疯子在街上任意行走。“在这次审判结束之前，你会听到很多关于贝尔维尤的事情。”冷嘲热讽的地区检察官说。“是的，贝尔维尤负有重大责任。”法庭指派给艾伯特·费雪的律师回答说。

引起争议的是，人们发现，费雪在 1928 年绑架格雷丝·巴德到1935年因杀害她而被捕之间的这几年里，曾两次被送进贝尔维尤进行观察。两次都是因为他通过邮局发送淫秽信件而被送院检查，但两次都被宣布为“无害”，并被释放。在尖锐的交叉询问下，现已退休的格雷戈里医生声称，关于费雪的记录“不多”，因为费雪本人“没有精神失常”。当被问及为何没人花时间认真检查一个有家族精神病病史的人的信件，格雷戈里说，因为他的员工工作量太大。“假如我能得到更多帮助，我可以从精神病学的角度得到很多值得深思的东西。”他说，并补充道，费雪“只是法院送来的许多人中的一个”。

当格雷戈里雇用的心怀不满的难民精神科医师之一弗雷德里克·沃瑟姆出庭为被告做证时，格雷戈里的境况更加不妙了。在审判前的几周，沃瑟姆可以自由地接触费雪。沃瑟姆有关费雪的陈述非常令人作呕，格雷戈里竟用“无害”和“没有精神失常”来描述他，只能让公众大感惊诧了。费雪用火钳烫自己，用带钉的短木板来血淋淋地自我鞭笞，并多次将金属物插入直肠（他被捕后做的X射线检查显示，他的骨盆附近有29根生锈的针）。“我总是渴望给别人带来痛苦，并让别人给我带来痛苦，”费雪面无表情地告诉沃瑟姆， 224
“一切能带来伤害的东西，我似乎一直都喜欢。”

沃瑟姆似乎迫不及待想抓住这次机会，以使他明显鄙视的前上司难堪。沃瑟姆以既轻蔑又讶异的语调，大声质问格雷戈里为何没有足够认真地了解被告的详细历史或仔细阅读其信件，他本应意识到那无可置疑的堕落与败坏。沃瑟姆得出结论说，艾伯特·费雪简直就是一部反常行为的百科全书。“不管你如何定义理智在医学和法律上的边界，他都肯定越界了。”

两位精神科医师与沃瑟姆一起，在审讯中支持被告精神错乱的答辩；另外两位医生则与格雷戈里一道，坚称被告能明辨是非。当检方的一位精神科医师称费雪是“未患精神病的变态人格”，因此“神智正常”，最糟糕的时刻出现了：一脸疑惑的辩护律师询问，杀害儿童并食其肉的行为，难道不能表明他有些不正常？“嗯，”检方的这位精神科医师面无病情地回答说，“人各有所好。”

死刑判决并不令人意外。一些陪审员支持死刑，同时也认为费雪是个疯子。他们的逻辑很简单，即罪行本身太过邪恶，非用电椅不可，不管被告精神状态如何。艾伯特·费雪顺从地接受了自己的死刑。“谢谢你，法官。”他挥挥手说。大家多么体贴，提供了一个人能想象到的最大礼物：难以言说的痛苦。费雪说，接受电刑，“将是我一辈子最大的快感”。

这次审判成了梅纳斯·格雷戈里职业生涯的天鹅之歌。受到下级同事羞辱，又被拉瓜迪亚勒令退休，他开始接诊一些自费病人，并在他突然变得清闲的日子里增添了一点业余爱好。最后印有他名字的报纸头条，似乎很好地概述了他的结局：“格雷戈里医生死在高尔夫球场：著名精神科医师［在］塔卡霍球场第二个发球台被击倒。”

如果非要选出反对格雷戈里的政变的头目，那很可能是保罗·席尔德。席尔德于1928年来到美国，先是在约翰 225
斯·霍普金斯大学讲学，而后来到贝尔维尤，成为精神病学研究方面的首位主任。他的主要兴趣是心理治疗和他所谓的“身心联结”，格外强调儿童发展。“令人惊奇的是，在席尔德的鼓励下，病房里的几乎每一次临床实践都对研究有助益。”一位同事指出。受到席尔德吸引的人，构成了反格雷戈里团体的核心，其中就有劳蕾塔·本德。她刚从医学院毕业，成了席尔德的研究伙伴，而后做了他的妻子。

他们的婚姻悲剧性地短暂。席尔德有许多怪癖，其一就是无视交通信号灯。他过大路时，“书举到眼睛处”，伸出一只手叫停飞驰的汽车。1940年，他去产房看望了劳蕾塔和他们一周大的孩子后，在贝尔维尤外面被车撞死，年仅54岁。

席尔德的死，似乎结束了他和本德两人前程似锦的事业。结婚仅五年，这对夫妻就一起在精神病学期刊上发表了大量文章。考虑到医学界对女性不重视以及单身母亲的责任，本德在失去丈夫后能否在这一专业立足，实在令人怀疑。她的同事希望她缩短工作时间，甚至有人劝她退休。

但 43 岁的本德另有打算。她对朋友说，她要继续他们两人的研究，以此纪念保罗 · 席尔德，她也会照顾好三个孩子。“她可能没有在家给过我们牛奶和饼干，但从未对我们［不管不顾］，”她的儿子回忆说，“她做了男人在医学上的一切工作，同时还养家糊口，打理房子。”

本德的童年是在混乱中度过的。她父亲是个不安分的人，在扎根艾奥瓦州的农村前，他带着家人从一个镇子搬到另一个镇子。而她母亲，在劳蕾塔出生时还不到 19 岁，随着每个孩子的出生，她母亲越来越抑郁。“她爱孩子的方式跟孩子一样，”本德在她未出版的自传中写道，“一旦孩子离开她的怀抱，以她的背景和有限的经验，她根本满足不了也不愿满足他们的需要。”

劳蕾塔的需要是多重的。她读了三次一年级，直到 9
226 岁才学会阅读，多年来一直难以掌握拼写、语法和书法。实际上，本德有阅读障碍——后来她对这种情况进行了深入研究。如果不是一位亲戚负责她的小学教育，她回忆说：“我都怀疑我能否毕业。”

本德每日刻苦学习基本课程，终于成为她所在高中的最优秀毕业生。之后，她进入芝加哥大学学习，并在艾奥瓦州立大学获得医学学位。她之所以选择医学，“是因为可以研究科学课题，而不是想当执业医师”。于是，她拿到了约翰斯 · 霍普金斯大学的奖学金，就是在那里遇到了保罗·席尔德。“我立刻明白了，”她写道，“他就是我一直在找的人。”

本德跟着他去了贝尔维尤。格雷戈里的新精神科大楼刚刚启用，按年龄、性别和病情将病人分开。现在有“安静”病房给最省事的病人，“半失常”病房给较棘手的病人，“失常”病房给暴力和有自杀倾向的病人。医院里有一间儿童病房，另一间是给 12 岁至 16 岁的青少年准备的，他们先前和成年病人同住；还有一间是留给囚犯的，里面有牢房、武装警卫和一个用来确定病人是否有“意识能力”来受审的法庭。“他们成群地拥向［我们］，主要是因为他们可以得到洗浴、免费食物和住宿，”贝尔维尤的一名实习生在 1934 年写道，指出了大萧条的影响，“总的来说，我们对酗酒者的治疗体现了我们精神科最崇高的一面——在其他任何地方，他们都不会受到如此亲切的欢迎。”

本德在 1934 年接管了儿童病房。市长拉瓜迪亚可能对她的专业能力没有信心——他有句名言，心理失常的人需要“多吃意大利面，少看精神科”——但没有人比他更擅长将联邦救济金带到他的城市。在贝尔维尤，新政机构下拨的资金流入各种项目，最显眼的是医院圆形大厅中九幅优雅的壁画。它们由戴维·马戈利斯[1]（周薪 26.5 美元）绘制，描绘了

1 戴维·马戈利斯（David Margolis，1911—2003），美国艺术家。

"农业""工业""研究"等讲述人类进步的故事。本德的病房还出现了源源不断的"助手"和"助理"，这都是公共事业振兴署的馈赠。本德对有追求的艺术家、音乐家和舞蹈
227 家青睐有加，他们也许能以新颖的方式与儿童接触。她自己与阅读障碍做斗争的经历，使她开发出本德视觉运动完形测验（Bender Visual Motor Gestalt Test），通过研究病人画画和解释不同形状的方式，来评估他们的"内心想法"。有时，本德还会触及 20 世纪 30 年代常见的问题（但今天已遭到严厉批驳），比如种族在决定行为中的作用。有一次，她写道，"几乎所有人都会承认［黑人］有两个特征"，即"所谓的懒惰能力和特别的跳舞能力"。她认为，这两个特征，"或许表明他们特有的大脑冲动倾向"。

不过，她最感兴趣的是儿童精神分裂症，当时几乎还没人研究这个问题。她的定义很广泛，涵盖了众多疾病（包括孤独症，在它成为流行诊断之前，她已研究了数十年）。"［看到］脑瘤还算好的，因为你觉得［它］至少可以被治疗，"她在贝尔维尤的同事回忆 20 世纪 30 年代的精神病学时说道，"站在一大堆材料前，我们茫然无助，不知所措。"

后来，从维也纳传来一线希望。有一种新的治疗方法，通过诱导类似于癫痫那样的发作，似乎可以将严重抑郁症和精神分裂症患者的大脑震击到"平静"状态。研究人员

称其为“惊厥疗法”。这让本德产生了兴趣。

第一波惊厥疗法涉及胰岛素。20世纪20年代，加拿大研究人员发现了胰岛素。它由胰腺产生，可调节血液中的葡萄糖水平。缺乏胰岛素会导致高血糖症，胰岛素过剩则导致低血糖症，而如果到达大脑的葡萄糖过少，就会引发惊厥和癫痫。20世纪30年代，欧洲一位名叫曼弗雷德·扎克尔的精神科医师注意到，胰岛素诱导的昏迷对那些患有抑郁症和精神分裂症的人有很大影响。他开始诱导自己的病人陷入此类昏迷，声称其中88%的人表现出较少的精神疾病症状，但也警告说，长期影响尚不清楚。

随后，其他方法也很快出现。匈牙利传来了使用美托 228
唑进行惊厥疗法的消息。美托唑是一种化学兴奋剂，大剂量注射会引发“剧烈发作”。早期研究表明，它对治疗精神分裂症有效。缺点是，暴力式的惊厥会造成多处骨折和椎骨骨折，尽管大多数骨折伤情被乐观地描述为“微乎其微”或“无害”。

在美国，惊厥疗法在贝尔维尤首次亮相。医院里一名年轻的精神科医师约瑟夫·沃蒂斯在维也纳学习时，曾目睹扎克尔用胰岛素诱导昏迷的过程。沃蒂斯对结果大为惊奇，于是说服贝尔维尤的新任精神科主任卡尔·鲍曼，准许在“失常”病房中对病人实施胰岛素休克疗法。当时没人知道——今天也没人确定——为何一次发作能恢复病人的精神功能，以及它是如何运作的。休克疗法的治疗特质仍然是医学科学的一大谜团。沃蒂斯在纽约神经学会的一次演讲中也承认了这一点。“不是简单的休克……就能达到效果，”他说，“是别的东西；我也不知道是什么，但我认为是相当不同的东西。”

休克疗法的神秘性并未妨碍其应用。“我们的胰岛素病房现在有 26 张床位，给我配备了 2 名助理医生、10 名护士和 1 名秘书，”沃蒂斯这样写自己在贝尔维尤的工作，“有很多访客（来）我们这里学技术。”他并非夸张。4 年后，美国公共卫生局报告说，全国 70% 以上的精神病院都尝试过或正在使用胰岛素休克疗法。

这些实验反映了当时摇摇欲坠的医学伦理。举例来说，在贝尔维尤，沃蒂斯从未想过与接受胰岛素休克疗法的病人讨论风险，也未征求他们的同意。他也从未解释治疗需要进行多次，会绵延数周，有时甚至数月。有个典型案例涉及“一个聪明的 18 岁有色男孩”，他有“偏执型精神分裂症”的症状。沃蒂斯承认说，这名病人在早期治疗中很不舒服，可能想要结束治疗。他抱怨头疼。他双手颤抖，
229 声音颤抖，没有看到任何积极的效果。然而，沃蒂斯并未停手，而是“逐渐增加胰岛素剂量”直到引发“全面的癫痫发作”。

这名病人的情况改善了。他再没有听到那些声音了。“我没觉得困惑，也没觉得害怕，”他说，“我感觉很好，和以前一样。”对沃蒂斯来说，目的证明了手段之合理。“我们可以等待进一步的结果和观察，”他在一份私下流传的备忘录中写道，“但与此同时，我们完全有理由欢迎精神病学领域这一重要、令人振奋的新势力。”

这种乐观情绪，虽然可以理解，但还为时过早。胰岛素休克疗法很快就不受欢迎了。医院发现这种治疗方法太劳神费力。病人的心率、血压和呼吸都必须仔细监测，手边要备好糖溶液，以防不测。此外，胰岛素休克疗法的好处似乎消失得很快，这导致一些人质疑是否风险大于回报。答案在 1942 年揭晓，当时贝尔维尤的一名病人在胰岛素诱导的发作后死亡。此疗法将休矣。

沃蒂斯远没有灰心丧气。惊厥疗法并未在贝尔维尤消失，只是采取了不同的形式。“[我们科室] 即将推行电击疗法，我们期待能很快开始，”沃蒂斯在 1940 年写信给一位朋友说，“[我们] 正在研究经过电击后惊厥的白鼠，很有意思，充满了各种可能性。”

“电击”，也就是今天所说的电休克疗法（ECT），也是从欧洲开始的。它的开发者是一位名叫乌戈·切莱蒂的意大利精神科医师，他通过观察猪在被宰杀前被电棒电昏的过程，得到了这个想法——电击会引起明显的惊厥。在位于罗马的实验室里，切莱蒂致力于寻找人体实验所需的“安全边界”。电量多少才合适？每次电击的时间该多长？需多少次才能产生预期结果？

电休克疗法有其优势。没有毒性反应，惊厥也不那么剧烈，因此骨折的情况较少。切莱蒂声称，精神分裂症和严重抑郁症患者经历多次电休克疗法后，反应良好，显得
230 更加放松、连贯，更有自我意识。除了暂时性的失忆之外，似乎没有任何医学上的并发症——用切莱蒂的话说，没有任何“可能损害神经系统”的情况。拥入他位于罗马的诊所的观摩者，都留下了深刻印象。不出几个月，这一操作已传遍整个欧洲，而后传至美国。

电休克疗法的最大障碍，如今依然是个困扰人的问题：它与玛丽·雪莱的《弗兰肯斯坦》中的虚构实验令人不安地相似。1940 年，一位美国精神科医师首次在著名的纽约医学会提出演示，却一无所获。“什么？让电流通过病人的头？”一位同行喊道。你一定是疯了。

在贝尔维尤，顾虑没那么多。一位精神科医生写道：只需到“很失常”的病房去看看，就会发现问题所在，病人“大喊，尖叫，被束缚在束缚衣里，只有阿米妥钠或湿裹毯才能让他们暂时安静下来”。无论是否完美，电休克疗法带来了希望。

电休克疗法传到美国时，正值一种更有争议的治疗方法被应用之时，相比之下，它要温和得多。与之竞争的那种被称为“脑叶切除术”的手术，要剪断连接额叶和大脑其他部位的神经纤维，造成不可逆的改变。没有人怀疑脑叶切除术可以将难以控制的病人变得温顺；但问题是，据贝尔维尤几位目睹过该手术的精神科医师说，病人在术后都变成了“温顺的植物人”。这种手术在贝尔维尤做过多少次，尚不清楚，不过数量似乎不多。

在贝尔维尤推行电休克疗法的先驱有约瑟夫·沃蒂斯、戴维·因帕斯塔托，最令人惊讶的是，还有儿童病房的劳蕾塔·本德。1940 年，因帕斯塔托在美国进行了首次电休克疗法，他使用一台笨拙的仪器，上有精确但有点吓人的指示：

1. 在患者头部两侧放置大量电极凝胶。

2. 电极应牢牢压在额颞区。

3. 逆时针旋转“调至预期电压”的大旋钮。 231

4. 将电极连接线插入刺激装置。

5. 将“电阻”旋钮旋转至白点对面。

6. 将“电击时长”按钮调至 0.10。

7. 将“治疗”开关从“A”向下按至“B”。此过程完成，病人将接受电击。

它警告说，最重要的是，“绝不能在金属床上实施电休克疗法”。

在未来数年中，将有数千人在贝尔维尤接受电休克疗法，其中许多人是儿童。实际上，像本德医生那样系统采用该疗法的病房并不多。她决定这样做，可能与她丈夫在1940 年不幸去世有一定关系，之后她与她上司卡尔·鲍曼越走越近，而鲍曼非常赞成使用电休克疗法。究竟是鲍曼鼓励了本德，还是仅仅默许，已无从考证。但可以肯定的是，他没有反对。

本德很快就会进行贝尔维尤历史上较为可疑的实验之一。几年前，法国顶尖的儿童精神科医师乔治·厄耶曾对少数“抑郁的”青少年使用电休克疗法，引起关注。但没有人想到要进一步降低年龄的门槛——直到 1942 年，本德医生开始这样做。

在 8 年时间里，在本德的病房（PQ6）里，有 100 多名儿童，有些只有 4 岁，将定期接受电休克疗法。在医学科学尚未要求随机控制、双盲研究和知情同意的时代，这项实验却因其被试的年龄而备受瞩目。它没有什么秘密可言。本德从美国公共卫生局获得丰厚的资助，而后在著名精神病学期刊上分享她的发现。在公开场合，她宣称电击是治疗严重精神障碍的有效方法。私下里，她称其为以前

“无法触及”之儿童的最后希望。“如果你在贝尔维尤面对
［我处理的］典型病人，”她告诉一位英国同行，“你会尽 232
一切努力让［他们］及其家人的生活不再那么难。”

到了 20 世纪 40 年代中期，本德的病房已极其拥挤。孩子们从四面八方赶来，有父母和亲戚送来的，有其他医院送来的，也有社会服务机构送来的。床位用完了；病人经常睡在大厅里的小床上。本德估计，她的病例中有 75% 到 85% 的人有严重的行为问题，这些问题是由家庭破裂、学习障碍和“器质性大脑障碍”导致的。那些“接受观察”的人，要在贝尔维尤待上 30 天，然后才被送回家，被送去寄养，或被送去州立机构。而那些接受“强化治疗”的人，则要待上 60 天甚至更久。后一类人，包括较严重的病例，成为电休克疗法的候选。

本德的目标，并不是通过驯服难以控制的儿童以使病房的生活变得简单一些。她也不认为电休克疗法是一种永久性的“治疗方法”。看到电休克对成人的效果后，她认为它能让精神最失常的病人对其他治疗方法——心理治疗、咨询、音乐、木偶和舞蹈——做出更有效的反应。在本德的帮助下，贝尔维尤建立了一所公立学校，教授矫正阅读和语言课。而在当时，以她的前同事弗雷德里克·沃瑟姆为首的许多精神科医师，都在指责漫画书导致“青少年犯罪”和“性变态”，比如，沃瑟姆坚称蝙蝠侠和罗宾是秘密恋人，本德

却鼓励她的年龄大点的患者阅读这些漫画书，作为“精神宣泄”的一种方式。她个人最喜欢的是《神奇女侠》，她认为这本漫画教导女孩们，她们也可以成为强大而正直的英雄。

在推行休克疗法的时候，本德可能也对贝尔维尤几位著名神经学家的观点做了回应，他们认为“有严重缺陷”的儿童是无法挽救的。事实上，科室主任福斯特·肯尼迪，最近就这一问题在著名的美国精神医学学会做了演讲。“我们中间有太多弱智的人，”他说，并补充道，“我赞成给那些救治无望的人实施安乐死，他们本不该出生，纯是大自然的错误。”本德听了大为惊骇。

本德的每个被试在接受电休克疗法前后，都会接受
233 “全面的神经学检查”。操作和针对成人的无异：总共 20 次电击，每日一次，电压 95 伏至 130 伏，“直至促发剧烈惊厥”。在 1947 年发表的一项后续研究中，本德声称，虽然“基本的精神分裂症过程［似乎］没有因治疗而改变”，但被试似乎“精神失常的程度有所减轻”，因此“更能接受教导或心理治疗”。

本德指出，有些儿童感到焦虑，尤其是“接近青春期”的孩子。女孩“显然将［电击］与性交和性幻想联系在一起”，而男孩则担心“这是对他们的惩罚或他们可能无法恢复意识”。不过，总的来说，并发症“微乎其微”。如果有什么不同的话，本德得出结论说，那就是“儿童比成人更

能忍受电击”。

对本德实验的第一次真正批评发生于1954年。两名独立的研究人员研究了全国范围内的电休克疗法案例样本（其中大部分来自贝尔维尤），得出结论称，积极的效果“是暂时的，并没有使行为模式得到持续改善”。很多证据都是一些孩子父母的传言，他们觉得电休克疗法让孩子的情况变得更糟了。一个男孩回家后试图掐死他妹妹；一个女孩殴打她的婴儿弟弟；几个孩子在几次精神失常后变得暴力。

这两名研究人员并没有完全反对儿童电休克疗法。他们写道，在“所有其他措施都失效”的情况下，电休克疗法可能是“合理的”。但他们的研究暗示，本德忽略了潜在的灾难性风险。“在［我们］看来，给那些四五岁的孩子……实施电休克疗法，应该诚惶诚恐才对，”他们总结说，“因为［其］对于处在发育阶段儿童之人格的后续影响……我们还不是很了解。”

虽然这项研究中的父母一直保持匿名，但他们里面可能有小说家杰奎琳·苏珊和她的公关丈夫欧文·曼斯菲尔德。1946年，写作《迷魂谷》的20年前，苏珊生下了一个有严重发育问题的儿子。他早期只会喊叫，似乎对情感无动于衷。惊恐之余，苏珊带孩子去找一位专家，专家怀疑是孤独症，就向她推荐了本德医生，这是一个显而易见的选择。

在那个时代，很多顶尖的儿童精神科医师，如布鲁
234 诺·贝特尔海姆和利奥·坎纳，认为孤独症是缺乏母爱所致，但本德不这样想。她怀疑孤独症很可能是得自遗传。她指出：“我不曾见过一个因母亲行为造成孩子孤独症的例子。”本德跟苏珊和曼斯菲尔德见了面，建议实行电休克疗法。这对夫妇不情不愿地同意了。

治疗没有效果。“我认为他们毁了他，”曼斯菲尔德回忆道，“他回家时面无表情，几乎毫无生气。”电休克疗法是否使男孩的病情恶化，尚无法判明。他被送进一家私立精神病院，在那里度过了余生。

在 1954 年的重要研究中，最令人不安的部分是对接受电休克疗法的儿童的采访。许多人表现出本德没有评说过的情绪：愤怒、羞辱和痛苦。一个孩子想“杀死”电击他的医生。另一个曾试图上吊自杀，以阻止进一步治疗，他说他“怕死，想快点结束”。第三个对其母亲同意电休克疗法感到非常愤怒，于是攻击了母亲，而后试图从公寓窗户跳下去。不少儿童回忆说，每次治疗后都会感到阵阵头疼，很少有人说自己情况好转了。“我不觉得他们给我带来了什么好处，”一个 11 岁的孩子告诉调查人员的这一评论很有代表性，“我再也做不好任何功课了。”

对贝尔维尤的电休克疗法最详细的回忆，来自数十年

后一位名叫特德·查巴辛斯基的律师。由于查巴辛斯基的未婚母亲有精神分裂症的病史，他只能被送进寄养家庭照顾。一位社会工作者注意到他有精神疾病的迹象（查巴辛斯基对此予以驳斥），便将他送到贝尔维尤进行观察。这一年是1944年——本德进行电休克疗法实验的高峰期，六岁的查巴辛斯基成了被试。“在我即将接受电休克疗法的早晨，我没有吃到早餐，所以我知道将会发生什么。”他回忆说。三名护工把又踢又咬的他拖进治疗室，然后把一块破布塞进他嘴里，电极固定在他头部。“这是我记得的最后一
件事，直到我在某个黑暗的房间醒来……我早就学会了尝 235
试记住自己的名字……这样我就能在电击后记住……哭泣，然后意识到自己是多么晕眩。”

查巴辛斯基说儿童病房是个无法形容的地方，护工在那里对他实施虐待和蹂躏。他还回忆说，本德医生表情严峻，冷若冰霜。“有时她会离我很近，看着我，但不搭理我，好像我不存在一样。”

在进行了规定的20次治疗后，查巴辛斯基被送回寄养处，但不久后又被转移，送进州立精神病院，他在那里度过了接下来的十年生活。“那个被带到［贝尔维尤］受折磨的小男孩已经不存在了，”他写道，“他剩下的［只有］一些零星的记忆和一个破碎的灵魂。”

查巴辛斯基的故事既复杂又痛苦。它是在事情过去60

多年后写成的，有一个更宏大的目的：废除被查巴辛斯基及其支持者视为野蛮的电休克疗法。但那些年与本德一同工作的人，他们的回忆迥然不同。据他们描述，儿童病房一方面忙碌不堪，超负荷运转，但另一方面充满人性关怀和专业精神，里面的员工是一群技术精湛的精神科医师、护士、社工、教师和志愿者。

他们对本德医生近乎崇敬，视其为杰出的女性、忠诚的母亲、无畏的先驱。“她经常带她的孩子来病房，以至于这成了一件不起眼的事，”著名精神科医师斯特拉·切斯写道，“曾有人告诫我说，选医生做职业就意味着戒除婚姻和母性，这显然是无稽之谈……劳蕾塔·本德最大的遗产是，她给儿童精神病学领域留下了一群领导者，他们转而又培训了更多人。”

本德在1956年离开贝尔维尤，成为克里德摩尔州立医院（纽约皇后村的一家庞大的精神病院）的儿科研究主任。如果说有什么区别的话，那就是她采用的方法更有争议了。在克里德摩尔，她不再使用电休克疗法，转而使用在医学界几乎没有实验历史的药物——麦角酸二乙基酰胺（简称LSD）[1]。

236 本德很难说是一名文化反叛者。她似乎和以前一样，

1 麦角酸二乙基酰胺（LSD），一种强烈的致幻剂。LSD一度在艺术界、文艺界流行，受其影响的包括凯鲁亚克、艾伦·金斯堡、披头士乐队、滚石乐队等。最终，美国政府在1966年将LSD列为非法药物。

只是受到了所谓缺省逻辑的驱使。如果现有的任何东西都无法有效触及那些“严重精神分裂症”（她如此定义孤独症）患者，那么必须继续求索。本德看过一些关于 LSD 对成人的解脱效果的研究。她推测，这种药物通过唤起孤独症儿童的“感官刺激”，可能会突破他们坚不可摧的防线。

1961 年，本德在无人可参照的情况下，开始了她的 LSD 实验。（当时连精神导师蒂莫西·利里[1]都还没人听说过。）她声称自己明白其中的风险，她回忆说：“初次使用这种药物时，我们极其谨慎，甚至还征得了父母的同意。”这暗示着，也许她过去并非每次都咨询儿童的父母。1961 年至 1965 年间，克里德摩尔有 89 名年龄在 5 岁至 11 岁之间的孤独症儿童被注射了 LSD。极其谨慎的态度很快消失不见了；发现“没有严重副作用，没有证据表明有严重精神失常，也没有毒性”后，本德把剂量增加了三倍，并把治疗日程从一周两次加快到一天一次。这些儿童大多“变得开心、快乐，经常笑，特别是在治疗的早期”，她在初步报告中写道：“几乎所有人都更加机敏、清醒，并对观察其他人感兴趣……有些……退化行为（如撕扯衣服、涂抹食物和粪便，以及摇晃和猛敲）有所减少。”

1 蒂莫西·利里（Timothy Leary，1920—1996），嬉皮士精神导师、哈佛大学心理学教授，以其晚年对迷幻药的研究而知名。

这唤起了希望。业界顶级出版物《美国药师》称赞本德的实验取得了“有益成果”，并指出，LSD 的唯一制造商山德士公司，正在进行“更多的研究”，而后将把 LSD“大规模应用于精神分裂症儿童”。但问题是，少数试图复制本德的研究结果的研究人员，未能如愿。他们的孤独症被试，在服用 LSD 后并没有好转，且副作用很明显。1965 年，由于担心这种药物有可能被“娱乐性滥用”，山德士公司停止了生产。

此后不久，本德就退休了，但她的名声并未受到影响。1982 年一份对精神卫生职业的调查，称她是“20 世纪下半叶杰出的女精神科医师”，并补充说：“将她命名为全球杰出的在世精神科医师，是有一定道理的。”

237 与此同时，在本德搬到克里德摩尔之后，贝尔维尤不再对儿童实施电休克疗法，然后在 20 世纪 70 年代对所有病人都不再实施。这么做，并非因为精神科医师认为该疗法危险或无效——多数人觉得恰恰相反——而是因为由“医疗权利”活动家领导的激烈反电休克疗法运动，《飞越疯人院》等电影对电击的可怕描绘更是推波助澜。“他们汹汹发难甚至还控告，把［我们］吓坏了。”贝尔维尤的一位精神科医师承认说。他们反复大呼“野蛮”和“永久脑损伤”，并最终赢得了胜利。

近年来，在主流医学的支柱机构——美国精神医学学会和国立卫生研究院——的大力支持下，电休克疗法有了戏剧性的回潮。劳蕾塔·本德留给贝尔维尤的遗产，在这场持续的辩论中扮演了关键角色。电休克疗法的反对者，经常援引她作为医学研究滑坡谬误的例子，称她让一种有问题的疗法大行其道而罔顾伦理。（一些反休克疗法活动家更进一步，形容本德是“儿童虐待者”和约瑟夫·门格勒医生[1]在美国的孪生姊妹。）但令人惊讶的是，越来越多的儿童精神科医师坚持认为她的一些发现很重要，以目前的标准来看，她的工作虽有很大缺陷，但值得重新审视。“即使有适当的制约和保护措施，”其中五名精神科医师近期写道，“当代研究人员也不一定比劳蕾塔·本德这样的先驱者做得更好。”

贝尔维尤在2015年有限地恢复了电休克疗法。“当药物治疗和心理治疗满足不了要求时，我们认为这是最后的治疗方法，”从西奈山医院过来重启该项目的丹尼斯·波佩奥医生说，“该地区有些医院正在对青少年使用这一疗法，采取了所有内置的预防措施，但到目前为止，贝尔维尤最年轻的病人也已经22岁了。我们不想引发争论。我们正在慢慢进行。但到目前为止，这个项目非常有效。”

---

1 约瑟夫·门格勒（Josef Mengele，1911—1979），纳粹军官，奥斯维辛集中营的“医师”。

第十六章　幸存

1956年，诺贝尔生理学或医学奖降临贝尔维尤。获 238
奖者安德烈·弗雷德里克·库尔南和迪金森·理查兹，因其在心导管检查方面所做的开创性工作而得享斯荣。两人的合作可追溯到20世纪30年代。出生于法国的库尔南当时是贝尔维尤闻名遐迩的胸科的首席住院医师，而出生于美国的理查兹在那里管理着一间小型实验室。虽然诺贝尔委员会偶尔也会做出乏善可陈或令人挠头的选择，比如，1949年将奖项授予葡萄牙人安东尼奥·埃加斯·莫尼斯，即脑叶切除术之父，但1956年的选择受到了热烈欢迎，至今依旧如此。“现代医学对心肺的一切了解，”一位无比叹服的崇拜者写道，“全都因［安德烈·］库尔南和迪金森·理查兹的工作得以实现。”

这两人隶属于贝尔维尔的哥伦比亚大学第一分部，该分部负责的胸科是医院的第二大科室（仅次于精神科），有近400张床位。长期以来，哥伦比亚大学把胸科既视为福祉又视为负担——公众需求大，但运营成本高。“分派任务前，能否先征询一下［我们的］意见？”哥伦比亚大学深感困惑的医学院院长，在1916年写给贝尔维尤理事会的信中说道，“结核病归第一分部管，似乎成了一项不成文的传统……哥伦比亚大学认为这一分配是不公平的。”

然而，随着时间的推移，这一传统将得到巨大回报。239 由詹姆斯·亚历山大·米勒于20世纪初创立的胸科，迅速成为哥伦比亚大学在贝尔维尤的宝贵财富——教学和研究的典范。“今年至少有六项临床研究将由不同的客座医师发表，”科主任在1933年的报告中称，“［我们］正在进行非常重要的解剖学和病理学研究，［并且］我们的首席住院医师正在用现代方法研究功能病理学。”

这位首席住院医师就是安德烈·库尔南。库尔南毕业于巴黎大学和索邦大学，在第一次世界大战期间曾担任战场外科医生，因在枪林弹雨中表现英勇而获得勋章。库尔南联系到米勒医生，进而得到了在贝尔维尤实习的机会。米勒还让他去找迪克·理查兹，争取求得其实验室里的一个职位。“如果你成功了，也许我们会有所收获，”米勒承诺说，“你愿冒这个险吗？”

库尔南和理查兹很快成为密友。两人时年皆为37岁，都是一战功勋老兵，也都酷爱美术。而且，两人都认为，他们专业的未来在于将肺部、心脏和循环系统视为一个单元的组成部分。“理查兹向我介绍了他在早期调查中掌握的所有技术，”库尔南回忆说，“他是人道主义者，是科学家，是卓越的临床医生，还是位杰出的绅士。”两人携手并肩，创建出世界上最好的心肺实验室。

当时还没有精确方法来测量心脏的泵送功率。最好的工具是可靠的听诊器和心电图。心电图由荷兰的威廉·艾因特霍芬于20世纪初开发，并为他赢得了诺贝尔奖。然而，在1935年回巴黎的一次旅行中，库尔南读到一位名叫维尔纳·福斯曼的德国研究员发表的一篇晦涩难懂的期刊文章，后者的怪异行为遮蔽了其革命性的思想。

几年前，福斯曼实施了首次人体心导管检查，就在他自己身上。在一名护士和一些止痛药的帮助下，他在肘部开了个切口，并小心翼翼地将一根30英寸长的橡胶导管——用于从肾脏引尿的那种——穿过手臂上的大静脉。
导管到达肩胛骨后，福斯曼走下一段楼梯，来到医院的X 240
射线室，这时导管还在他体内，他让值班的技术员记录下导管外点触及右心室的瞬间。福斯曼不仅做了医学上不可想象之事，还把它拍了下来留给后人。

那么，问题来了，他为何这样做呢？从中能得到什么好处，假如有好处的话？得知福斯曼实验的人——人数并不多——觉得他不过是哗众取宠，或者更糟，是一次伪装的自杀企图。对于把救命药快速输送到心脏的可能性，福斯曼本人似乎有点兴趣。多年后，当被问及为何选自己做手术对象时，福斯曼和他那个时代的许多研究者一样，回答说自己别无选择："我深信，假如实验中的问题尚不明确，就应该在自己身上尝试，而不是拿别人当实验对象。"

1940年，在对许多狗和一只黑猩猩做了无数次实验之后，库尔南得到许可，给一位癌症晚期患者做心导管检查；手术失败了，他指出，因为该病人的"淋巴结广泛转移到了［腋窝］，而迪克·理查兹［无法］将导管穿过它们，进入右心房"。不过，他们已有所突破。动物实验已表明心导管检查是安全的，因此，可以开展人体实验。库尔南从未想过采用维尔纳·福斯曼的方法——在自己身上做实验，后来，他后悔了。库尔南坦承，别人对他的这一评断让他最为苦恼："好吧，他都是拿别人做实验，而不是拿自己。"

在有着悠久的内部研究传统的贝尔维尤，寻找人类被试是件相对简单的事。对库尔南和理查兹来说，时机再好不过，因为美国加入了第二次世界大战。政府的研发办公室急于收集有关战场休克的信息，于是大量拨款给心肺血流的研究。早期，库尔南和理查兹从数十名送到贝尔维尤急诊科的车祸幸存者身上获取"临床材料"，但由于战时汽油配给减少了给汽车交通使用的比例，他们转而研究暴力犯罪、爆炸和火灾的受害者。“我们有……一名外科住院医师每天 24 小时待命，”库尔南回忆说，“我让我的技术员用电话与我联系，一旦……有病例［到达］，我就会去医院。”

凭借持续不断的实践，库尔南和理查兹成为心导管检 241
查的大师。他们开发出更好的针头、更结实的尼龙管，以及更安全的进入心脏的方法，而不会刺破心脏壁或引起危险的心律失常。1947 年，理查兹给哥伦比亚大学管理层发了一份备忘录，列举了两人取得的进展。理查兹写道，库尔南已经完善了“他现在闻名整个医学界的技术，即成功地使一根导管沿静脉进入心脏房室”。这项操作能让研究人员精确测量从心脏泵入肺部的血量，从而打开了一窥心肺疾病病因的重要窗口。脑卒中、休克、高血压、充血性心力衰竭，而今都能得到仔细研究，人们进而在心脏护理和救命药物开发上取得突破。

九年后，诺贝尔奖委员会用类似语言来表彰库尔南和理查兹的工作。委员会还把奖金的一部分，不无争议地授予那位鲜为人知的德国研究员：维尔纳·福斯曼。他在加入纳粹第三帝国充任医生和宣传员之前，发明了这项手术。

战争结束时，贝尔维尤已成为吸引心肺研究者的磁石。“在这里，每天都会和最优秀、最聪明的人物擦肩而过，”

曾经的一名学生回忆说，“世界各地的著名生理学家每次来美国开会或度假时都会来访。”实验室聘请了来自欧洲、亚洲、拉丁美洲和澳大利亚的工作人员——这在当时实属罕见——并以仅凭功绩来评判他们为荣。“不知这是否与我是法国人有关，”库尔南曾吹嘘说，“但在贝尔维尤，从一开始，我向来赞同任用我能找到的最优秀人才，不分种族、宗教或性别。”

这些人才，确实包含大量女性和犹太人。库尔南不是一个习惯自谦的人，他声称自己聘请了贝尔维尤的第一位非裔美国人秘书。虽然医学领域的歧视仍是个严重问题——绝大多数从业人员都是白人、新教徒和男性，但这
242 家医院一直是促进变革的自由化力量。部分是因为贝尔维尤是一座主要移民城市的旗舰医院，部分是因为贝尔维尤与纽约大学医学院有着密切关系。纽约大学医学院没有实行犹太人配额制，并以某些科室偏爱“女性”而闻名，比如胸科和精神科，那里有许多病人是青少年和儿童。“女性在贝尔维尤的处境一直都更好，”一位儿科医生指出，“这一点是众所周知的。”

虽然在贝尔维尤医院庞大的胸科中，有近一半病人是儿童，但直到20世纪20年代伊迪丝·林肯医生接手后，医院才有了正式的儿科。林肯毕业于瓦萨学院和约翰斯·霍普金斯大学医学院，于1918年作为贝尔维尤的首

批女实习生中的一员来到这里。这并不容易。林肯被安排与护理人员一起就餐，但她要求与实习生一起吃饭，并赢得了胜利。（作为惩罚，她因裙子太短而受到警告。）然而，不可否认的是林肯的工作质量，以及她付出的极长的时间。一位男同事承认，雇用她的原因之一是她无须费心去给自费病人看病，因为她丈夫是纽约的一位著名医生，“赚的钱足够多……可以让伊迪丝全身心投入她的结核病工作之中”。

到20世纪30年代，一种结核菌素皮肤试验已被设计出来，X射线还可以显示肺部的损伤程度。但由于在治疗方面还没什么好办法，林肯只能采取整体方法来治疗这种疾病，开出的处方包括良好膳食、休息、卫生和新鲜空气。参观过她病房的人，都震撼于她对孩子的社会需求的关注——到处是捐赠的书籍和玩具、乐器、打字机和缝纫机。磺胺类药物在20世纪30年代给人们带来了希望，但这种希望很快就消失了。林肯的儿科病房记录的年死亡率接近25%，而那些在这座大楼里工作的人，自身也面临着重大风险。“好吧，其实我离开贝尔维尤的时候就有了一点病变，但这算不得什么。”一位实习生回忆起他那段再普通不过的经历。南方的杰出作家沃克·珀西就不那么幸运了，他在贝尔维尤的停尸房做尸检时，染上了近乎致命的结核病，从此弃医从文。

然后，在20世纪40年代，传来了奇迹的消息。罗
243 格斯大学的生物学家发现，一种存在于土壤中的衍生物在杀死结核杆菌方面表现出巨大的潜力，实验室主任塞尔曼·瓦克斯曼称其为链霉素。早期的试验，包括在贝尔维尤进行的试验，效果相当惊人。伊迪丝·林肯的病房的死亡率骤降至5%。1952年，瓦克斯曼因发现“第一种有效治疗结核病的抗生素”而获得诺贝尔奖。

与此同时，在贝尔维尤，林肯医生正忙着为那个时代最大的医学研究之一收集数据：追踪近3 000名结核病“幸存者”，从他们进入她的病房那一刻一直到他们过25岁生日。当时的流行文化仍倾向于将结核病浪漫化，认为它是受折磨的天才——肖邦、契诃夫、卡夫卡、斯特拉文斯基、斯蒂芬·克莱恩、勃朗特姐妹——的疾病，或者展现患者在阿尔卑斯山或阿迪朗达克山的豪华疗养院休养的情景。但林肯的研究强化了卫生官员和社会改革者数十年来的认知：结核病是贫民窟的疾病。这些病人，几乎无一例外“来自社会经济背景低下……贫穷、拥挤的家庭，[里面有]患结核病的成年人”。这些儿童中的近一半是黑人和波多黎各人，而当时他们在曼哈顿的人口占比虽迅速上升，仍低于20%。

与库尔南和理查兹不同，他俩能轻易吸引到当时有限的政府资金用于医学研究，林肯依靠的是私人的小额资助，

比如广受欢迎的圣诞邮票[1]直邮活动。

在每封圣诞信上贴上这枚邮票，
并写上光明的留言；
帮助防治结核病，
让这个新年更美好。

她的研究成为决策者参考的宝贵资源，例如，她的研究表明，年龄是决定死亡率的关键因素：婴儿和年幼者风险最大，她得出结论，建议将医疗资源向他们倾斜。但林肯最重要的数据与抗生素的使用有关。这些数据表明，链 244
霉素与其他药物联合使用，比单独使用对患者的效果更好。在贝尔维尤，加入抗生素异烟肼后，儿童病房的结核病死亡率降至1.5%，这一成功比例在后来的试验中得到了美国公共卫生局的证实。

一如劳蕾塔·本德为进入贝尔维尤儿童精神病科的女性树立了榜样，伊迪丝·林肯为进入肺病学和公共卫生领域的女性所做的也别无二致。“消息很快传开：［林肯的上级］并不认为女性必定是障碍，有能力的女性开始蜂拥而

1 这种邮票最早由丹麦于1904年发行，目的是为了给结核病患者筹措治病基金，后来这一活动传播至各个国家。

至。”林肯的一位弟子回忆说。有些女性在库尔南身边工作，还有一些被吸引到病房的临床工作中，尤其是儿科结核病病房。

林肯从未得到贝尔维尤其他研究人员的赞赏，尽管她对多种药物疗法的研究将有助于重新确立结核病的治疗方向，后来有人认为，还有助于艾滋病的治疗。她认为自己主要是一名临床医师。当她看到一度拥挤不堪的结核病病房逐渐变空，空床的数量超过占用的床位，住院病人让位于门诊服务，她很是欣喜。对伊迪丝·林肯来说，这份遗产似乎已绰绰有余。

1947年，迪金森·理查兹被任命为哥伦比亚大学第一分部的负责人。从他的信件可以看出，他的管理方式和他管理实验室的方式一模一样：热情地鼓励创造，并严厉批评不称职者。“我觉得有义务向你投诉哈钦森医生的表现，”他写给一位科主任的信中，有这样的典型批评，“投诉所依据的事例，也许没必要向你一一列举，实际上，他没有做过一次令人满意的报告。”

然而，他最尖锐的批评还是针对这座城市的。作为美国首屈一指的公立医院，贝尔维尤数十年来被市政忽视，似乎正在严重衰退。它的实验室曾是全国最好的之一，但现在太过狭窄和陈旧，无法满足医学科学的复杂需求。“我

们目前受到的最严重限制是空间，”理查兹写信给上级说，245
“[我们的]房间很小，并不特别适合相当复杂的研究装置……此外，库尔南医生几乎没有办公空间，他的办公桌被文件柜、绘图板、仪器等包围，因此他没有隐私，几乎不停地被打扰。”

理查兹与其他人缺乏足够的实验室空间进行尖端研究，这已经够让人沮丧了；100 多名成年结核病病人一直挤在走廊上等待床位，让他更觉不满与愤慨。当 32 名胸科楼层护士中的 28 名以员工结核病发病率高为由扬言辞职时，理查兹表示支持，他发誓要辞去分部负责人的职务，回到自己的实验室。“我们全都戴着口罩，但没什么用，”一位医生回忆说，“在那里工作很危险，有那么多病人住得那么近。理查兹医生说过一句话，他对我们说：你不会从你知道患有结核病的人身上染病；你会从你不知道患有此病的人身上染病。”

多年来，理查兹频频以辞职相威胁，迫使哥伦比亚大学设法改善他的工作条件。“亲爱的迪克，我要告诉你，我们无意考虑你的辞职，”疲惫不堪的医学院院长在一次定期的吹风会后，给他写了这样一封信，“大家都对贝尔维尤医院的运转方式非常满意，我知道市政当局也和我们一样热心。你们的工作非常出色。”

库尔南和理查兹获 1956 年诺贝尔奖的消息，对贝尔维尤是一场大震动。政客争相赞扬这家为穷人服务的公立机构所做的拯救生命的研究。但是，当市政府向库尔南-理查兹实验室捐赠三万美元以作奖励，得到的反应却出乎市长办公室的意料。理查兹以结核病病区“糟糕的条件”为由，直言不讳地表达了自己的感受。“我有能力获得诺贝尔医学奖，”他对媒体说，“却照顾不好我在贝尔维尤的病人。”

当理查兹将批评范围扩大到整个医院，市政官员愤而
246 回击，称他的指控“夸大其词”“基本不属实”。但如此口舌交锋，只会促使贝尔维尤的其他人加入这场斗争。一个代表医院 450 名实习生和住院医师的团体声称，医院的条件甚至比理查兹描述的还要糟糕。“在贝尔维尤，连有尊严地死去都做不到。”一位医生抱怨说。

市长小罗伯特·F. 瓦格纳感受到了压力，他告诉记者，他可能会“走进医院去看一看”，按他的说法，不是去“看热闹”，而是要亲自判断一下情况。尽管瓦格纳在市长位子上坐了两年，之前还当过三年曼哈顿区区长，但他几乎从未踏进过医院一步，这似乎很好地验证了理查兹的说法：那些有能力做出改善的人，对医院似乎漠不关心。

如果瓦格纳去走走，他会看到一座城中之城，分布于 15 座建筑的 84 间病房，覆盖了整整 5 个街区——其中大部分是在麦金-米德-怀特建筑事务所的辉煌时期建造的，此后几乎没有再动过。在 20 世纪 50 年代的平常日子里，贝

尔维尤的人口超过一万，包括员工、病人和访客。它的精神科大楼所拥有的床位（630 张），比纽约其他四家医院加起来还要多，它的胸科（382 张）也名列前十。贝尔维尤设计于东河沿岸地价还很便宜的时候，其横向布局包含 75 个出口和 55 部电梯，有些电梯已经很老旧，连替换零件都停产了。（大厅里有句著名的手写标语：“按上键下楼。”）在大楼里穿行，意味着要走过错综复杂、昏暗肮脏的走廊和楼梯井。要是一个人心志刚强，他还会穿过延伸到医院的地下隧道，那里恍如迷宫，有老鼠出没。流浪猫在医生餐厅所在的地下室里游荡，这减少了啮齿类动物的入侵。过来吃剩饭（累得要命的住院医生称其为“午夜餐”）的人，有一句广为流传的口号：“要鸡肉，不要金枪鱼。”

贝尔维尤没有空调。在热浪中，手术经常被取消，因为手术室就像桑拿房。电力系统使用的是过时的直流，这在 20 世纪 50 年代的大型综合医院中是罕见的。40 张床位的病房仍很常见，病情最重的患者被安排在病房最前面，靠近护士的办公桌，病房后面是一个开放的浴室。“如果病人需要私密性，比如说身体检查，就搬来屏风围住病床，”一位实 247
习生回忆说，“当判断一个病人即将死亡，也会这么做。”康奈尔大学和哥伦比亚大学已开始将部分实验室搬离医院，耐心也被消磨殆尽。有传言说，除非硬件上有所改善，否则两所大学很可能撤资退出。在一份写给贝尔维尤管理层的备忘录中，各分部负责人对现状进行了激烈的抱怨：“在我们看来，纽约市真叫人遗憾和痛心。曼哈顿最大的医院，与国内三所顶尖医学院有着密切联系，却让病房里的病人承受着如此……悲惨的生活条件……就像现在这样。”

这样的抱怨不算新鲜。在19世纪40年代斑疹伤寒流行、19世纪70年代产后发热暴发以及1918年至1919年的大流感期间，都有人呼吁拆掉贝尔维尤。又一次，众员工由一位诺贝尔奖得主领头，宣称医院对其服务对象构成威胁。他们要求，要么修好医院，要么再建一座新的贝尔维尤。

媒体很快加入进来。“诺贝尔奖得主认为贝尔维尤的状况很糟糕。”《纽约先驱论坛报》警告说。“为保体面和尊严，市政府应立即采取措施清理贝尔维尤的烂摊子。”《世界电讯报》宣称。连平素气势汹汹的《纽约每日新闻》也采取了同情的立场：“贝尔维尤不仅仅是一家市立医院；它更是这座城市的生命搏动和死亡哀鸣。贝尔维尤就是这座城市中为生命而战的人民。”

《纽约每日新闻》说得没错：贝尔维尤**确实**反映出这座城市的“生命搏动”和“死亡哀鸣”。20世纪50年代初，该医院平均每年有2 600名婴儿出生，占曼哈顿有记录出生人数的8%，这一比例是惊人的，同时有数千具尸体在该医院停尸房被解剖。作为该地区首屈一指的教学机构，目前在纽约都会区执业的医生，有 10% 以上是贝尔维尤培养的，其中许多人是医院员工。抛开剥落的油漆和陈旧的电梯不谈，该医院一直是城市生活的重要组成部分。正如两位记者在 1957 年彻底调查后所报道的那样："当下的众声喧哗不应掩盖这样一个事实：贝尔维尤虽存在结构性缺陷， 248
但能够提供最好的医疗护理。"

长期担任医院副院长的索尔瓦托雷·库托洛医生，看到了好兆头。"与流行的看法相反"，他在 1956 年写道，贝尔维尤不再迎合流浪汉、醉汉、瘾君子、重罪犯和疯子的需求。目前 70% 的病人来自"本市受人尊敬的贫困阶层"。他们都是"来自整洁（纵使贫穷）家庭的体面人"，他们不需要被"除虱"。

当然，两个世纪以来，贝尔维尤的管理层也是这样说的。但是，无论准确与否，这一说法似乎搞错了重点。现在，医院的未来不再取决于病患的个人素质，而更多取决于其病患规模。二战后，来贝尔维尤就诊的纽约人数量开始下降。20 世纪 30 年代大萧条期间，自费病人从非营利性私立医院大量拥入免费的公立系统，但经济重归繁荣逆转了这一趋势。即便是贝尔维尤规模庞大的胸科，也因为新抗生素的出现而开始萎缩。除了精神科大楼和急诊科这两个从不缺业务的部门，医院的职位都出现了空缺。据迪金森·理查兹说，1951 年哥伦比亚第一分部的负荷率仅有

85%。他私下承认，如果不是其他城市医院“把它们的医疗弃儿转院到贝尔维尤”，情况会更糟。

多年来，纽约市建立了一个庞大的公立系统——18 家医院，1.7 万张病床，4 万名员工。（相比之下，芝加哥只有 1 家公立医院，波士顿和费城亦然。）在纽约，提供这张安全网既是传统，也是法律。《纽约市宪章》保证了这一点，它规定：“医院管理局应主要负责对贫困病人的护理和治疗。”医院希望有经济能力者支付“全部或部分费用”，但很少做硬性要求。那些无力支付的人也受到同等欢迎。在贝尔维尤，在平常的一年中，来自自费病人的收入约占医院运营费用的 2%。其余费用由税收收入承担。

20 世纪 50 年代之前，该系统一直运行良好，因为成
249 本低，税基雄厚。包括护士在内的医院工作者，工资低得出奇；住院医生——负责大部分日常医疗工作的实习生和住院医师——的工资近乎为零；主治医师的工资由他们所在的医学院支付。当迪金森·理查兹抱怨贝尔维尤条件恶劣时，他并非夸张。预算经常资金不足，物资匮乏，维修工作进展缓慢。医生们坦率地承认自己囤积绷带、胶带和药膏，以备在医院查房时使用。即使加上通常的“开销”，如虚报的公务花费、供应商的回扣、雇员的偷窃，纽约也能以较低成本为每个需要医院护理的人提供治疗。

不知具体是在何时，这一系统出了故障，开始失灵。

20世纪40年代，该市曾乐观地发行了1.5亿美元债券，用于建造5家新医院，并对其他几家医院进行升级改造，还计划在贝尔维尤的土地上建一座高楼。但随后数十年里，工薪阶层和中产阶级的白人不断外流到长岛、韦斯特切斯特和新泽西州的郊区，使该市损失了数十亿税收收入和消费支出。直到1956年，贝尔维尤的病人中，“白人”占80%，“犹太人”占12%。十年后，这些数字下降了50%，并急速下跌。人口外流，部分原因是更好的住房、更绿色的空间和汽车带来的诱惑；还有部分原因是避开现在挤进纽约的贫穷非裔美国人和波多黎各人。最终结果是，该市的财政来源减少，社会需求增加。

通过蓝十字等第三方供应商，医院保险的扩张使问题更趋复杂。到1960年，纽约市半数以上家庭都通过成为公务员、加入工会或雇主福利项目而参加了团体保险计划。如此一来，谁不会选择非营利性私立医院里舒适的半私人病房呢？有保险公司承担大部分费用，谁还会选择贝尔维尤的简陋病房？

与此同时，医院的费用开始飙升。不只是因为新技术成本高昂，尽管这无疑也是其中一个原因。到了20世纪60年代，开始有大量“专职保健人员”——治疗师、营养师、技术员、社会工作者、护理专家——参与病人的护理，其人数是医生的十倍。他们中的许多人属于工会，医院工 250

作人员效仿他们，要求与其他市政雇员一样拥有集体谈判权，市政府也同意了他们的要求。后来人们尴尬地发现，在贝尔维尤以外的其他公立医院，许多受过外国教育的实习生和住院医生都没通过美国医学会的筛选考试，而且往往不止一次没通过。为解决这一问题，该市与较好的医学院签署了“附属合同”，使哈莱姆医院和科尼岛医院等医院拥有了贝尔维尤已经享有的病人覆盖率。

这似乎是个好主意。将医学院与公立机构联系起来，在理想情况下，对双方都有帮助：前者可以用市政费用来培训学生和住院医生；后者则可以避免失去资格认证而被迫关闭。但在这件事上，理论和实践很少契合。由于没有固定的预算准则和定期审计，附属合同成了一个任人拿取的存钱罐。“重复收费和虚假考勤表……很普遍，”一位观察家写道，“钱从救命的设备中被挪用，用于购买办公家具和外国的研究机器。拿薪水坐诊的医生不愿露面，而是让护士来处理……精细的操作。”一个预计需要“数百万美元左右”的项目，最终花费了医院管理局三亿美元年度预算的三分之一，而且看不到尽头。

然后，忽然之间，一道生命线出现了。

林登·约翰逊在总统选举中压倒性地战胜共和党候选人巴里·戈德华特前夕，有人问他，为老年公民制定医疗保险法案是否会成为他的政府班子优先考虑的事项。他回答说：“这件事摆在首位。”这似乎是竞选时典型的吹嘘宣传，约翰逊在这方面是个高手，但在此事上，他说的话是认真的。穷人和老人的医疗保健成为他的“大社会计划”的核心。1965 年 7 月 30 日，约翰逊签署了建立联邦医疗保险和联邦医疗补助的立法。前总统哈里 · S. 杜鲁门，国家医疗保险的早期倡导者之一，给予他鼎力支持。

联邦医疗保险为残疾人和 65 岁以上的老人提供医院
和医疗保险。联邦医疗补助为穷人提供同样的服务，而穷 251
人通常指的是那些已经接受公共援助的人。主要目标是让这些群体在不消耗他们微薄收入的情况下，获得医疗保险。这项立法的总设计师威尔伯 · 科恩，将其描述为“也许是二战诺曼底登陆日以来最大的一次政府行动”。

起初，美国医学会宣称反对该法案，称其为“社会化医疗”，并预言神圣的医患关系将从此消亡。“[我们]不能被那些未经训练的政府雇员所左右，由他们决定哪些医疗服务该提供，哪些不该提供。”他们的发言人宣称。但没过多久，美国医学会就改变主意了。联邦医疗保险不仅增加了寻求医生治疗的病人数量，还保证了可观的利润；联邦政策规定报销“合理费用”，正如一位学生所说，“医院和医生说报销什么就报销什么”。没有哪项政府计划如此受欢迎，同时也更难控制。

联邦医疗补助则没有那么大的吸引力。其一，它有慈善护理的味道。再者，各州的资格要求各不相同，医生和医院的报销额度往往低于联邦医疗保险的额度。很多医生避而远之，导致“医疗补助厂”[1]在美国内陆城市不断增加。它们的医疗服务，通常由未经认证的外国医学院毕业生提供，往往是不合格的，而且充满欺诈。不过，联邦医疗补助还是惠及数百万美国人，他们此前很少甚至从未接受过医生的检查。

如果说医生对联邦医疗补助持矛盾态度，公立医院的管理者的态度则异常轻率。以后再不用抠抠搜搜了，其中一人预测。“市立医院长期资金不足的状况即将结束。”

在纽约，似乎确实如此。它不仅是全国最大的城市，有大量人口在享受福利，也是最昂贵的居住地之一。多年来，市政官员通过向“医疗贫困者”——这个词用来指那些没有穷到要接受救济，但很难凑齐钱支付医院或医生账单的人——提供免费的医院护理来解决后一问题。该市十分期望这些人有资格享受州政府规定的联邦医疗补助。

最初，立法机构也同意了。立法者同意将每户家庭的

1 医疗补助厂（Medicaid Mill），提供医保服务的营利企业，通常见于美国内陆和乡村等缺乏医疗服务的地区。

年收入上限定为 6 000 美元——这是全国最高的资格上限，252
实际上**超过**了全国家庭收入的中位数。在纽约州，要获得联邦医疗补助，不一定非得是福利领取者，尽管这正是该计划的目的。结果可想而知：大批民众蜂拥而至。“纽约市通过一轮轮的广播通告、地铁广告和新闻报道大肆宣传，敦促符合条件的［市民］注册，”一位历史学家指出，“到 1967 年，超过 200 万人——约占全市人口的四分之一——都已注册。”不久，在人口占全国 10% 的纽约州，领取联邦医疗补助的人数占了全国三分之一。

麻烦旋即而至。贝尔维尤的官员原来预计，由于非营利性私立医院对联邦医疗保险和联邦医疗补助病人的大力争夺，贝尔维尤的入院人数可能会下降。他们觉得这不一定是坏事，因为贝尔维尤会因收治的病人而得到丰厚的报销，而且该市很快会有资金来建造已筹建近 20 年的病房楼。然而，很少有人预见到，公立医院的病人**急剧**减少，使它们的财务状况比以前更不稳定了。

更糟的是，该市陷入了资金倒贴的窘境，因为它分摊的医疗补助费——由华盛顿、纽约州和纽约市共同承担——约占 25%。这意味着，私立医院每收治一次联邦医疗补助病人，纽约市都要支付很大一部分费用。此外，有证据表明，有些联邦医疗补助病人一直接受治疗，直到福利耗尽，然后被转移，或者说“倾倒”，回到公立医院系统。

病人短缺也影响到为贝尔维尤服务的三所医学院。如果病人没那么多了，它们还有何正当理由继续存在下去？私下里，康奈尔大学和哥伦比亚大学多年来一直在讨论它们的资金投入。两所大学都离贝尔维尤有段距离，而纽约大学就在医院隔壁。两所大学都有受人尊敬的教学医院作为依托（分别是纽约医院和长老会医院），而纽约大学此时开设的医院规模太小，无法满足学生和实习生的需求。到 1960 年，哥伦比亚大学控制了贝尔维尤不到 20% 的床位，康奈尔大学则勉强占到 10%。对理查兹和库尔南这样的哥大忠实拥护
253 者来说，这样的萎缩令人震惊。“我一直是贝尔维尤暨哥伦比亚大学的人。”库尔南声称，仿佛二者是不可分割的。理查兹给一位朋友写信说，现在他们只能眼睁睁看着纽约大学“乘虚而入……逐步吞掉康奈尔大学和哥伦比亚大学的床位”。

两所大学都在 1966 年秋撤资退出，哥伦比亚大学遗憾尤多。残破的设施、不断减少的病人数量、城市对贝尔维尤未来的漠不关心，全都促成了这一决定。一位官员承认说，康奈尔大学一直渴望退出，但之前因为担心被当作“放弃社区责任的不良典型”而作罢。哥伦比亚大学与贝尔维尤之间的渊源更久，留下的东西会更多。但两所大学几乎同时退出，给彼此多了一层保护罩。

“贝尔维尤的一大优势，”一位医生指出，“一直是三所

医学院［之间］的内部竞争。”那些日子已经过去了。但留下来的这所医学院，似乎对医院最为适合。纽约大学医学院，其杰出院长和医学作家刘易斯·托马斯写道：“生源地历来以纽约市为主，其中许多人来自相对贫穷的家庭，大多数是犹太人，一些是第一代意大利移民，少数爱尔兰天主教徒，极少数黑人——这样的学生群体与哥伦比亚大学和康奈尔大学的不同。这所学校过去曾培养出一些令人瞩目的名人……但它最坚实的声誉建立在每年培养出的诸多聪慧、训练有素（首先是接受过**贝尔维尤**训练）的医生上，他们构成了纽约市及周边地区医疗行业的骨干。”

市长瓦格纳在其三届任期内一直小心翼翼地回避着一个问题：城市公立医院的未来。它们值得拯救吗？是否有更好的选择？公立医院应该现代化还是干脆退役？

早期围绕联邦医疗保险和联邦医疗补助的乐观情绪，已经开始消退。后来证明，这两个项目对数百万新投保的美国人以及他们选择就诊的医生和医院来说，都是天赐良机。不幸的是，贝尔维尤和其他“公立”医院很少参与其
中——不仅在纽约，在全国范围内都是如此。从费城到圣 254
地亚哥，各城市都在关闭公立医院，并将病人送往非营利性私立医院或州立机构。“除了把这个昂贵、麻烦、不断抱怨、不吸引人、不受待见的孩子交给别人抚养，”一位愤世

嫉俗者写道，“还有什么更好的解决办法？”

1965 年，纽约人选举了风度翩翩、政治上特立独行的约翰·林赛为市长，他是自菲奥雷洛·拉瓜迪亚以来第一位担任市长的共和党人，也是一位具有类似自由主义倾向的人。林赛决心收拾公立医院的烂摊子，于是任命了一个委员会来研究此事并寻找解决办法，该委员会的主席由杂志《科学美国人》发行人杰勒德·皮尔担任。但新市长附加了一个警告：纽约市的公立医院系统必须保留下来。“最重要的原因是，”他说，“我们还做不到让自己或别人相信：私立医院，即使得到政府资金的支持，会真的照顾穷人的需求。这根本不会发生，而这就是危险之所在。”

与此同时，皮尔委员会的竞争对手出现了，皇后区的州参议员西摩·塞勒主持了对本市医院的立法调查。塞勒被媒体形容为“大嗓门独行侠……专盯新闻头条”，他不负众望。他闯入贝尔维尤，突击夜访，将其比作“纽约市最糟糕的贫民窟建筑……一个必须亲眼看见才能相信的破败废墟”。

塞勒首先参加了一些听证会，讨论医院附属合同涉及的浪费与偷窃问题，而后转向了他最感兴趣的话题，即本市的研究型医院尤其是贝尔维尤的虐待病人问题。抛开作秀不谈，塞勒很早就批评不受管制的人体实验——在这个时代，这一问题被许多人漫不经心地视为科学进步道路上一个无关紧要的障碍。他提出了两项法案，一项要求事先获得参与此类研究的人的“书面知情同意”，另一项要求在允许未成年人参与“与他们的疾病无关”的实验前，必须获得法院的授命。现在他指责贝尔维尤把贫困病人变成了“人类豚鼠”。

在喧闹的记者招待会上提出的案例，纯粹是塞勒式的——有的属实，有的虚假，大多数无法确定。他声称，纽约大学的病毒学家索尔·克鲁格曼，在斯塔滕岛的杨柳溪州立学校给严重残疾的儿童喂食活的肝炎病毒，以测试 255
疫苗。这一指控，表面看属实，但未交代具体背景，造成了持续多年的不良影响。他还声称，贝尔维尤在未经酒瘾者同意的情况下，对他们进行了上千次不必要的肝脏活检，其中五人已经死亡。

市立医院的官员显然猝不及防，他们否认了塞勒更具杀伤力的指控——五名病人死亡，同时几乎实际上承认，有数百名“包厘街的流浪汉”在贝尔维尤接受活检，而他们并不知道这是为了“诊断性研究”。虽然塞勒信誓旦旦地说要提供更多的死亡细节，但他从未这样做。他最接近的一次，是坚称有一位“很有能力的医学权威”向他保证说，每一千名接受肝脏活检的病人中，会有“四五人”死亡。令人惊讶的是，塞勒未提到也许能让他如愿以偿登上头版的人体实验——劳蕾塔·本德对医院精神科病房的儿童使用的电休克疗法。

塞勒的职业生涯很快就断送了。在1971年当选州最高法院法官的前夕，他因出售偷来的美国国库券而被起诉。他被判有罪并入狱，此后不久就死于心肌梗死。塞勒为何选贝尔维尤当替罪羊，声称它一贯虐待病人，“其中多数是黑人和波多黎各人”，这一直是个谜。无论是何动机，他的指控在医院历史上的脆弱时刻，玷污了医院所珍视的叙事——照顾弱者和不值得救助的人。

皮尔委员会采取了更谨慎的做法。委员会成员认为，问题在于纽约市对穷人的慷慨救助，制造出了两个医院系统：一个是逐渐失灵的公立系统；一个是蓬勃发展的非营利性私立系统。由于两者都严重依赖资金支持，委员会建议成立一个“准公共”机构，以监督所有流入本市医院护理机构的政府资金的分配。在理想情况下，更公平地使用联邦医疗保险和联邦医疗补助的资金，将改善公立医院，同时使“非营利性私立医院”承担更多社区责任。

256 这一想法并不新奇；多年来，刘易斯·托马斯一直在提出类似的计划。他写道，多数人都同意两点：第一，在对医院系统的管理方面，这座城市做得非常糟糕，因为官僚主义令人恼火，行政机构又无法撼动。第二，几乎没人相信“非营利性私立”医院会自发负责任地行事。因此，最好的解决办法是成立一个组织，既独立于尾大不掉的市政厅，又独立于逐利的私立机构。

事情并未那样发展。1969 年，经过持续数月的密集游说，纽约州立法机构成立了一个“公益性组织”，与皮尔委员会和托马斯医生提议的有些许相似。为安抚市政厅，法律赋予市长办公室近乎全权来挑选该组织理事会的成员。为了让工会加入，该组织继续为大多数医院工作人员提供行政保护，并保留所有集体谈判协议。为了赢得私营部门的支持，它限制了自身对第三方支付——联邦医疗保险、联邦医疗补助、蓝十字——的监督。最终，这个新机构似乎不过是由其取代的、臃肿的医院管理局的微小精简版。最大的好处是，市政府承诺每年额外支出 1.75 亿美元，以帮助维持衰败的“公立”系统。

1971 年 6 月，一个温暖的夜晚，六个人来到贝尔维尤医院的急诊室。在医院礼堂举行的一次关于医疗保健的公开论坛上，他们被割伤和擦伤。越战时期，在公共活动中保持礼貌已变得很少见，这次也不例外。当晚，在拥挤的人群中，有进步劳动党的成员、高呼“雇用更多工人，解雇老板”的社区活动家，以及贝尔维尤的激进年轻医生，他们要求举行“总罢工”以改善条件。抗议者为争夺话筒的控制权而拳脚相加。主讲人压根没机会讨论公立医院的现状和未来的计划。面对一连串的侮辱和亵渎，他们干脆放弃了。

纽约市时运不济的健康和医院组织（Health and Hospitals Corporation，简称 HHC）的第一次公开会议，就这样结束了。

257 不过，目前公立系统仍屹立未倒。尽管有种种弱点，但健康和医院组织还是代表了纽约长期以来的信念，即为（广义上的）医疗贫困者服务是一项最好由公众承担的公民义务。赢得一定程度的独立性，可能是该组织无法实现的目标。但是，为穷人维持医疗安全网是第一要务，而对于此议程，最重要的是建造贝尔维尤 25 层高的病房楼——这一项目已拖延了数十年。

这一决定反映了迪金森·理查兹及其拥趸的不懈努力。但考虑到庞大的开支、不断下降的病人数量和风雨飘摇的经济时代，时机似乎有些奇怪。20 世纪 60 年代末，“大社会计划”被大幅削减，部分是因为要资助越南战争。为抑制联邦医疗补助，国会降低了“非福利病人”的缴费，纽约州也紧随其后，将家庭收入上限从 6 000 美元降至 5 000 美元，让 70 万人丧失了联邦医疗补助资格。更令人惊讶的是，1973 年为“新”贝尔维尤剪彩时，恰逢全国经济衰退，其对纽约市的打击尤为严重，许多人指责市政厅多年来在工会合同和济贫的社会项目上肆意开支。1976 年，纽约市面临灾难性的债务拖欠问题，但白宫拒绝提供紧急经济援助，《纽约每日新闻》刊登了当时引用率最高的标题之一：“福特总统对纽约市说：去死吧”。

事实上，福特从未这么说过；他不久后就签署了立法，向该市提供了联邦贷款。这笔重要的资金注入，加上从工会养老基金借来的数十亿美元，扭转了纽约市急速滑向破产的局面，但该市也付出了代价。随之而来的是裁员浪潮，数以千计的城市工人失去工作。地铁票价在1970年刚刚从20美分提高到30美分，如今跳涨到半美元，而城市大学系统的免学费保障——几代移民攀升的社会阶梯——消失了。新的贝尔维尤，按多数人的说法，耗费近2亿美元，赶到最后时刻才得以建成。

这个项目耗时20余年。在错综复杂的城市官僚体系
中，指导如此规模的计划成为一场“毫无价值、吹毛求 258
疵”的噩梦。就像20世纪初麦金-米德-怀特建筑事务所经历的一样，市政官员不断削减建筑高度——从32层到25层——并抱怨“装饰”昂贵，比如电话插口和病人床边的阅读灯。但最大的争议是如何定义“半私人病房”。贝尔维尤的传统病房体系是过去时代的遗存，显然必须要取消。最初的设计要求一个房间里安排2个病人，但市政官员要求放6个病人，这惹怒了该项目的首席规划师。“我发现……凡是对穷人或医疗贫困者有好处的元素都会遭到［反对］。”他写道，并补充说，把6个病人的房间称为“半私人”，就像把怀孕6个月的女人称为“半处女”。《联邦医

疗保险法案》的通过打破了僵局，它将“半私人”定义为一个房间不超过 4 个病人。由于亟需联邦财政税收，市政府不情愿地让步了。

迪金森·理查兹在大楼启用前几个月去世了，但安德烈·库尔南在那里见证了这一愿景的实现。由于顶层尚未完工，贝尔维尤的精神病患者仍旧住在吉米·沃克时代建造的俗艳、破败的大楼里。新大楼每一层的面积都有 1 英亩以上，有 20 部电梯在运行。“走廊干净、宽阔、明亮，”一位评论家说，“整洁的指示牌引导访客前往宽敞的房间，在那儿可以欣赏到河流或曼哈顿天际线的美景。”刘易斯·托马斯称其为“一栋壮观的建筑”。他说，对于“国内这家最著名、拥有最敬业的专业员工的医院”，这是一个“合适的家”。

不过，人们普遍认为，无论是否新建，贝尔维尤的古怪特色依然如旧。正如著名外科医生威廉·诺伦在得知计划通过后所说的那样：“她抗拒改善，就像她的细菌抗拒抗生素一样……所以，让城市的父辈们……竭尽所能摧毁她的个性，让她成为其他白色、冰冷、无菌和高效的医疗堡垒的复制品……我敢打赌，当最后一栋新楼建好，最后一名技术员被雇用，最后一块钱花完的时候，M5 病房里还是没有剪刀。”

第十七章　艾滋病

1980年11月，一名男子因发热和气短来到贝尔维尤。259
他接受了胸部X射线检查，结果显示“有些模糊，无特异症状”，然后进行了肺部活检。“已无法单单用惊讶来形容。我们震惊得不知所措，”弗雷德·瓦伦丁医生回忆说，“这人得了肺孢子菌肺炎（PCP）。”

身为传染病专家，瓦伦丁近年来还治疗过一例肺孢子菌肺炎患者：一个营养不良的白血病患儿，其免疫系统已经崩溃。贝尔维尤的这名病人是个34岁的同性恋者。他的肩胛骨附近很快出现了一个蓝紫色斑点，他的T细胞数——衡量身体对微观入侵者的防御能力——骤降。他陷入了昏迷。

瓦伦丁以自己见多识广为傲。从医学上讲，没有什么病是在贝尔维尤没见过的。但几天后，瓦伦丁在治疗一个有严重咳嗽和发热的瘾君子时，得到了同样的化验结果：

“肺孢子菌肺炎，伴有严重的细胞免疫缺陷”。他觉得这不仅仅是巧合：两个明显素不相识的人，诊断结果却令人费解地一样。两人很快就死去了。

向北几个街区的纽约大学皮肤科诊所，也是国内最大的皮肤科诊所，在这里，另一谜团正在显现。一名男性到来时，脚上长了有色斑点。他最近因腺体肿胀和脾脏肿大在当地一家医院接受过治疗。值班的皮肤科医生阿尔文·弗里德曼-基恩做了一次活检。结果发现是卡波西肉瘤。

260 自然的反应是把这一病例视为反常。人体发生的一些事情是无法解释的。卡波西肉瘤是一种皮肤癌，多见于地中海人种的老年男性，以及为防止器官排斥反应而服用免疫抑制药的移植患者。在癌症患者中间，这种病的发病率微乎其微。

但随后诊所又出现了第二起病例——一个 30 多岁的同性恋演员，鼻子上长了块紫斑。“我突然开始考虑病人的性史，医学院里从没有人教过我这些东西，”弗里德曼-基恩回忆说，“询问一个人的性生活？我的意思是，[我]从未问过任何人这种问题。没有人，连妓女都没有。”

纽约大学癌症登记处的核验显示，20 世纪 70 年代只出现过三例卡波西肉瘤，全都不在贝尔维尤。现在，这样的病例每周涌现。1981 年 7 月 3 日，《纽约时报》刊登了一篇关于这个日益壮大的群体的报道:《41 名同性恋者患罕见癌症》，作者是劳伦斯·奥尔特曼，他是为数不多的拥有医学学位的科学记者之一。奥尔特曼十分依赖弗里德曼-基恩的工作，他报道称，有许多患者“频繁多次”在本市的同性恋俱乐部和公共澡堂勾搭，暗示此病与性有关。当日，美国疾病控制与预防中心（CDC）发布了一则警报，让公众警惕“与男同性恋者免疫抑制相关的机会性感染”的传播。

在弗里德曼-基恩检查的病人中，有一人名叫盖尔坦·迪加，这位法裔加拿大空中乘务员，后来在旧金山记者兰迪·希尔茨的畅销书《世纪的哭泣》(以及 HBO 改编电影）中，被描述为“零号病人”，而他也将死于艾滋病。后来证明，这一描述并不属实；把艾滋病带到北美的并不是迪加，尽管他吹嘘说自己曾在数十个城市与数百名毫无戒心的伴侣进行无保护性行为，而且他的这一说法很可能为真。“我曾碰到他从一个同性恋澡堂出来，我停下车，说：‘你在那里干什么？’”弗里德曼-基恩回忆说，“而他说：‘在黑暗中，没人看得见我的斑点。’他是彻头彻尾的反社会者……［在那之后］我拒绝见他。我真的非常气愤。”

这是否只是冰山一角？弗里德曼-基恩认为是的。他与贝尔维尤的肿瘤学家琳达·劳宾斯坦等人合作，共同发

261 表了一项涉及 60 名同性恋患者的研究结果：一组显示出卡波西肉瘤、肺孢子菌肺炎（或两者兼有）的明显症状，另一组无症状。“与［这些疾病］关系最密切的变量是每年男性性伴侣的数量”，这项研究的作者们得出结论：第一组平均有 61 个伴侣，对照组有 26 个。第一组还报告了疱疹、梅毒和肠道寄生虫病的较高发病率。时间一周周过去，口腔、舌头、喉部、视网膜、结肠、阴茎和直肠患癌的男同性恋者开始来到贝尔维尤。所有临床指标都指向一种毁灭性的新型疾病。

弗雷德·瓦伦丁也担心出现最坏的情况。1982 年 3 月，市卫生官员编制了一份最新的“监测数据”清单，显示已有近 160 人因罕见的感染和免疫系统严重受损而住院。除了 6 人，皆是男同性恋者。在清单页面底部，有两条手写的注解。第一条，“亚硝酸戊酯”，指的是这些男性常用来增强性体验的药物，也许和这药有一定关系。（实际上并没有。）第二条，“IVDU”，是“静脉注射毒品使用者”（intravenous drug user）的简称，这类病人将随着时间的推移而急剧增加。

起初，医学研究人员使用“与男同性恋者相关的免疫缺陷”（Gay-Related Immune Deficiency）或简称 GRID 来描述这一系列症状，而媒体则称其为“同性恋癌症”。但随着异性恋病例的增多，其中有海地人、共用针头的吸毒者、接受输血的血友病患者，这一病症被重命名为获得性免疫缺陷综合征，或称艾滋病。没人知道这些互不相干的群体是如何联系在一起的，假如有联系的话。1982 年，纽约市报告了 543 个新病例。此时此刻，唯一恒定的是死亡率。患者似乎都必死无疑。

美国医学会于 1847 年成立时，医生拒绝治疗流行病患者，更恶劣的是，甚至弃之而逃——这种令人遗憾的景象在文学作品中屡见不鲜。丹尼尔·笛福在他写于 18 世纪的小说《瘟疫年纪事》中写道："谴责的话语朝那些［伦敦］医生劈头盖脸扔过来，他们在这疫疾期间遗弃了自己的病人……他们被人叫作逃兵。"为树立自身形象及原则，新成
立的美国医学会采取强有力的立场，结果是制定了《医疗 262
伦理守则》，要求其成员"直面［瘟疫］之危险，为救死扶伤不懈努力，甚至甘冒牺牲自己性命的风险"。

随着研究的进步，对传染病的担忧逐渐消失。疫苗、特效药和更好的卫生条件，抑制了过去那些传染病的严重暴发，使医学这一职业变得更安全。为反映这一现实，美国医学会在 20 世纪 50 年代修订了《医疗伦理守则》，让医生"自由选择服务对象……以及提供医疗服务的环境"，不明"紧急情况"除外。之后，艾滋病降临了，不知源自何处。医疗防护这层安慰的泡沫，似乎一夜之间

破灭了。

旧的问题再次浮现。危险时代需要什么？是否应该恢复更严格的《医疗伦理守则》？美国医学会认为不应该。在1986年的一份过度关注细节的声明中，其伦理和司法事务理事会用独具威胁性的话语描述艾滋病，这让犹豫不决的医生同行可以心安理得地放弃艾滋病患者。“从情感角度看，并不是每个人都能照护艾滋病患者”，这份声明写道，尽管医学拥有“以同情和勇气”面对传染病的“悠久传统”，但不应强迫所有人这样做。该声明还补充说，如果医生选择退出，“必须对病人的护理另做安排”。

事实上，很少有医生面临这种困境，因为绝大多数艾滋病患者会在城市的公立医院接受治疗，那里还有众多同性恋者和药物滥用者。迟至1990年，也就是艾滋病流行近10年的时候，新墨西哥州组织了一场关于艾滋病治疗策略的研讨会，1 300名受邀者中仅有1名医生到场。即使在自由开放的纽约市，男同性恋者健康危机组织也仅能勉强找到50名私人执业医生愿将患病者的名字列入转诊名单。

金钱无疑起了一定作用。艾滋病患者往往很穷，而“私人医生不会接受没有医保和无法预付费用的人”，一位社会活动家抱怨道。但研究表明，对安全的担忧与个人偏见是更重要的原因。“将这类病人拒之门外时，”一位生物伦理学家写道，“很多医生似乎不只是在说‘我为何要拿自己的生命冒险？’，而是在说‘我为何要为这些同性恋者和吸毒者而拿自己的生命冒险？’”

并非只有医生这样。有报道称，殡葬师拒绝对艾滋 263
病患者的尸体进行防腐处理，急救人员对同性恋社区的呼救置若罔闻。一些州的牙科协会建议推迟为艾滋病患者实施非常规手术，如搭桥和根管治疗。对纽约市 350 名牙医的调查显示，“100%”的牙医反对治疗艾滋病患者——这是一个重大打击，因为艾滋病的几个早期预警信号，包括鹅口疮、真菌性口腔感染和白斑（一种沿牙龈和舌头的病斑），在常规口腔检查中很容易被发现。牙医们声称，他们特别容易受到危险病毒的侵害，如他们归咎于患者唾液的乙肝病毒。为什么要在致命得多的东西面前冒险呢？

在发表关于艾滋病的声明时，美国医学会设定了两种例外情况：第一，在医疗紧急情况下，如车祸，决不能拒绝对艾滋病患者实施治疗；第二，国家的公立医院将继续收治艾滋病患者，无论是否紧急。这两种例外情况和纽约市的关联最为密切，到 20 世纪 80 年代中期，纽约市的艾滋病病例数占全国近三分之一，而且这种疾病将成为 25 岁至 40 岁之间的男性死亡的主要原因。

作为纽约公立医院的旗舰，贝尔维尤既服务于格林威治村的同性恋社区，也服务于包厘街和下东区毒品泛滥的街道，一时成了疫情的中心。（圣文森特医院和圣克莱尔医院，是曼哈顿两家拥有大量同性恋病人的天主教医院，经枢机约翰·J. 奥康纳同意，它们也提供了必要的艾滋病护理。）早期面临的问题是信息匮乏。没人知道该采取什么预防措施，也没人知道疫情会持续多久。“它没有名字，没有期刊提到它，也没有教科书描述它，”一名实习生回忆说，并补充道，“我们原以为它会消失。”

由于患者太多，真相不明，一种恐惧感席卷了整个医院。工作人员拒绝给艾滋病患者送食物、打扫房间和清理废物。一位护士长注意到，贝尔维尤的同事们受到了自己家人的压力。“他们会说‘你会染上艾滋病’，或‘回家前
264 先洗个澡’，或‘你的制服要在医院里洗，不要带回家’。”只需拿起当地一张报纸，就能读到“致命病菌”逃离医院、让整座城市陷入危险的消息。“患艾滋病的吸毒者是贝尔维尤的勤杂工。”《纽约邮报》尖叫道。

然而，在所有潜在危险中，没有哪个能与被注满艾滋病患者血液的注射器的“针头扎到”相比，这样的事并不罕见。统计数据显示，以这种方式感染病毒的概率相当小——据疾控中心称，275 起病例中约有 1 起。不过，那些不小心扎到自己的人，要经历数月的惶惶不安。“在那一瞬，”一名护士回忆说，“我所能感受到的只有一波又一

波恐惧。”

报道“艾滋病浪潮”的记者开始依赖纽约大学暨贝尔维尤的一线医生，寻找这一医学之谜的线索。每有重要文章发表，里面可能都会引用弗雷德·瓦伦丁、劳伦斯·弗里德曼-基恩或琳达·劳宾斯坦的话。劳宾斯坦的私人肿瘤诊所收治了近百名艾滋病患者，而弗里德曼-基恩的皮肤科诊所在 1987 年诊断出第 1 000 个卡波西肉瘤病例，这在几年前是不可想象的。

劳宾斯坦承担的角色尤其苦乐参半。她是一名脊髓灰质炎幸存者，腰部以下瘫痪，从巴纳德学院和纽约大学医学院毕业后，在贝尔维尤做住院医师，并于 1983 年接受了纽约大学的教职。分配回到心心念念的贝尔维尤后，劳宾斯坦时常开着电动踏板车在大厅里飕飕飞驰，威吓她怀疑“坑骗”病人的工作人员。“从嗡鸣的速度可以判断琳达是否在大发雷霆，而［我们会］躲进壁橱里、桌子或柜台下面——只要能避开［她的］愤怒。”一位住院医师回忆说。劳宾斯坦深受哮喘和心脏病困扰，但她仍坚持上门问诊，虽然这一做法早已过时。朋友会在城市公交车上看到她，腿上放着医生的包，拄着拐杖，“身体状况还不如她的大多数病人”，但她总是为他们着想。

有时，劳宾斯坦会与同事发生冲突，他们认为她对艾滋病的处理方法“太过激进”。她毫无歉意地采用一切医

265 疗手段，如化疗，这是一种治疗免疫系统遭严重损害的患者的方法，颇具争议。“她对病人的照顾非常好，”弗里德曼-基恩说，“但我俩意见不合；我们屡屡争论，身为肿瘤学家，让每个人都接受化疗是否合理……我们观摩一次尸检的时候，她从轮椅上抬起头说：‘没有卡波西肉瘤。’我说：‘是的，但是琳达，他却死于各种机会性感染；是我们杀死了他。’”

两人达成一致的是，滥交、无保护性行为在传播这一疾病中的灾难性作用。劳宾斯坦不久即带头号召关闭本市的同性恋澡堂，此举遭到市长爱德华·科赫抵制，大部分同性恋社区也表示强烈不满。但也有人鼎力支持她，其中就有剧作家拉里·克莱默，他在 1985 年写了反映纽约市同性恋者生活的辛酸舞台剧《平常的心》，剧中有一个叫艾玛·布鲁克纳的角色，她是一名聪明的、坐着轮椅的医生，专门研究男同性恋者的艾滋病治疗和安全性行为。

劳宾斯坦很欣赏克莱默的行动主义，但讨厌这个剧。“有人认为，这可能是因为［纽约大学暨贝尔维尤］还有很多医生在照护［艾滋病］患者。单把她挑出来，她觉得我可能是在利用她，因为她坐着轮椅，所以更富戏剧性，”克莱默如是说，并补充道，“我承认自己因此而心中有愧。我想让这个角色和她有相似之处……以克服身体不利条件为标尺，让那些生病的人看看何谓真正的勇气。”

多年来，艾玛·布鲁克纳曾由朱莉·哈里斯、芭芭拉·贝尔·格德斯和埃伦·巴尔金（她凭借这个角色获得了托尼奖最佳女主角奖）扮演。听说芭芭拉·史翠珊买了电影版权，打算自己来演这个角色后，劳宾斯坦很不客气地对朋友说："假如她要做直肠手术，最好剪掉她那该死的指甲。"1992 年，劳宾斯坦死于心力衰竭，年仅 45 岁。她从未在百老汇看过《平常的心》，也未能在生前看到她的开创性工作带来的影响。2014 年，HBO 终于出了电影版，主演是朱莉娅·罗伯茨，而不是史翠珊。克莱默对那些不了解纽约市艾滋病历史的人说，"艾玛·布鲁克纳医生这一角色是以琳达·劳宾斯坦医生为原型的"，"我希望这一角色能永葆她的遗产"。

20 世纪 80 年代在贝尔维尤受训的人，对以后将发生 266
什么心知肚明：贝尔维尤意味着艾滋病。纽约大学偶像级的医学院院长索尔·法伯医生坚称，每年有 1 500 人竞争医院的 78 个住院医师职位，没有一人对这种疾病表示过丝毫担忧。恰恰相反，他们似乎渴望与之交手。法伯谈到贝尔维尤的艾滋病危机时，他的话已成为我们熟悉的叙事组成：在这个地方，医生们不惜付出更多代价，为最脆弱、最受鄙视的病人服务，这是他们的信条所在。当他者畏葸不前或背转身去，贝尔维尤仍坚守不弃。

事实大抵如此。与艾滋病做斗争这一挑战，对那些浸淫于贝尔维尤传统的人，以及那些希望融入其传统的人（包括同性恋社区的成员），具有强烈吸引力。但同时，这一挑战也吓退了那些觉得这场斗争太危险或太令人沮丧或不宜参与的人。医学生“精明地打着自己的小算盘”，一名实习生写道：“[他们]一次又一次向我提到，他们想蛰伏起来，等这场疫情过去。‘我想去纽约，但我压根没申请过，’一名医学生说，‘我受不了看见那么多艾滋病病人。’”

许多前来应战的人，很快就要面对现实。对纽约市4家医院的250名实习生和住院医师（多数来自贝尔维尤）的调查显示，“他们对感染艾滋病有相当程度的担心”，对该怎么办也深感矛盾。调查样本中有24%的人相信“拒绝照顾艾滋病患者并不违背医学伦理”，有34%的人认为应该让他们自己做这个决定。这项研究的主要作者是在贝尔维尤工作的内森·林克医生。“医生可以拒绝为患者提供护理这一看法，似乎破坏了医生与其社区之间长期存在、心照不宣的社会契约，”林克宣称，“这些看法是否反映出艾滋病患者可以接受的医疗水平将受到损害……这个问题一直未能确定。”

林克不止一次被受污染的针头扎到过，他了解个中情绪。这样一种可怕的疾病，其后果不可逆转，这让每个人都感到紧张不安。“我们都有某种程度的感觉，”一位首席住院医师回忆说，“当时有很多关于艾滋病和4H的谈论。4H即同性恋者（homosexuals）、海洛因成瘾者（heroin addicts）、海地人（Haitians）和血友病患者（hemophiliacs）。我们称自己为‘第五个H’——住院医生（house staff）。” 267

在贝尔维尤或邻近的纽约大学医院，公然拒绝治疗艾滋病的情况虽然很少见，但确有发生。“在照顾［艾滋病］患者这一问题上，我的确看到过主治医师采取明显不愿甚至拒绝的立场，”1985年，纽约大学感染控制系主任罗杰·韦瑟比医生说，“面对其他任何疾病，我从未见过这种情况。”在韦瑟比看来，艾滋病对情感的伤害远甚于对受传染的恐惧。“我非常坦率地告诉你，”他说道，“或是无心或是有意，我已设法不在同一个时间点照顾超过一两个病人。”

这些话中暗含着潜在的抵制情绪，这一问题几乎无法衡量。“早上查房，从来没人探视过那个艾滋病患者，‘因为跟他没什么可说的’，‘因为所有学生都让他心烦’，‘因为［有人］以后会回来和他说话’，这些都是再熟悉不过的说辞，”一名实习生谈到她在贝尔维尤的经历时这样写道，“那个瘦弱、发热的年轻人面临的就是这样的处境，他等待的时间比转到急诊室的时间还长。”

挫败感是一大因素。医学院强调的是医学科学的救命奇迹；而艾滋病则揭示出一种疾病的恐怖，这种病没人弄得清楚，更别提控制了。“我的意思是，当一个在工业事故中被砸断双腿的人来到这里，我们会第一时间把它们重新接上，”一名实习生说，他指的是贝尔维尤世界级的急诊服务和显微外科学，“我们习惯了奇迹般地帮助人们。”令情况更加不妙的是，现在拥入医院的患者大多与派来治疗他们的医务人员同龄。“三分之一的入院者似乎都是 20 多岁的病人，看起来仿佛是从达豪[1]或比亚法拉[2]来的，”贝尔维尤的一位住院医师坦言，“目睹自己这一代人的死亡，意志薄弱的人是承受不了的。”

在如此没完没了的愁云惨雾下，医学培训是否受影响？给这么多艾滋病患者看病，是否阻碍一个人的专业成长？人们是否对一种疾病过于专注？至少在公开场合，这
268 样的问题很快就被抛到一边。“艾滋病非常复杂，能教会你很多东西——从免疫感染到癌症，”法伯医生对媒体说，“艾滋病是医学的殿堂，每个治疗艾滋病的人都该获得银星奖章。”

---

1 达豪（Dachau），纳粹德国最早建立的集中营，先后关押约 25 万人，近 7 万人在监禁中被折磨至死。

2 比亚法拉（Biafra），尼日利亚东南部一个由分离主义者建立的未被普遍承认的国家。该国于 1967 年成立，1970 年，比亚法拉出现大规模饥荒，经济及军事崩溃，后重新并入尼日利亚。

不过，私下里，法伯自有他的担忧。被好莱坞的传说称为典型的“蛇窟”或“疯人院”，一直是贝尔维尤挥之不去的阴影。现在它是否还会被称为美国的艾滋病医院？法伯最希望的是，这些病人能被隔离在设备完善的州立机构中，让贝尔维尤不再面对这一承受不起的麻烦。

至于拿艾滋病当教学工具，结论显然是好坏参半。毕竟，这种疾病的起源仍是个谜，其引发的症状也非常罕见。20 世纪 80 年代，在贝尔维尤受训意味着，看到的卡波西肉瘤病例比乳腺癌病例更多，看到的病情复杂的寄生虫感染病例比普通流感病例更多。一位教师叫他八周换一次班的学生把观察到的疾病列成清单，其中一半人的记录中都有“肺孢子菌肺炎”。一名三年级学生这样描述他早上查房的情况：“一个女人患有严重糖尿病；另一个腹痛。一名西班牙裔年轻男性抱怨胸部感染，这在其他医院可能意味着普通肺炎。而在贝尔维尤这里……我们想到的是艾滋病。”

法伯承认，问题在于，学生们或许会学到一些关于同情的宝贵课程，但该如何好好利用广博的现代医学，他们却不甚了了。源自取得积极效果的满足感，何时到来？通过治疗继发感染，艾滋病患者的生命可能会延长几个月，但最终结果都是一样的。“他们都会死在你手上，”一名年轻医生感慨道，“这是强度高、技术含量低的护理。”

有些人努力将这种经历诉诸语言。一名来到贝尔维尤“为不值得救助者服务”的住院医师，发现她自己被“活埋”进一个瘟疫源源不绝的世界。“我们的培训被艾滋病笼罩……”她回忆说，“每天都是一样的感受——急诊室转来大量发热、憔悴的病人……我们感觉身处第三世界，单调重复的痛苦与绝望，令灵魂麻木。”

269 有时，挫败感会沸溢而出。弗里德曼－基恩回忆说，他在做一次关于卡波西肉瘤的大巡讲时，法伯本人站起来说：“谢谢你的精彩演讲，医生，但纽约大学为什么一定要成为泰坦尼克号？”虽被这句话冒犯了，但弗里德曼－基恩明白其对在场所有人的影响。他自己开的诊所已开始受到牵连，因为长期惠顾的自费病人都慢慢离开了。“我们了解你对艾滋病有多专注和投入，”他们对他说，“你能不能把我们介绍给不那么忙于处理这些问题的医生，这样我们就不用妨碍你的事务了？”

1986 年，贝尔维尤的罗伯特·霍尔兹曼医生与一群纽约同行，一道参观了旧金山总医院备受赞誉的艾滋病科。两家医院有着惊人反差。“旧金山总医院几乎所有东西都是针对同性恋患者的，”霍尔兹曼回忆说，“艾滋病科仅有少量药物滥用者，而且几乎看不见人影。”

这种对比颇能说明这两个城市的情况。20 世纪 80 年代，旧金山的艾滋病患者大多是白人男同性恋者。纽约市曾经也是如此，但如今不是了。现在大多数艾滋病患者包括异性恋的黑人和西班牙裔吸毒者、他们的伴侣和孩子。旧金山还以颇具影响力的同性恋者权利运动为傲，它可以做成一些事情。而这在很大程度上是因为，那些患者受过良好教育，拥有中产阶级背景。当纽约人正为回收针头、发放免费避孕套和给艾滋病患者提供住所的呼吁而愤怒地争论（“别在**我的**街区”成为集会口号），旧金山正为绝症患者开设诊所、集体宿舍和临终安养院。难怪一名普通艾滋病病人在贝尔维尤的平均住院时间，是旧金山总医院的三倍，且贝尔维尤的几乎所有病例都是二次住院，有时是五次或六次。再常见不过的情况是，病人无处可去。

疫情袭击一座城市的时机从来都不会是合适的，但有些时机肯定比其他时机更糟——纽约的艾滋病就是典型的例子。市政厅还在20世纪70年代的财政困境中挣扎，已削减了一些部门的预算，其中公立医院受到的影响最大。 270
原因之一是简单的计算。像贝尔维尤这样的机构，在艾滋病流行之前的几年里，其入住率已经下降。原因之二是简单的政治。审计办公室要求各社区委员会列出优先考虑事项、治安、消防、学校、垃圾收集、公园和交通名列前茅。“我们在50个事项中大约排在第47位。”健康和医院组织的主席乔·艾维·博福德医生说。公立机构里的慈善病人仍是最不受欢迎的选民之一，艾滋病的到来只会更加强化这种看法。

除了加州，几乎所有的州多年来都对这次疫情置之不顾。纽约州州长马里奥·科莫在早期不愿为艾滋病项目提供资金，他说没有钱，而纽约市副市长维克托·博特尼克迟至1985年依然坚称，纽约市“没有艾滋病危机”——当时在贝尔维尤的病人中，有20% HIV检测呈阳性，全市记录有3 766人因艾滋病死亡。与此同时，在华盛顿，罗纳德·里根总统小心翼翼地与这一切保持距离：一是因为他承诺削减国内开支，二是为了安抚他的支持者——他们将艾滋病视为神对有罪行为的报应。为何要关注一种可以预防、似乎不大可能在不受欢迎的群体之外传播的疾病？正是他们的胡搞乱来才首先引发了这一问题。

连纽约的部分同性恋社区也反对全面动员防治艾滋病，因为他们担心自己的隐私权和性表达权会在公共卫生运动中遭到践踏，这让人想起20世纪初对“伤寒玛丽”[1]的强制

1 “伤寒玛丽”（Typhoid Mary），本名叫玛丽·马伦（Mary Mallon，1869—1938），爱尔兰裔移民。起初她给人当女佣，后转行当了厨师。玛丽虽然身体一直健康，却携带伤寒沙门菌。后来，玛丽陆续传染多人，最终被隔离在纽约附近的北兄弟岛上的医院。医生对隔离中的玛丽使用了可治疗伤寒的所有药物，但伤寒沙门菌一直顽强地存在于她体内。玛丽于1938年11月死于肺炎，而非伤寒。

隔离。是关闭公共澡堂还是支持强制推行艾滋病检测，内部争论不休，反而淹没了当时最需要的有力声音，造成了对这场疫情的耽误与忽视。

统计数据显示，到20世纪80年代中期，5%的公立医院治疗了全国50%的艾滋病患者——大部分医院位于加州，但纽约州负担尤重。这给像贝尔维尤这样的机构带来了巨大压力。贝尔维尤是截至当时最大的收治机构，平均每天要收治100多个病人。要到达其拥挤的急诊室，意味着要慢慢穿过一排排走廊，走廊两侧都是固定在轮 271
床上或躺在轮椅上的形容枯槁的年轻人。在所有人的记忆中，运送中风和心脏病患者的救护车第一次被分流到其他医院。在贝尔维尤，每名艾滋病患者都意味着更多的护理时间，更多的专家，更多的计算机断层成像、胸部X线检查、呼吸机和昂贵药物。

由谁来买单？在贝尔维尤，私人医疗保险素来是很稀缺的东西，而那些在这场疫情开始之前就持有保单的人——大多是有工作和固定地址的同性恋者——很少有机会续保。保险公司通过标记格林威治村等社区的邮政编码来淘汰同性恋者，有一次它们还仔细审查了“没有亲属、工作无需耗费体力的单身男性”。于是，贝尔维尤只能蹒跚前行，依靠纽约州和纽约市一些项目的不稳定资金，以及面向贫困人口的联邦医疗补助的支持。这些钱从来都不够用。

从旧金山回来后，霍尔兹曼和几位同事写了一份备忘录，描述了贝尔维尤的问题和需求。“我们 60% 以上的［艾滋病］患者都是药物滥用者。”这份备忘录开头写道。有些人是来自赖克斯岛的囚犯；许多人是无家可归者和精神病患者；大多数人除了感染 HIV 之外，还患有可怕的多重感染。资源匮乏，员工士气极其低落。在贝尔维尤，一种“对传染病的普遍恐惧”已占据上风，而“治疗上的无能为力（无法治愈）导致的沮丧”更令事情雪上加霜。可用两个词来形容医院目前的情绪：“身心俱疲”和“不堪重负”。

有些补救办法很简单。用带塑料餐具的纸盘给艾滋病病人送饭，或者给清洁工人提供避免与排泄物接触的橡胶套鞋，这些事情的成本并不高。罩衣、口罩、双层手套和护目镜成了前线人员的标配，每个病房都装有一台特殊呼吸机（或称急救袋），以取代工作人员在艾滋病危机中常用的 S 形口对口设备（常让他们恐惧）。“这不仅仅是为了‘防患于未然’，”霍尔兹曼解释说，“也是为了让人有足够的安全感来工作。”

其核心是一个特殊的艾滋病科，为“选定的病人”提供“短期强化初级护理”。开始时只有 10 张床位，后来迅速扩大到 20 张，然后是 30 张，再后来是 40 张。出于卫生条件（大量的呕吐和腹泻）和保护病人（极易受到医院中细菌的侵害）的考虑，这个科室被隔离开来。该科室因其位置而被称为“西区 17 号”，很快就收治了贝尔维尤三分之一的艾滋病病例，从而减轻了医院其他部门的负担。那些处于疾病最后阶段，即“趋于死亡”的病人被转移到“东区 12 号”的一组单人间，在相对平静的环境中度过最后的日子。在 20 世纪 80 年代中期的纽约市，这也许是最接近临终关怀的地方：在纽约市，除了受朋友接济、进入无家可归者收容所、栖身公园长椅，艾滋病晚期患者几乎没有其他选择。 272

对这些病人的治疗，是噩梦，还是令人自豪之事，这取决于讲述者是谁。“想象一个无比悲惨的病人，浑身病斑，或许是恐怖又疯狂，”一名前实习生回忆说，“现在想象一个刚从医学院毕业的人，五英尺高，也许有一百磅重，用小器械和针头戳这名病人，先撇去那臭得要命的气味，你就知道走进这里是何感觉了。”

不过，其他人似乎很感激有这个机会。艾滋病使人谦抑。它教人谦卑，换个角度看待事情。一位住院医师谈道，每晚回到家，他妻子都会紧张地命令他在接触任何东西之前先洗澡。“我不能怪她。这有点让人担忧，”他说，“但是，另一方面，治疗重病患者……你要剔除那些肤浅的废话……它加深了你的人性。”

有一点是肯定的：艾滋病科并不旨在救命。疫情已暴发五年，还未看到治愈之法，因此，给予病人更多舒适和护理就成了重中之重。根据护士长的说法，艾滋病提供了最好的例子，说明她可以多么充分地发挥专长。她说，这是“护士的疾病”，而非“医生的疾病”——不仅因为护士要花更多时间和病人在一起，还因为她们的技能比“医生能开的任何处方”都要好。以下例子可以佐证：护士们设计出一个装置，让那些口疮疼痛的病人能更舒服地咀嚼食物；纯粹发自善心，允许病人的伴侣在探视时间结束后留下来。“这可能听起来很老套，”一名艾滋病护士补充说，“但当你照顾一个知道自己将死的人时，你知道他需要你……剩下的只是两个凡人罢了。”

这也就难怪，从没有人抱怨过西区 17 号护士站上方贴的一块大写字母牌，上面写着：

273 这里与泰坦尼克号的唯一区别是——那里有支乐队！

考虑到贝尔维尤有大量与艾滋病相关的病例，令人不安的法律和伦理问题是必然会出现的。“它与其他疾病不同”，一位医生解释说，每个病人都知道“自己将在两年内死亡，体重可能只剩 65 磅，大小便失禁，剧烈疼痛［且］经历精神上的变化”。迟早要做出停止治疗的决定，结束这个人的生命。但这个人的病情要发展到什么程度，由谁来决定？如果病人自己无法决定，能否指定一位朋友或家人来表达他的意愿？病人的嘱咐要写出来吗？如果要写出来，具体该如何写？医院能否参与进来，在不至引起诉讼和严重经济损失的情况下？

20 世纪 80 年代，该领域还是一片处女地。纽约州对“有行为能力的成年人有权拒绝医学治疗”不再有异议，但围绕“死亡权”的一系列复杂问题——尤其是生前预嘱和医疗代理——才刚刚开始出现。早期针对此问题的一次关键抗争，今天已基本被人遗忘，涉及贝尔维尤的一名处于艾滋病晚期的病人。

1987 年夏，托马斯 · 沃思，一名来自格林威治村的同性恋艺术家，因弓形虫病而被收治入院，这是一种脑部寄生虫感染。沃思曾目睹一位挚友在艾滋病最后阶段遭受的可怕痛苦，于是留下一份书面指示：倘若“无望治愈或恢复像样的生活质量”，不得进行“维持生命的程序”。如果沃思不再能为自己发声，这份文件赋予他的朋友约翰 · 埃文斯代理权。

送入贝尔维尤一周内，沃思陷入昏迷，埃文斯要求医院不得再做任何事。医院很自然地表示反对。医院避开艾滋病这个更大的问题，称弓形虫病是一种通常可以用抗生素成功治疗的疾病，因此并不意味着等死。通过药物治疗，沃思至少可以恢复意识，并告诉医生他希望如何治疗。若不如此，他就根本没有机会。“这种情况可以自行解决，”
274 贝尔维尤的发言人解释说，“他可能下周就从［昏迷］中恢复过来，而后说‘我不想再接受任何治疗’，我们对此不会有任何问题。”

一场官司旋即而至。埃文斯声称，文件的内容和立嘱人的意愿并不难理解。托马斯·沃思此时正遭受着他力图避免的恐怖之事。“他想有尊严地死去，”埃文斯声称，“他希望避免的事情现在正发生着。”

医院回应说，这份文件并不适用，因为沃思“尚有希望”从**目前**威胁他生命的疾病中“康复”。贝尔维尤的几位医生出庭做证，坚称在医学研究飞速发展的世界里，让一名艾滋病患者尽可能长时间地活着是合情合理的。“治疗方法……每六个月就会改变一次，”其中一位医生表示，“新的疗法经常出现。”

法院判医院胜诉。法官杰恩·A. 桑迪弗接受了沃思的脑部感染可能不会致命的说法，认定“没有明确和令人信服的证据”表明病人“没有希望”——这无疑是一次沉痛的判决。“没有什么比人的生命更珍贵的了。”这位法官命令贝尔维尤继续进行之前对弓形虫病的治疗时这样宣布。沃思于次月去世，未能恢复意识。

虽然埃文斯诉贝尔维尤案无法与那个时代更引人注目

的死亡权案件相提并论，但其影响是巨大的。1985 年，州长科莫成立了一个针对“生命与法律”的特别工作组，以帮助弥合病人和医院的分歧。两年后，在埃文斯案之后几周，特别工作组认可了“生前预嘱”和“指定代理”的理念——前者是为了给维持生命的治疗提供“详细指导”，后者是为了“保护无行为能力的病人的愿望和权益”。

当然，具有讽刺意味的是，沃思与贝尔维尤典型的艾滋病患者少有共同之处。他受过良好教育，出身中产阶级，用尽了医保和银行存款，深陷穷困潦倒的境地，只能去公立医院找一张病床。吸毒者通常不会提前计划医疗应急措施，那个时代的同性恋患者往往隐瞒病情，拒绝接受艾滋病病毒检测，也不愿告诉家人，因为害怕受到冷遇。结果是，结束生命的决定绝大部分落在了医院身上。

在贝尔维尤，对于未曾表达自己意愿的昏迷病人，一 275
般原则是采取维持生命的措施。医院不想让“蓝色代码”（Code Blue）[1] 这些不祥的字眼整天在扩音器中响起，就用“气道小组”（Airway Team）等一系列无伤大雅的词语来提醒相关工作人员注意紧急情况，同时又不惊动其他病人和访客。只要在病房，主治医师或住院医师就会全权负责。

1 即“紧急救命”。

大多数情况下，他们都会认真且努力地让病人活下去。

但并非总是如此。工作人员举了如今被称为“缓慢代码”（slow code）的例子：以促进死亡自然发生的节奏，治疗心肺衰竭、无力回天的病人。无论是犹豫是否要把管子插进喉咙，是否接上呼吸机，还是是否使用除颤器，结果都是一样。而“蓝色代码”代表压力过大，有时还很危险的事件。人都紧张地挤到一块，这也是针刺伤和疏忽大意造成的事故发生最多的时候。“医学不能逞英雄。医生不是神，”贝尔维尤的一位医生回忆说，“这些人病得令人难以置信，他们没有任何好转的可能，他们在死之前会一直受罪。”

如今，艾滋病已不会再引发对生前预嘱、医疗代理、缓慢代码或“拒绝心肺复苏术”的争论。仅此一点就值得关注，它标志着艾滋病从一项死刑判决变成了一种可控制的疾病。对引发艾滋病的人类免疫缺陷病毒进行鉴定这一重要工作，由马里兰州罗克维尔的美国国家癌症研究所和巴黎的巴斯德研究所的实验室完成了。包括纽约大学在内的一批医疗学术中心，在对该疾病的各种研究方面发挥了关键作用。纽约大学的研究重点是卡波西肉瘤和其他癌症、病毒的母婴传播、测量血液中艾滋病病毒水平的数学模型，以及新药疗法的人体试验。

到 1990 年，纽约大学有两个小组在进行独立试验：

一个在贝尔维尤，由弗雷德·瓦伦丁医生领衔；另一个在第一大道对面的艾伦·戴蒙德艾滋病研究中心，由何大一[1]医生领衔。两个小组都与不同的制药公司合作，测试一种多药物疗法，旨在抑制已感染患者的艾滋病病毒。两组都得到了显著效果。被试的病毒载量几乎降到了无法检
测的水平，而且只要忠实地按照常规治疗，病毒载量就会 276
保持不变。该疗法产生了一些令人不适的副作用。它既昂贵又复杂，而且必须无限期进行下去，因为病毒只是被控制住，并未完全根除。不过，在遏制这种一度致命的疾病方面，已出现一道分水岭。

何医生率先发表了研究结果，引起了巨大反响。他从默默无闻中脱颖而出，在 36 岁时变成媒体明星，成为当代的乔纳斯·索尔克。《时代》周刊将他评为“年度人物”，还刊登了一些过早预测疫病结束的文章。但对于数百万有幸接受这些疗法的人来说，噩梦已经过去。“我开始相信我将过上正常生活，”评论家安德鲁·沙利文写道，“我并不是说没有并发症。我每天吃 23 颗药丸——我把这些大颗、冰凉的药片存在冰箱里，直到最近，这些药丸还会让我在午后感到恶心和厌倦。但我所说的‘正常’是……我不再

1 何大一（David Ho），1952 年生于我国台湾省台中市，美国艾伦·戴蒙德艾滋病研究中心创立者、主任。

感到死亡每日都在威逼了……生命不再那么脆弱易折。”

到2000年，贝尔维尤门诊里的艾滋病患者远远多于其病房里的，这些病人像其他人一样，患有各种常见病。2012年——30年后，这种疾病第一次不再是纽约市年轻男性的十大杀手之一——医院关闭了艾滋病（也称病毒学）科，此举在当初是不可想象的。回想贝尔维尤被病患窒息的日子，“人人都在死亡，有的死得快，有的死得慢”，弗雷德·瓦伦丁称这一举动“令人震撼”。贝尔维尤历史上的重要一章已然结束——也许是永远结束了。

第十八章　跌入谷底

长期以来，纽约医院一直是追求奢华、私密性和顶级 277
医疗服务的名流患者的首选之地。20 世纪 20 年代末，佩恩·惠特尼捐赠 4 000 万美元，将医院从曼哈顿下城区迁至豪华的上东区，医院以阿维尼翁的教皇宫为建筑蓝本，受到杰奎琳·肯尼迪[1]和伊朗国王的青睐。然而，在 20 世纪 80 年代中期，纽约医院的声誉遭受了两次毁灭性打击，每一次都涉及一名病人的神秘死亡，每一次都引起了对高级医生、护士和受培训的住院医师——简言之，全体医务人员——能力的怀疑。

利比·蔡恩，一位著名记者的 18 岁女儿，1984 年 10 月来到纽约医院的急诊室，她出现了类似感冒的症状，而且

1 杰奎琳·肯尼迪（Jacqueline Kennedy，1929—1994），美国第 35 任总统约翰·F. 肯尼迪的夫人。

情绪激动。八小时后，她死了——陪审团裁定，她的死亡是一名无人监督、超负荷工作的住院医生反复犯错导致的。重大改革将随之而来，赔偿金也将支付，但坏消息还是接连不断。1987 年，波普艺术家安迪 · 沃霍尔做完常规胆囊手术后死亡，官方归咎于心力衰竭加上冷漠的护理，医院深陷一系列备受关注的渎职诉讼。《纽约时报》一篇尖锐的曝光文章说得好："一家大医院身陷危机。"

与此同时，在贝尔维尤，一场更惨重的悲剧即将上演。
278 这次也涉及一人死亡，尽管不是病人的死亡，使医院成为媒体的众矢之的。主要区别是，对普通读者来说，这样的事发生在贝尔维尤似乎比发生在纽约医院更可信，更契合其名声。一种叙事称之为意外，另一种叙事却认为这是必然会发生的事故。

凯瑟琳 · 欣南特喜欢纽约市。她的父母分别是南卡罗来纳州的股票经纪人和护士，她第一次来到曼哈顿时，在莱诺克斯山医院病理学科实习。"她很刻苦，"她的导师回忆说，"我这样想象过：［一个］看起来像奥黛丽 · 赫本的年轻女性，体重 100 磅，做解剖，从事血液和肠道方面的工作。她不仅成功了，还当选为首席住院医师。"

在乔治 · 华盛顿大学医院短暂工作后，欣南特医生回到纽约。她和做钢琴销售员的丈夫，都为纽约的博物馆、艺术画廊和音乐厅着迷。她专攻细胞病理学，即从细胞层面研究疾病。她在纽约大学医学院任教，是一个研究小组的成员，该小组开发出一种“细针活检”，可以“非常精确地到达身体的最深处”。考虑到罕见癌症和艾滋病的关系，这是很有价值的工作，她的事业也在迅速发展。她在贝尔维尤拥有一小间位于四楼的办公室，离病理实验室和解剖室仅几步之遥，似乎非常适合她的需要。

1988 年秋天，欣南特医生发现自己怀孕了。一个决定迫在眉睫。她是要搬回南卡罗来纳州安家，继续不急不慢地搞研究，还是留在纽约，处理比以前复杂得多的日常生活？她和丈夫同意暂时把这一问题搁置起来。

1989 年 1 月 7 日，一个寒冷的周六，欣南特去她在贝尔维尤的办公室，为即将给医学生上的课准备一些幻灯片。病理大楼翼楼，一个远离病人区的建筑，完全没有人。“那里一个人都没有，特别是在周末，”一名勤杂工说，“你可以 279
随意大声叫喊，没有人听得到。”因为她的办公室没窗户，欣南特就把门开着，以便通风。她打开幻灯机，开始工作。

当天，一个名叫史蒂文·史密斯的无家可归的可卡因瘾君子在贝尔维尤徘徊，寻找抢劫对象。几周前，史密斯因吞食鼠药并嘟囔着要自杀而入院。违背他的意愿放他出院后，他又吞下更多毒药，这让他再次入院。现在，虽然史密斯说要杀人和自杀，但主管的精神科医师未发现他身上有“精神病或抑郁症”的症状。医生觉得，病人这样做，只是为了得到一张温暖的床，并博得一些关注。

其他人则不那么肯定。一名女实习生回忆说，史密斯是个“危险”的存在，她尽可能地避开他。由于鼠药会导致严重内出血，被医生们冠以“鼠人”绰号的史密斯被关了几天进行医学观察，但由于精神科病房已满，史密斯再次出院了。他拒绝主动离开，穿制服的保安人员就把他架出了医院。

没过多久，史密斯下周又回来了，这次他干脆混进无家可归者的人群中。其中有吸毒者、艾滋病患者、精神病患者、急诊室病人，他们拥入贝尔维尤，或充作病人，或把宽敞大厅和洗手间当作日常起居的场所。但史密斯更为过分：他搬进医院，擅自占屋，在贝尔维尤的 22 楼给自己找了一间器械储藏室。

史密斯穿着偷来的医生手术服，带着听诊器、传呼机和安全标识，在医院里随意游走。“他非常开心地四处走动，愚弄人们，看起来就像场景的一部分。”警察局局长回忆说。据史密斯描述，他还在员工餐厅吃过饭，观看过一场正在进行的手术。一名护士看到史密斯偷了一个钟和一根皮下注射针，就提醒了保安人员，他因此被捕。但由于没有人核查姓名，且无家可归者的小偷小摸行为是很常见的，他被释放了。

史密斯更加肆无忌惮，竟不穿“戏服”就到急诊科寻找治疗 280
“背痛”的药物。但工作人员起了疑心，于是他退回到了22楼的储藏室。

1月7日下午，史密斯来到欣南特医生半敞的办公室门前。他把头探进去（如他后来对警察所说），问道：“我能和你说会儿话吗？”他可能看起来并没有特别的危险性，也没有出格之处——一个小个子，5英尺6英寸，130磅，医生打扮（虽然贝尔维尤的非裔美国医生很少）。阴差阳错的是，欣南特和史密斯有一些共同点：两人都在南卡罗来纳州的哥伦比亚长大，两人几个月前都回到了那里——欣南特是为了庆祝她父母的结婚纪念日；史密斯是为了追踪并恐吓一位前女友，他因此被捕，在喝下一瓶液体清洁剂后，他又被送进精神病院待了一小段时间。据史密斯自己估计，他在欣南特的办公室待了不超过20分钟。在这段时间里，他打昏了她，对她实施了强奸和鸡奸，并用电线把她勒死。

欣南特医生的丈夫，因为她当晚没有出现也没有接听电话，心急如焚。在一名保安人员陪同下，他来到了她的办公室，发现她惨遭蹂躏，裸体躺在地上。幻灯机还在运转；她的皮衣和钱包都不见了。

“在1989年的普通一天里，”《纽约每日新闻》写道，“纽约人报告了9起强奸案、5起谋杀案、255起抢劫案和

194 起严重袭击案。恐惧不是一种下意识，而是一种自我保护。”然而，在那破纪录的一年里，在所有凶杀案中，很少有哪一起像凯瑟琳·欣南特案那样引起公众关注。50 名警探被派去调查此案，市长爱德华·科赫称此案为“头号待破［刑事案件］”。几天后，史密斯在一个流浪汉收容所被捕，在他身上还搜出了欣南特的皮衣和信用卡。对贝尔维尤的 22 楼进行搜查后，人们发现了他藏匿于此的证据。被报纸称为“贝尔维尤野兽”的这个人，早就被逮捕过。

很难想象还有比这更令人毛骨悚然的情景了：怀孕五个月的年轻医生，在办公室里被一个在公立医院随意游荡
281 的疯狂男子戕害。袭击者不仅在几天前被逮捕并释放了，还被检查他的精神科医师宣布为无害。此外，查看贝尔维尤医院在案发前一个月的安全日志，表明“至少有三份报告显示有未经授权的人住在四楼更衣室，至少有五份报告显示有人在医院的其他公共区域和楼梯上睡觉”。看来，在贝尔维尤擅自非法占地，不算什么稀罕事。

更糟的是，这起凶杀案发生在一个因安全漏洞百出而闻名的机构。自从一个世纪前内莉·布莱的曝光报道让贝尔维尤名声扫地后，新闻界就一直在记录这里的失误，其中一些已成为传奇。1919 年，德国顶级间谍弗里茨·杜肯上尉从贝尔维尤的监狱逃脱，他锯开铁栏杆，爬过 8 英尺高、顶端布

满“危险尖刺”的栅栏。这起事件引起全球轰动，一是因为杜肯在一战期间臭名昭著的事迹，二是因为他骗过了贝尔维尤监狱的医务人员，让他们相信他是个患有不治之症的“毫无好转希望的瘫痪者”。虽然纽约的地区检察官确信杜肯是通过行贿获得自由的，但在贝尔维尤，没人被起诉，而行踪不定的杜肯在二战期间又继续为纳粹做间谍。

20世纪30年代初，贝尔维尤的大型精神科大楼投入使用，提供了空间给两个安全的监狱病房，一个男子病房，一个女子病房，每个病房有50张床位。但病房很快就满了，人们不得不把有医疗问题的男犯人转移回主医院，而把有精神问题的犯人留下来。两个病房里都有一个处理各类案件的法庭，精神科医师在那里评估嫌疑人是否有能力接受审判。和处理弗里茨·杜肯一样，医生的任务非常艰巨，他们要区分正当的疾病和那些希图瞒过法官、伪装的症状。有些案例相对容易处理；例如在1941年，据监狱一名精神科医师记录，两个“还押至贝尔维尤留待观察”的谋杀案嫌疑人，故意做出怪异举动——一个“拿了根香蕉，削皮后扔掉果肉，吃了皮”，另一个“倒掉汤，把碗放头上当帽子戴”。该精神 282
科医师做证说，这两名嫌疑人并没有疯；他们这么拙劣地作假，是为了逃避即将临头的电椅死刑。

但是，与谋求波多黎各独立的国内恐怖组织“民族解放武装力量”（FALN）的领导人威廉·莫拉莱斯案相比，这些就显得微不足道了。20 世纪 70 年代，该组织在纽约市各地安放了数十枚自制炸弹，其中一枚在华尔街附近具有历史意义的弗朗西斯酒馆[1]炸死了四人。莫拉莱斯在施展致命手艺时，不小心炸掉了自己的手指，一只眼睛也失明了。经审判，他被判处 89 年徒刑，并被转移到贝尔维尤的三层监狱病房 D–2 来恢复身体。在那里，他起诉警察部门“非法没收”他的手指作为证据，而不是送到医院进行“可能的再植”。然后，他就消失了。

时至今日，这起越狱事件仍笼罩在神秘的阴影中。莫拉莱斯用一对 14 英寸的剪线钳，以及绑在床柱上的弹性绷带，不知如何就拆掉了窗格，然后抓住他临时做成的绳索。由于他体重较重，绳索很快断了，他跌落到楼下一片草地上。幸运的是，他下坠时被一台窗式空调挡了一下。同伙和他接头，把他匆匆送往新泽西的一间安全屋。

《纽约邮报》用戏剧式的台词报道了此事：“赤手空拳的恐怖分子脱逃。”一个十指皆无的独眼龙究竟是如何做到的？贝尔维尤的监狱病房里有武装狱警。探视者会被搜身。是谁给了莫拉莱斯绷带和剪线钳？为何没人发现楼下的街上停着一辆坐满陌生人的车？

---

1 弗朗西斯酒馆（Fraunces Tavern），位于布罗德街，建于 1719 年，半个世纪后被后人卖给商人弗朗西斯，弗朗西斯将它改造成酒馆。这里见证过华盛顿与大陆将领们告别等重要历史事件。

没有答案，只有猜测。调查人员怀疑，莫拉莱斯律师团队中的一名成员与一名同情他的医生提供了逃跑工具，而保安人员要么是同谋，要么极其无能。几名警官被解雇，随后城市惩教局局长及其重要下属也被解职。与此同时，莫拉莱斯先是逃到墨西哥，然后逃到古巴，在那里得到庇护——至今依然。

虽然杜肯和莫拉莱斯越狱案引起了对安全问题的根本 283
性担忧，但它们没有欣南特遇害案那样的情感冲击力。欣南特遇害案使整个医院震惊不已。一位观察家说，这就是电影《大逃亡》和《惊魂记》的区别。这种事既然会发生在医生身上，那么也会发生在任何人身上，比如手无寸铁的病人、查房的护士、使用洗手间的访客。欣南特的上司约翰·皮尔森医生谈道，那天下午有两条生命被夺走——他最后记得凯瑟琳蹦蹦跳跳地进入他的办公室，宣布她的羊膜腔穿刺结果刚刚出来，孩子一切正常。“她那么招人疼爱，”他低声说，“那么柔弱。”

史蒂文·史密斯被判一级谋杀罪，并被处以终身监禁。“我们认为他是装的。”一位陪审员说起他的精神错乱答辩。当被问到他是否有什么要说的，史密斯嘟囔着说，“我很遗憾……我没有得到自己理应得到的”——也就是死刑。审判结束后，市政府提出向欣南特医生的家属支付200万美元和解金，而家属的诉讼请求远超这一金额。家属拒绝和解，在后续的法庭战中，法庭最终宣告医院对谋杀不承担过失责任。“我觉得没有哪个陪审员不对这件事感到愤怒，不对贝尔维尤极度失望。”一位持反对意见的陪审员说。家属上诉后，由五名州最高法院法官组成的合议庭，以3∶2的投票结果驳回了家属的诉讼。没有哪条法律“要求医院的安保体系完美无瑕”，该合议庭的多数意见指出。贝尔维尤收容了“高比例”的暴力、犯罪、反社会和无家可归的病人，让这样的地方保持绝对安全是不合情理的期待。简言之，医院已经尽了最大努力。

某种程度上，人们很难反驳这一点。多年来的预算削减，迫使健康和医院组织减少了整个公立医院系统安保人员的数量。哥伦比亚长老会医院，一家床位比贝尔维尤少的非营利性私立医院，安保人员的数量是其三倍——250人，而贝尔维尤只有80人。差距由此可见。此外，哥伦比亚长老会医院还安装了读卡机，一旦发现有人佩戴被盗的身份识别卡，就会向官方报警。相比之下，贝尔维尤只能勉强支付安保人员的工资。普通警官工作3年后，平均收入为23 600
284 美元，只有纽约市巡警的一半，而且他们只佩带手铐和警棍。（派去管理男犯人的纽约市惩教局警官确实持有枪支，但在病房内不允许佩带。）贝尔维尤的警队被戏称为“玩具警察”，大部分时间都在固定位置值班，而不是在大厅和楼梯间巡逻。事实上，史蒂文·史密斯对审讯他的警探说的第一件事就是："贝尔维尤的安保工作糟糕透顶。"

当然，此案暴露的不仅仅是糟糕的警力。史蒂文·史密斯因一连串严重罪行而被判缓刑，但完全脱离了司法系统的视野。他自愿来到贝尔维尤，威胁要自杀和杀人，却无法住院。而原因，除了诊断失误，似乎更与医院太过拥挤有关。欣南特医生遇害之时，贝尔维尤的成人精神科病房已达到"103.9% 的负荷"。根本没有空间留给一个无家可归、头脑中充满暴力想法的瘾君子。

公立医院反映了其所在城市的社会积弊。20 世纪 70 年代，随着犯罪和吸毒人数激增，贝尔维尤在一楼开设了美沙酮维持治疗中心。盗窃向来是医院的一个问题，主要是员工所为。现在，几乎所有东西都开始消失不见——打字机、加药器、钱包、药品、针头、注射器，甚至还有天主教礼拜堂的烛台。"成群结队的人每天聚集在电话亭和电梯附近，并非偶然地靠着柱子和墙，徘徊在门和楼梯间附近。"《纽约时报》一名记者，在题为《闯入者发现贝尔维尤是个易下手的目标》的报道中写道。当被问及为何没人试图赶走他们时，一名安保人员回答说："拿什么赶？我们拿什么防身？"

1985 年，市政府关闭了贝尔维尤的大型精神科大楼，将病人和监狱病房一起搬到主医院的顶楼。虽然精神科大楼残破不堪，但获得了新生。它拥有 800 张床位，收容无家可归者，是全市最大的收容所。它距贝尔维尤大厅只有一个街区，有一条有人看守的地下通道与医院相连。几周内，该收容所就达到了最大容量。

285 纽约市无家可归的人激增，可部分归咎于经济困难时期。但多数专家都认为，造成该现象的关键因素是用意良好，但不幸走偏的“去机构化”政策——把各州的精神病人迁回他们所在的社区进行治疗。该政策认为，在熟悉的环境中，将成功的新抗精神病药物与团体治疗相结合，要比在孤立、一向残忍的精神病医院中“强制监禁”更人道，也更有效。由于未加规划，资金也不稳定，这项政策导致数以千计患有严重精神失常、最终无家可归的人拥入纽约。

由于担心一些人可能会被弃置不顾而死亡，科赫市长批准了两项计划：一是“寒冷天气警报”，在气温降到零度以下时保护无家可归者；二是对那些“在可以合理预见的未来，将严重危及自身”的人实施“非自愿住院治疗”。[1] 这两个计划都需要利用新指定的无家可归者收容所，以及选定的

---

1 很快就发生了法律纠纷。一名住在市中心地铁出风口的妇女，因她被强制带到贝尔维尤，接受她不愿接受的身体和精神方面的治疗而起诉市政府，“我没有疯，”化名为比利·博格斯的乔伊丝·布朗说，“只是无家可归罢了。”虽然检查她的每位精神科医师几乎对此都不同意，认为布朗对自己有严重危险，没有强效的抗精神病药物她就无法自理，但法官还是将她释放了。博格斯的案子让本来就很棘手的情况更趋复杂，因为根据纽约州法律，若无法院命令，病人不能被非自愿地关押超过 60 天。在贝尔维尤，专门为此辟出的一间法庭——19E2 室——成了一个非常繁忙的地方，病人络绎不绝，其中有一些患有耐药结核病和其他危险病症的病人，他们对强制禁闭和治疗提出异议。——原书注释

设施到位的公立医院——贝尔维尤是准备最充分、最受欢迎的目的地。到20世纪80年代末，贝尔维尤已有四个独立的无家可归者病区，由医院和相邻的收容所分担，以治疗精神问题、身体问题和药物滥用。“对穷人和贫困的精神病患者的敏感，是我们由来已久的传统，”贝尔维尤的精神科主任说，“我们［现在］还要负起照顾无家可归者的责任。”

每个病人在沐浴除虱后，都要接受身体和精神方面的检查。有一天，工作人员“围捕”到一个浑身污秽的盲妇女，她整天在上西区对着陌生人大喊大叫；还有一个持刀的 286
男子，他住在中央公园的一个塑料袋里，自称认识周围的老鼠。一位研究纽约“鼹鼠人”——住在铁路和地铁隧道里的人——的记者，认真观察了一次夜晚围捕：六个无家可归的人，“经过一番劝诱，并承诺将他们带到贝尔维尤而不是华盛顿堡收容所”，他们才同意离开。不难看出贝尔维尤的吸引力：那里提供很好的基本护理；更安全，更干净，有时还能带来快速（虽然大部分是短期的）效果。“这些人……你不会相信他们看起来像什么，”一名为无家可归者鼓与呼的人解释说，“有些人头上裹着厕纸，因为他们不想让自己的想法飞出去，也不想让新的想法飞进来。在贝尔维尤待了一周，吃饱睡足之后，他们到法官面前说：‘法官大人，我不知为什么将我带到这里，我只想出去找份工作。’”

这个例子中的另一选择是位于上曼哈顿、庞大的华盛顿堡收容所，里面有一个小型的精神病患者病区。《纽约时报》一名记者在一次突然夜访后，描述了华盛顿堡的纯粹恐怖：“黑暗中杂声四起：男男性交的呻吟，无助者被抢劫的哭喊，病人刺耳的咳嗽，在一间大屋子里的 700 张小床构成的迷宫中奔跑的砰砰脚步声。”只要愿意观察，普通人都能看出这些巨型收容所彻底失灵，但这个问题没办法解决，因为社区极其强烈地反对给病人提供小规模集体宿舍。

“冬天是最糟糕的，”一名兢兢业业、尽管不无沮丧的年轻医生写道，“寒冷天气把无家可归的人赶进医院，整个贝尔维尤似乎成了一个恶臭、拥挤、悲惨的炼狱，我们被投进这个炼狱中，一直到住院医师生涯结束……如果那天会到来的话。”并不是只有她这么想。应对如此多的无家可归者，考验着最具理想主义的灵魂。纽约大学一名三年级医学生指出了这些年来他对贝尔维尤的情感矛盾——渴望为不值得救助者服务，但要面对随后的现实。“当我靠近他的外套，一股变质奶酪的恶臭迎面袭来，”谈到遇到的一个再平常不过的病人时，他这样写道，“这太可怕了。我觉得
287 我必须得走开，也许要找个厕所去呕吐一通。难道他不知道自己多难闻吗？他是怎么过的？”

这个病人是个无家可归的瘾君子，他的手臂“粗糙不堪，布满小洞”。他的脚踝上有个溃烂的疖子，看起来“快要爆开了”。过去，像他这样的人数不胜数，但从未如此严

重集中过。“请让我回家睡一觉吧，”这名学生默默恳求道，“上帝啊，请别让我碰［他］了，除非他洗了澡。”

欣南特医生遇害两个月后，贝尔维尤的社会工作部做了一项调查，将医院 43% 的成年住院病人划为无家可归者，这一比例在精神病科是 70%。第二次对 298 名非自愿住进贝尔维尤的病人所做的调查显示，大多数人是有精神分裂症病史的单身男子，他们已经在街头生活了至少一年。其中相当多的人是吸毒者，艾滋病病毒检测结果呈阳性，患有结核病；只有不到 5% 的人，有家属愿意接他们回家。结果是，精神病患者在贝尔维尤的平均住院时间，从 20 世纪 70 年代初的 10 天左右，上升到 1992 年的 37 天。“［我们］已经从一家接收医院转变为中长期病患护理中心，”其精神科主任承认，并补充说，“我们不能把病人赶到街上去。”

实际上，贝尔维尤已经被它无望控制的环境所裹挟。艾滋病危机、快克可卡因流行、各州精神病人的去机构化、附近的男子收容所、“寒冷天气警报”、对“非自愿病人”的投入——无不使其付出了沉重代价。“我不想这么说，但我们确实是社会的垃圾桶，”贝尔维尤的精神病急救科的负责人如是说，“我们收容了其他社会机构无法应付的人，那些被遗弃的人。”

贝尔维尤虽然用心良苦，但可能因其社会愿景的性质而使事态更加严重。在特定的某一天，可以看到一长串坐着轮椅的半昏迷的人——工作人员称之为“醉汉小火车”——摇摇晃晃地进来要一顿热饭、一片阿司匹林和一些免费衣物。这些衣物来自真正的货仓，由志愿者捐献，
288 他们每年向成千上万无家可归的病人发放。“我们处理社会的一切问题，”贝尔维尤的一名社工解释说，“你怎么能让一个人没有大衣就走进外面的冷风中呢？”

这种情怀令人钦佩，但很难说没有问题。一边是身心需要照顾的无家可归的病人，一边是将贝尔维尤视为取暖、吃饭和隔壁收容所之实际延伸的人，模糊二者的界限是否明智？一名坐轮椅的无家可归者，在收容所和医院之间的隧道里被捅死；贝尔维尤的几名病人遭到性侵犯，这是发生在欣南特医生遇害前几个月的最后一次袭击。“我们的安保工作糟糕透顶，”皮肤科主任欧文·弗里德伯格重复了史蒂文·史密斯常被引用的对警方的描述，他还说，“前厅一片狼藉。我从没见这家医院这么脏过。”

欣南特医生之死，是否可以通过更完善的警察培训、更合理的安全防范预算、对无家可归者采取更严格的政策，或者三箭齐发来避免？众说不一。贝尔维尤的一些人认为，这起谋杀案是一个罕见的悲剧，可能发生于任何一个为各类客户服务的公共设施中。当然，他们也认为必须改善安全状况，但不能以“把贝尔维尤变成一个不那么受欢迎的地方”为代价。但也有人怀疑，他们所喜爱的医院，是否已经开始

变得像施粥厂或公交车站。一名年轻医生指出，在欣南特医生遇害当天，贝尔维尤经历了三次重大的安全警报，另外两次分别是精神科病房的上吊事件和皮肤科病房的溺水事件。他向媒体发泄了自己的不满。“在安全系数如此之低、犯罪分子始终存在的地方工作，其风险现在不断萦绕在我们意识的边缘，”他气愤地说，“我们都有一种被侵犯、被侮辱的感觉，我们许多人再也不复原来的样子了。”

杰拉尔德·魏斯曼是一位杰出的研究员兼临床医师，20 世纪 50 年代在贝尔维尤开始其职业生涯。他担心拐点已经到来。“在我那个年代，年轻医生的生活还没那么凶险”，他写道，那时没人能想象“一个不修边幅的弃儿……穿着邋遢的手术服，脖子上挂着听诊器……在医院里游荡”。在魏斯曼看来，这种疯狂掠夺者的存在，完全是头脑 289
昏聩的州政府官员一手造成的，他们未预先考虑就关闭了精神病院，导致“疯子和暴徒在街上出没”。但他也想知道，将来是否会有保守派历史学家“裁决，在凯瑟琳·欣南特遇害案中，我们是不自知的帮凶”——她是“因我们的自由主义信条而死”。

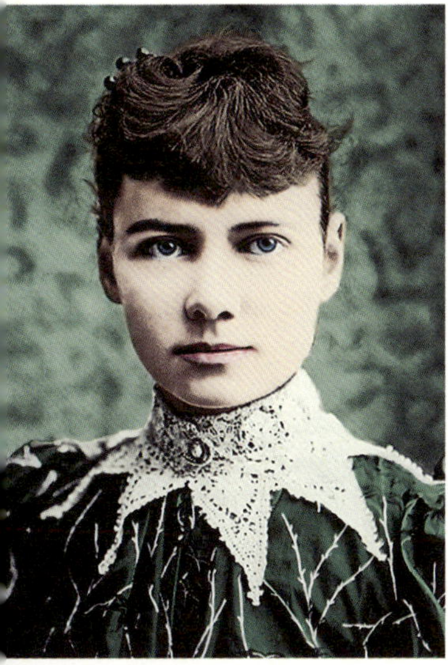

伊丽莎白·简·科克伦，扮成年轻的女精神病人，使用笔名内莉·布莱，撰写了一篇措辞尖锐的曝光式报道，揭露了纽约市两家主要的精神病院——贝尔维尤和布莱克威尔岛上的八角楼——的状况。布莱的文章最先在约瑟夫·普利策的《纽约世界报》上刊载，而后结集成书，即《疯人院十日》，固化了长存于公众想象中的贝尔维尤与精神病院的关联。

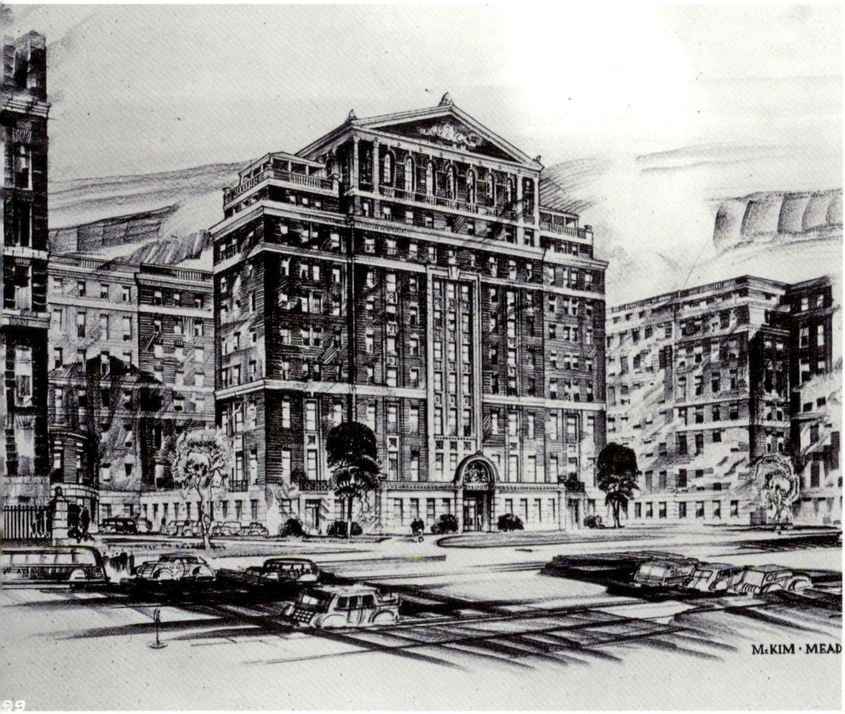

1904 年，随着欧洲移民达到顶峰，对公共卫生（尤其是结核病的传播）的担忧激增，市政府聘请国内著名建筑公司麦金-米德-怀特建筑事务所，为在当时医院的土地上扩建贝尔维尤设计规划图。规划图将遭到相应缩减，最终建成的建筑在近 40 年后才完工，但其中一些建筑今天仍在使用。

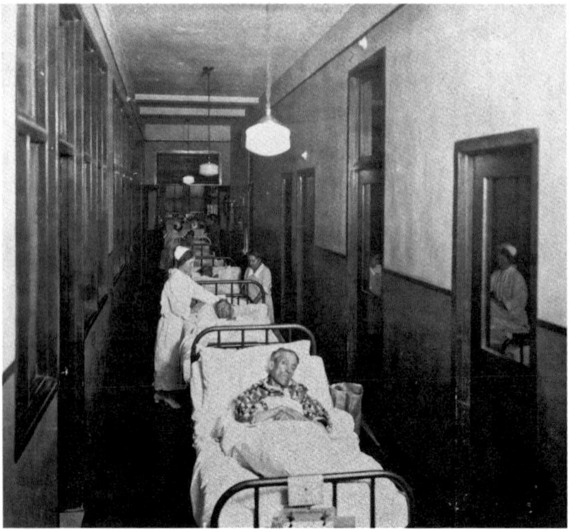

医疗危机时期，贝尔维尤的病房人满为患。在1918—1919年让五千多万人丧生的流感大流行期间，贝尔维尤的病人睡在过道里、储藏室里、地板上用稻草铺成的床上。没人被拒之门外。

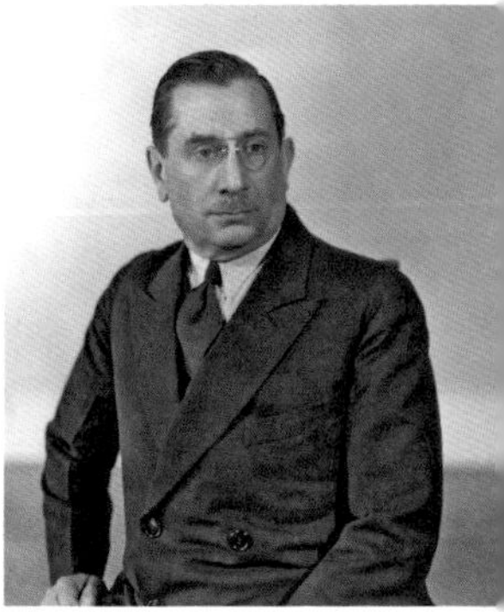

20世纪的前三分之一时期，梅纳斯·格雷戈里主管贝尔维尤的精神科。他曾致力于改革，把对麻醉剂和束缚衣的使用降至最低，将所有病房（除了最暴力、最疯狂的病人所住的病房）的铁栏杆拆除。1933年，格雷戈里的宏大愿景，一栋巨大的精神科大楼，在贝尔维尤的土地上启用。不久后，格雷戈里将因虐待下属受到指控，于是被解雇。

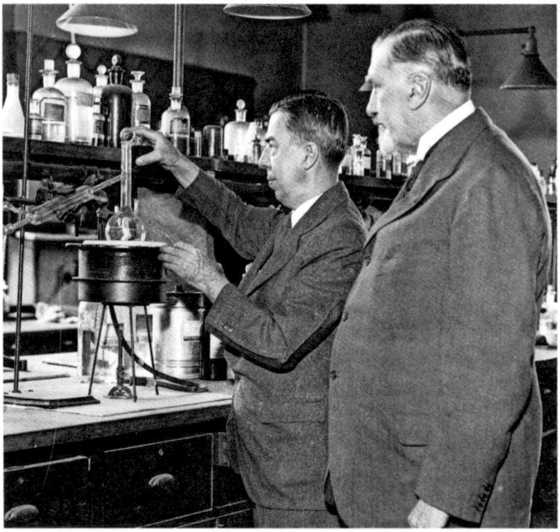

1918年，纽约市创立了法医这一职位，以替代当时无能、声名狼藉的验尸官制度。首位法医查尔斯·诺里斯（右），是纽约大学病理学教授，要求将办公室设在贝尔维尤，他的实验室也在那里。在杰出化学家亚历山大·格特勒的协助下，诺里斯把法医学这一新生领域变成了一门极其重要的专业学科。

1933年，拥有8层楼、600张床位的精神科大楼启用，它是贝尔维尤土地上最大、最具辨识度的建筑。1985年，贝尔维尤的精神科病人被转移至该医院新近竣工的病房楼的较高楼层，而精神科大楼当时已是一片残破的遗迹，后成为纽约市最大的无家可归者收容所。

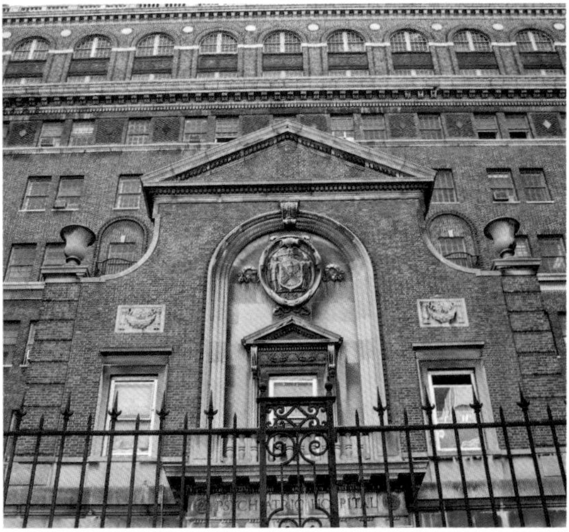

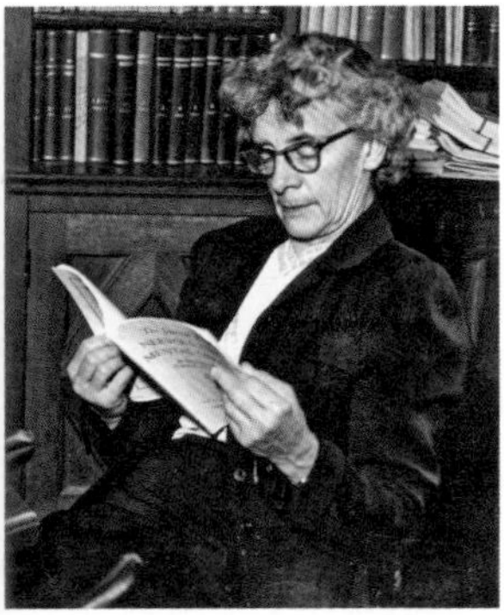

劳蕾塔·本德，从20世纪30年代中叶到20世纪50年代中叶担任贝尔维尤的儿童精神科主任，是儿童精神分裂症和孤独症研究领域的先驱。本德向来被视为她那个时代最重要的精神科医师之一，但由于在儿童身上采用电休克疗法，她成了一位备受争议的人物。

身为哥伦比亚大学医学院在贝尔维尤分管的胸科职员，安德烈·库尔南（右）和迪金森·理查兹，因他们在心导管检查方面的开创性工作，一同获得了1956年的诺贝尔医学奖。两人都笃信贝尔维尤为穷人提供医疗安全网的使命，都曾为改善医院条件而不懈工作。

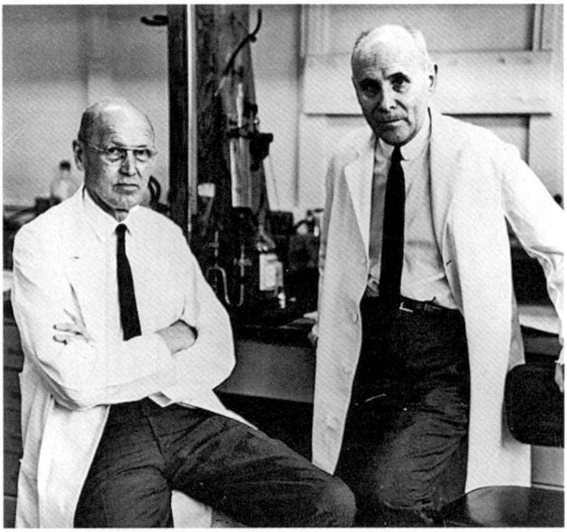

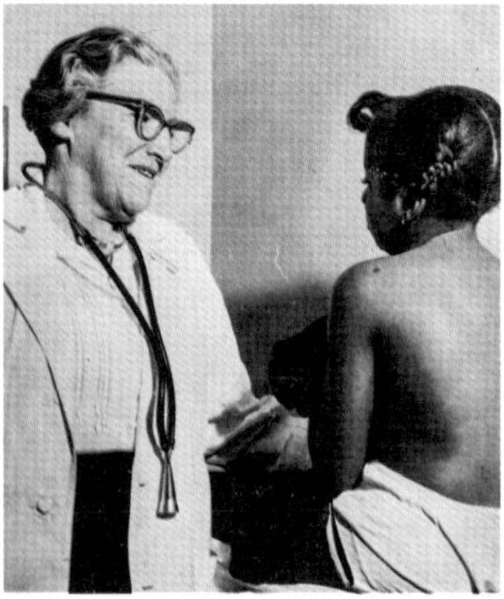

伊迪丝·林肯，毕业于约翰斯·霍普金斯大学医学院，是首批在贝尔维尤实习的女性之一。她在贝尔维尤创建了儿童胸科，使其成为美国国内至关重要的儿童结核病研究中心。林肯最大的贡献之一是开创了多种药物联合疗法，这一理念后被用于艾滋病治疗。

1973 年，在 30 年的计划与迁延后，贝尔维尤启用了用于住院治疗的 25 层大楼。这栋楼位于毗邻东河的罗斯福路路旁。

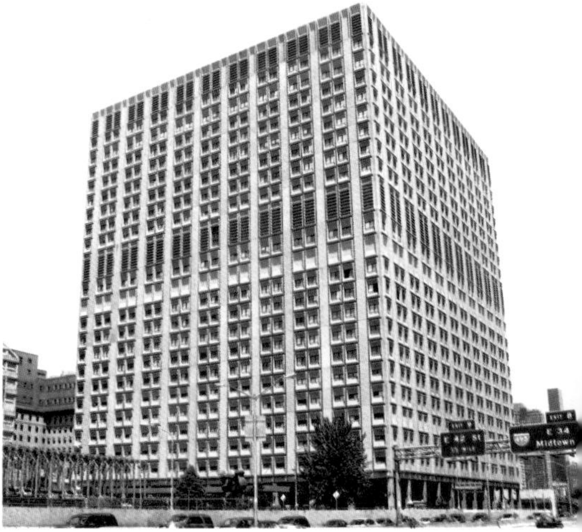

NEW YORK SURVEILLANCE FIGURES 4-28-82

Men:

Disease	as 1° Dx	(March fig.)	Total Dx'd	(Mar. fig.)
KS	82	(74)	87	(79)
PCP	53	(47)	70	(62)
Other OI*	18	(16)	44	(39)
Total	153	(137)		

Women:

PCP alone	2
PCP + other OI	3
Other OI	1
	6

Total cases NYC = 159
(Total reported to CDC = 323)

*OI is Opportunistic Infection.

贝尔维尤的传染病专家弗雷德·瓦
丁发现了首批艾滋病病例中的几例
他的档案收录了纽约市最早的监测
据。当时还没有人对艾滋病有丝毫
解，只知道出现的男同性恋患者越
越多，他们的症状极其罕见，包括
波西肉瘤和肺孢子菌肺炎。

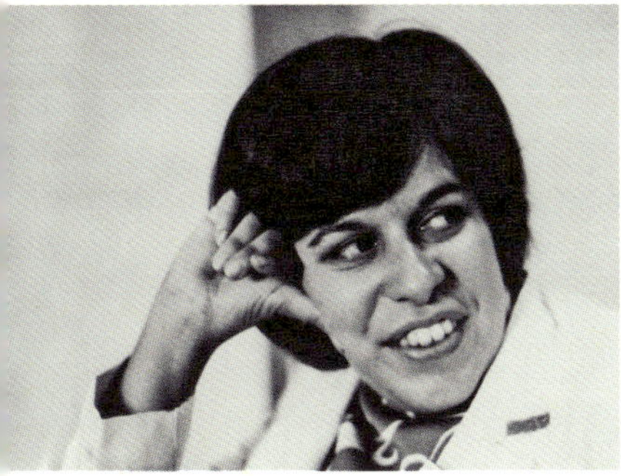

琳达·劳宾斯坦，纽约大学暨贝尔维尤医学院肿瘤学家，是一名脊髓灰质炎幸存者。在许多医生拒绝医治艾滋病病人的时候，她专门研究如何治疗他们。劳宾斯坦发起了一场关闭同性恋社区中的澡堂的运动，她认为澡堂是艾滋病传播场所，她是正确的，但此举得罪了一些同性恋群体。拉里·克莱默反映纽约市同性恋生活的辛酸剧作《平常的心》里面有个主要人物——一名坐着轮椅、致力于艾滋病治疗和同性恋安全性行为的医生——就是以劳宾斯坦为原型。

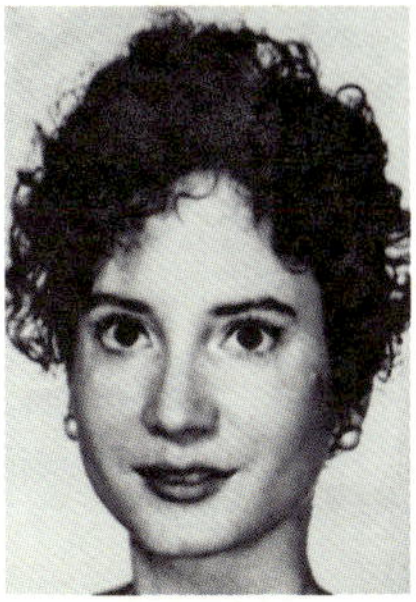

989 年，33 岁、有孕在身的病理学医生凯瑟琳·欣南特，在贝尔维尤她办公室里惨遭奸杀。凶手是一名无家可归者，他身穿偷来的医生手术，已寄宿在医院的器械储藏室里许久。贝尔维尤毗邻纽约最大的无家归男性收容所，欣南特医生的死讯引发了针对贝尔维尤安保问题以及医院与城市贫困人口独特关系的激烈讨论。欣南特医生落葬于她的家南卡罗来纳。

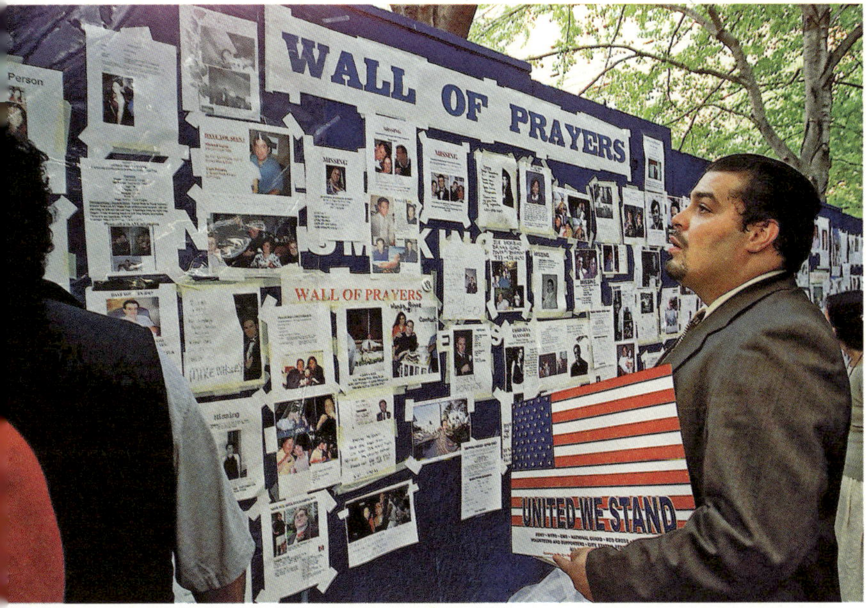

9·11”事件以后的日子里，城市里到处都是寻找失踪亲友的告示和传单。临时留言板在中央车站、夕法尼亚车站、港务局等众多地方竖了起来。最大的留言板沿着贝尔维尤医院的建筑围墙延伸了百码长，被称为“祈祷墙”。贝尔维尤紧邻首席法医办公室，辨认“9·11”事件遇难者的工作就那里进行。在纽约市，该医院长期以来一直是大灾难发生之后寻求信息与安慰者的聚集地。

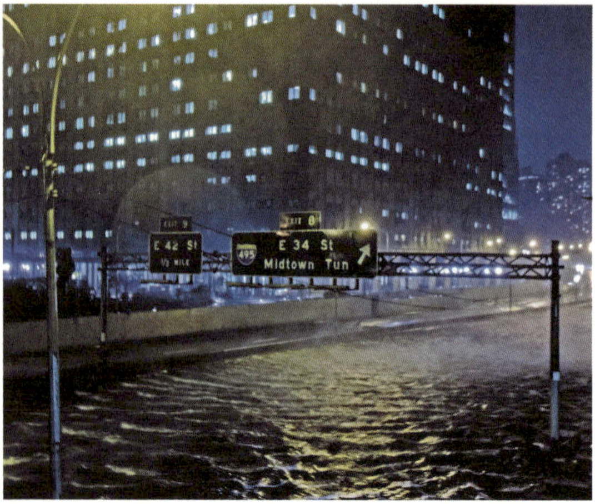

罗斯福路位于贝尔维尤与东河之间
在 2012 年飓风“桑迪”抵达曼哈
之后瞬间泛滥成灾。被洪水淹没
联合爱迪生变电站发生爆炸后，
尔维尤（左）和曼哈顿下城区的
要电源系统将在几分钟后中断。

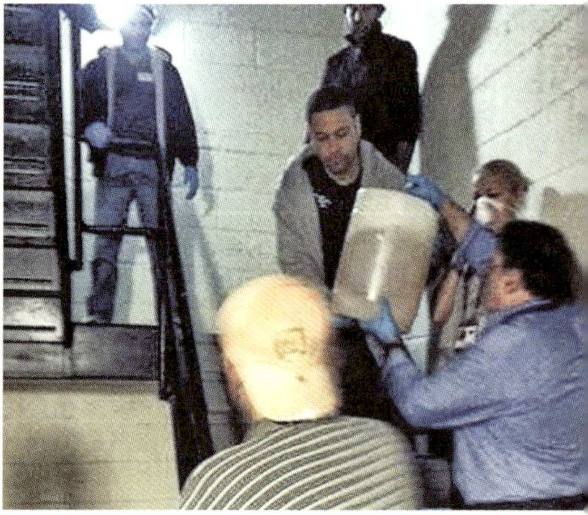

在电源中断、地下室燃料泵被淹的情况下，许多志愿者——医生、护士、医学生和贝尔维尤的工作人员——组成一条“人链”，将 5 加仑燃料桶一桶桶地从 1 层送到 13 层的备用发电机那里，以维持医院运转。

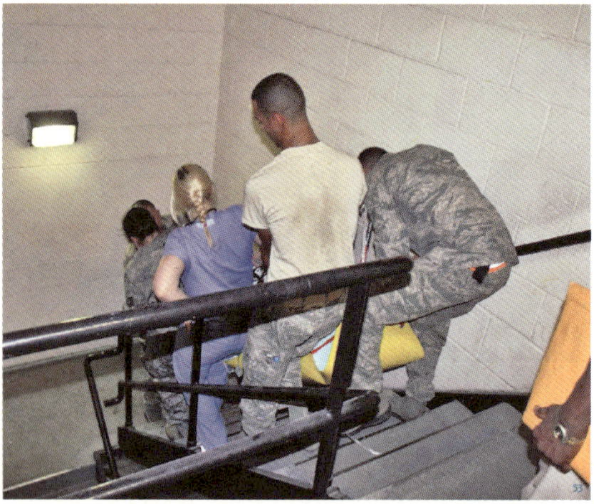

情况迅速恶化，必须下决定将病
从医院疏散。电梯停运，数百名
人只能被抬下楼，穿过昏暗的楼
间——有人打着点滴、连着监测仪
有人被用手抬，还有人坐着便携
雪橇。国民警卫队在这场疏散行
中发挥了不可或缺的作用。所有
人最终得以安全撤离。

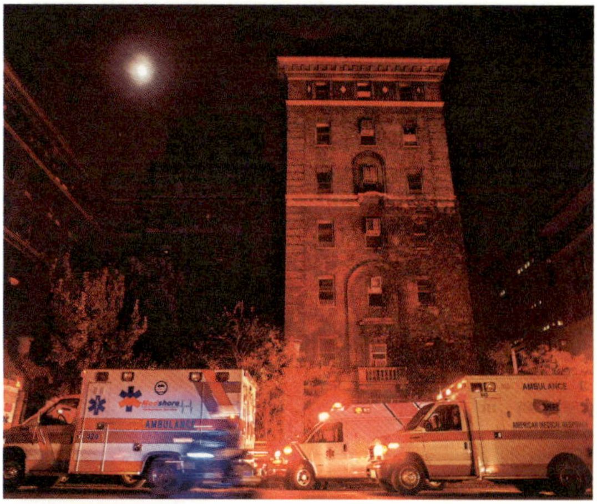

十辆救护车在贝尔维尤四周的街
上列队，准备把病人运送到其他
构。

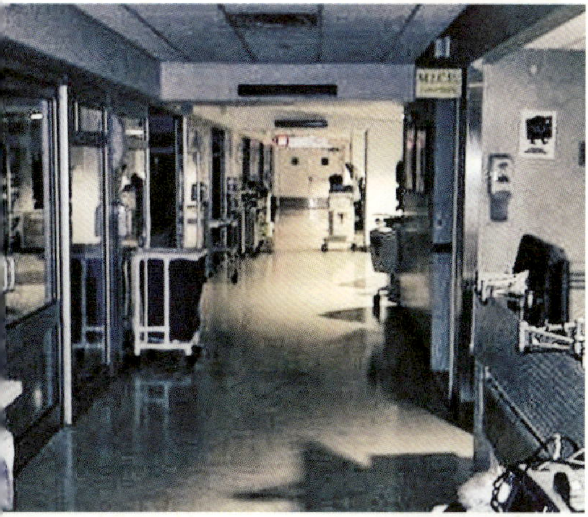

飓风“桑迪”后，贝尔维尤有史以来第一次关门。

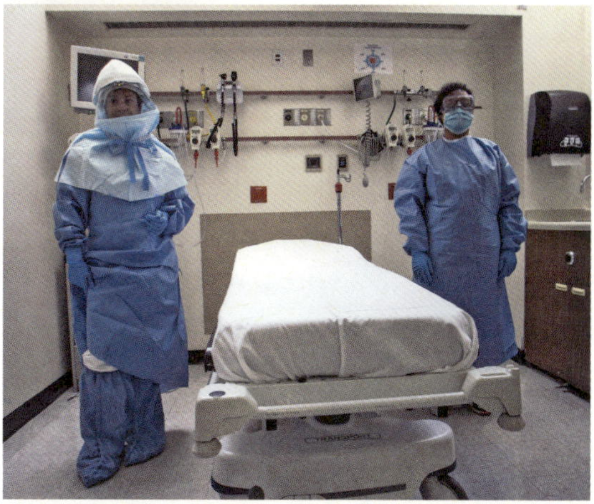

14 年秋，贝尔维尤的工作人员
着特殊的防护服，治疗纽约市唯
一例埃博拉病人。

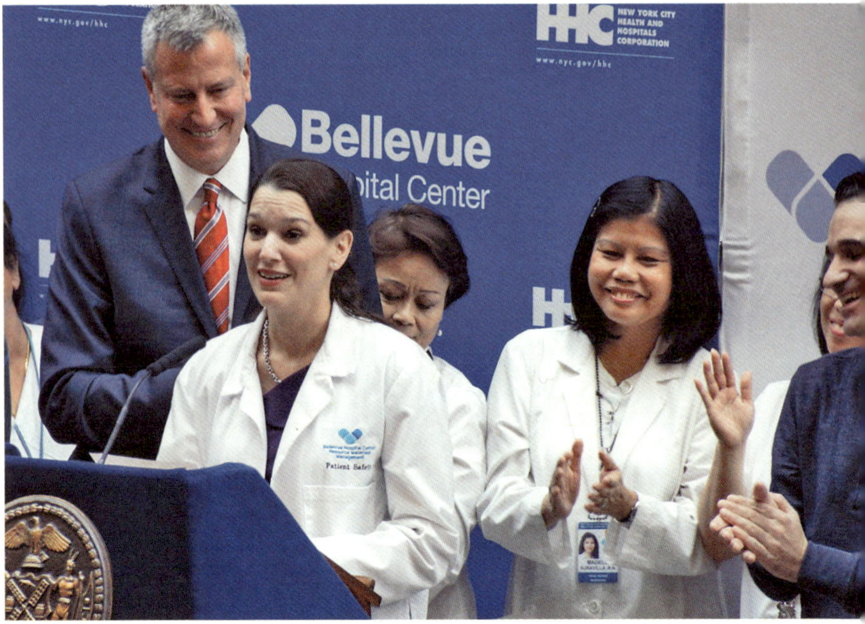

劳拉·埃文斯医生在一场庆祝新闻发布会上发言，宣布病人克雷格·斯宾塞医生体内已无埃博拉病毒并出院，市长白思豪（左）和斯宾塞医生（最右侧）在一旁看着她。

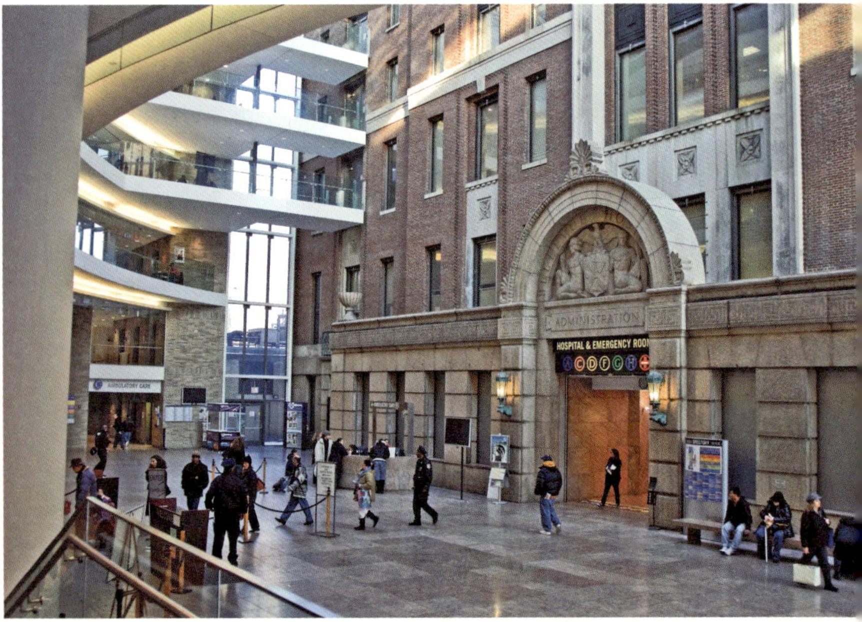

贝尔维尤的玻璃屋顶大厅由贝聿铭设计，它的一边是老贝尔维尤的建筑正面，另一边是四层楼门诊部。

第十九章　飓风『桑迪』

欣南特医生死后不久，一群安全专家举行了一场研讨会，主题为："贝尔维尤的谋杀案：会不会发生在你们医院？"但远未达成任何共识。私立医院的专家们无法想象医生在他们眼皮底下被杀的情景。"我很难相信有人住在隔间或储藏室而不被发现，"纽约的精英机构斯隆-凯特林纪念中心的保安主任说，"我们医院没有哪片区域不受到监控……一个邋里邋遢的人在那里是很扎眼的。" 290

而"公立医院"的代表做不出此类保证。他们的医院面对的是"大量无家可归者、艾滋病疫情、暴力激增、毒品泛滥、人满为患和预算紧张"。他们并不否认贝尔维尤存在严重的安全漏洞，但也指出"邋里邋遢"的人在公立机构中是很常见的，而在贝尔维尤就更是如此了。欣南特医生遇害案会发生在任何一家大都市医院吗？当然会——尽管它发生在贝尔维尤一点都不让人惊讶。

实际上，在欣南特医生遇害几周后，又有一个擅自占地者因犯下非法入侵罪在贝尔维尤被捕。他在医院的地下室至少住了两个月，冒充电视维修工不断骚扰病人。在他提着四盘吃了一半的食物返回地下住处时，最终被发现，
291 保安人员在他那里找到一叠被盗的访客通行证。“我们努力工作，防止了很多事故发生，”一位官员坚称，“但我们有的医生不戴身份证。有的人把楼梯间的锁打开，这样就不用等电梯了。我们有员工懒得报告楼层里的可疑人员。然后，他们抱怨安全工作糟糕透顶。”

欣南特遇害案开启了对纽约饱受指责的公立医院系统的十年严格审查。20 世纪 90 年代初，医院犯罪率上升，同时出现一系列的过失致死诉讼，这重新引发了关于医院私有化的争论。在曼哈顿的哈莱姆医院，一名失踪的精神病患者的尸体在离他房间几码远的通风井中被发现。在布朗克斯市立医院，有两名病人死亡，一人因心脏监护仪失效，另一人因麻醉过量。最广为人知的是扬克尔·罗森鲍姆事件。罗森鲍姆是一名犹太教正统派教徒，在 1991 年的皇冠高地骚乱中遭暴徒袭击。[1] 他被匆匆送往布鲁克林区的金斯

1 1991 年 8 月 19 日，在布鲁克林区皇冠高地附近，两名黑人儿童被一辆跟随犹太教哈巴德车队的车撞倒，一名儿童死亡，另一名儿童严重受伤。接下来的三天里，当地黑人青年袭击了犹太商店及住户。8 月 20 日，约 20 名黑人围攻并刺死了 29 岁的犹太学生扬克尔·罗森鲍姆。

县医院，后死于急诊室。人们审查他的治疗情况后发现，一名疏于监督的实习生未检查出导致罗森鲍姆死亡的刀伤。

从医疗角度看，贝尔维尤比其他这些机构技高一筹。即使是那些要求私有化的人也同意，干预“美国公立医院中的旗舰，在政治上也许不可行”。即使是最糟糕的时候，贝尔维尤也能脱颖而出，原因就在于其与纽约市顶级医学院联系紧密。只消看看哈莱姆医院在与哥伦比亚内外科医生学院签订附属合同后几乎解体，就可看出不同。哥伦比亚大学在20世纪60年代撤出之前，曾在贝尔维尤服务了几代人，成绩斐然。然而现在，它全然不顾忌与哈莱姆医院的关系。哈莱姆医院院长也毫不尴尬地承认这一点。“[我们是]一个大机构，”他沉思说，“当然，有时我们也希望大学能关注与哈莱姆医院的关系。”

金斯县医院的情况也好不到哪里去。在提供优质的病人护理方面，其与纽约州立南部医学院的合作被形容为“糟糕”。“我现在没法面不改色地告诉你，我们从附属机构
获得了价值4.75亿美元的服务。”健康和医院组织的负责 292
人承认。可悲的事实是，像内外科医生学院和纽约州立南部医学院这样的医学院，从城市拿走了大笔资金，却没有给予多少回报。献身服务的传统以及使命感，数百年来一直在贝尔维尤的医生中间盛行。纽约大学自内战开始前就在那里培训学生和住院医生，其中相当多的人被称为“贝

尔维尤的终身员工”，整个职业生涯都在这里度过。虽然像欣南特遇害案这样的事件无疑让纽约大学与贝尔维尤的合作关系变得紧张，但这两所机构相互依存程度高，不可能想分道扬镳。

到了20世纪90年代，哈莱姆医院、金斯县医院和布朗克斯市立医院都濒临失去州政府认证的窘境。而很多人认为，一个关键原因是附属医学院的目标与公立医院病人的需求越来越脱节。医学院愈来愈趋于专业培训；而缺乏初级保健医生的病人，最需要的是全科医生。一名市政官员抱怨说，不可避免的结果是，医疗服务“与社区需求不再相关”。

贝尔维尤的弱势在于其他方面。据无党派机构联合医院基金会称，艾滋病患者和无家可归者，即“比以往患者病情更重，更难管理，有时更危险”的病人，使该医院付出了沉重代价。1983年至1997年间，医院有14位执行董事相继离开。“贝尔维尤有过的领导，比［洋基队老板］乔治·斯坦布伦纳招募过的经理还多，”当地一位议员怒斥道，“这事匪夷所思，令这座城市蒙羞。”

离职的原因有很多。一位执行董事因掩盖助手的贪污行径而被解雇。另一位因拒不按市政厅的要求削减预算而被辞退。她宣称：“我只会管理一家我觉得自己可以进去当病人的医院。”还有一位，从休斯敦招聘而来，对非南方的待客之道感到不满。他来时没有地方住，于是被安置在“医院某个陈旧、阴暗、老鼠出没的区域，那里被改造成了公寓”，然后只能在附近一家咖啡店吃感恩节晚餐。“我没必要忍受这种生活。”两周后，他回到得州时宣称。

倡导私有化的人，在每个环节都看到了失败的证据。293
每年花费高达 30 亿美元来支撑一个功能失调的系统，这无疑表明了工会和城市官僚的腐败影响。削减成本和提高标准是不切实际的目标；这个系统不会自我革新。因此，合理的解决方案就是，关闭这些医院中最糟糕的，出售其他的，而贝尔维尤可能是个例外。这样不会让穷人受苦，相反，他们的处境会改善，因为私立医院会更有效地使用政府拨付给他们的医疗费用。

工会和公立医院的管理者出言反驳，这是意料中的事。但由纽约医学会会长主持、精英荟萃的市长委员会，也提出了反对意见。该市 25% 的人口生活在联邦贫困线以下，是全国平均水平的两倍；其中多数人来自少数族裔社区，那里的私立医院少之又少。纽约的公立系统治疗的无家可归者、药物滥用者，以及艾滋病、结核病、精神病患者，比国内其他任何一家医疗机构治疗的都多。它的急诊室和门诊诊所，是这座城市中众多底层人民的基本保健设施，这一角色似乎不大可能由私立机构来扮演。就像 30 年前的约翰 · 林赛市长一样，委员会讨论组得出结论：“城市应该继续从事医院业务，因为……它在该领域的社会责任，包括必须确保向所有需要的人提供诊疗服务。”

不过，私下里，委员会主席的态度就不那么肯定了。城市对贫困病人的关注是“一件好事，很好，很恰当”，杰里迈亚·巴伦德斯医生说。但“在这个复杂的政治、社会、［和］医疗世界里”，那些负责人缺乏管理现代医院系统的实际知识。那么，为什么他的委员会讨论组得出了不同结论？巴伦德斯没有说明，但他面临的压力很大。社区活动家要求委员会讨论组在少数族裔社区举行公开会议，巴伦德斯勉强同意了。关闭“公立医院”由此成了一个关乎种族和阶级的话题，在一座充满怒气的分裂城市中上演。巴伦德斯真诚地相信，私有化将剥夺纽约最弱势群体的医疗
294 安全网，尽管也有人保证事情不会如此。他还担心，可以自由挑选病人的私立系统与只能治疗剩下的不受欢迎者的公立系统之间，差距会越拉越大。他认为，更明智的做法是寻求现状的改善，并希望得到最好的结果。

从历史上看，贝尔维尤的急诊科是城市系统中最重要的部门之一。心肌梗死和车祸、艾滋病和吸食快克可卡因过量、枪击和自杀未遂、中毒和监狱斗殴、冻疮和烂脚，这些都需要一周七天随时处理。治疗一个体温为华氏 66 度（相当于冬眠状态）的无家可归者，或一个患麻风的移民，

并不是闻所未闻。事实上，贝尔维尤的神秘感，部分在于它会处理时常登上小报的不寻常病例：被市中心建筑起重机砸倒的妇女，从必死的境地中被救了回来；被推到行驶中的地铁下面的音乐系学生，她被切断的手奇迹般地重新接上了。“这是战区医学，”贝尔维尤急诊室的一位医生在1990 年评论说，“没有什么是我们在这里没见过的。”

这是个夸张说法，不过也没夸张多少。2001 年 9 月 11 日，当贝尔维尤首次收到消息，称美国航空公司一架从波士顿飞来的航班撞上世贸中心北塔时，工作人员做好了最坏打算。但在熟悉贝尔维尤历史的人看来，这一消息似曾相识。1945 年，一架飞往纽瓦克机场的军用飞机，因浓雾遮挡，撞上帝国大厦上层，造成 14 人死亡，数百人受伤。那年夏天的早晨，贝尔维尤的整个救护队都赶到了现场；在被疏散的人员中，有一位名叫贝蒂 · 卢 · 奥利弗的电梯操作员。

她的故事发生在原子弹投入广岛前一周、日本投降前两周，仍上了报纸头版。一个燃烧的飞机引擎脱落，切断了她所在电梯的电缆，电梯停在第 75 层，里面没有乘客。电梯厢摇摇晃晃往下坠落，穿过电梯井，落到地下一层。贝蒂 · 卢 · 奥利弗奇迹般活了下来。“她当时处于深度休克状态，”一位医生回忆说，“她的脉搏非常微弱，很难判 295
断她是生是死。她的脊柱骨折，脑震荡，膝盖骨骨折，还有其余几处骨折，多处烧伤和擦伤。”一位牧师进行了最后的仪式。

奥利弗经历了为期数月的皮肤移植和手术。她装上了腿部支具，并学会了重新行走——用一位主治医师的话说，“几乎是一块一块地重新组合起来的”。奥利弗在出院那天表达了自己的感激之情，她说：“除了贝尔维尤，其他任何地方都不可能发生这种事。”

“9·11”事件还唤起了人们对1993年的回忆，当时恐怖分子炸毁了世贸中心的车库，贝尔维尤接收了大部分伤员。此后，和其他城市医院一样，它开始为未来的袭击做准备。1996年，一位探访贝尔维尤的记者遇到一次演习，以应对致命沙林毒气的袭击，就像前一年在东京发生的那样。[1]“氧气罐堆在门边。罐装的阿托品，一种用来控制肌肉痉挛的药物，堆在金属车上。每个人都穿戴上蓝色塑料防护服、带有机玻璃防护罩的口罩、橡胶手套和靴套，然后转身走向急诊室的门，等伤亡人员快速通过。”

“9·11”事件那天早晨，从北塔飘出的烟雾，在不到三英里外的贝尔维尤清晰可见。“这将是一场大劫难，”一名护士说，“伤亡人员会源源不绝地被运来。”18分钟后，

---

1 1995年3月20日，在教主麻原彰晃的策划下，日本邪教奥姆真理教成员在东京三条地铁线的五班列车上发动沙林毒气袭击，导致13人死亡，数千人受伤，制造了震惊世界的恐怖袭击事件。

南塔被击中，正如一位值班医生所说：“医院开足马力，我在那里工作 25 年来从未见过这种情况。”

正准备离开的夜班人员，留在原地待命。常规手术被取消，以清空手术室，能出院的病人迅速出院。一位医生的日记中写道：“第二座塔倒塌了。校友开始到达……20 名身穿绿色手术服的护士生成群赶来。一群身穿浆洗白衣的住院医师问他们能做什么。”外面，一排排志愿者绕着大楼排队，等待献血。

“20 年来，我一直在思索这样的事情，”医院的创伤外科主任医师对记者说，“我们已准备好应对任何进入我们大门的人。”在他身后站着一支完备的医疗队伍——“一片手
术服的海洋，”一名住院医师回忆说，“他们戴着手套、口 296
罩，等待着。”风传数十名重伤员正在被送来。时间一分一秒过去。他们在哪里？

当天在贝尔维尤值班的人，最普遍的记忆是他们的无助感。“数以千计的医务工作者——医生、护士、医学生、技术人员、护理员、治疗师、文职人员——都已做好［行动］的准备，”一名工作人写道，“但没有病人……没有病人过来。”记录显示，“9·11”事件当天世贸中心有 169 名受害者在贝尔维尤接受治疗，随后几天又有 25 人到来。考虑到那天早上每座塔里估计有 7 000 人到 10 000 人，这是个极小的数字。大多数到达贝尔维尤的人被归类为“能走

路的伤员”，他们伤势不重，无须住院，比如角膜擦伤、轻微的肺部问题以及割伤和瘀伤。

原因显而易见，令人痛苦。一位创伤专家解释说，这种规模的灾难往往形成三个区域。“核心区是撞击死亡。中间区是重伤。外区伤害最小。”双子塔倒塌没有形成中间区。人们要么死在楼里，要么逃离时浑身烟尘，身体却完好无损——他们或因为太过震惊，或因为庆幸，甚或因为愧疚，没有去寻求医疗救助。

由于到达医院的受害者寥寥无几，贝尔维尤的一些人匆匆赶到现场。“一辆辆警车火速赶来，穿着红色手术服的男男女女艰难地走下车，”下城医院一名医生回忆说，这里距倒塌的双子塔只有几个街区，“他们是贝尔维尤的外科医生……尽管我们的电话已停机，但他们还是猜到病人被送到了哪里。”几分钟后，一名实习生骑着摩托车赶来，他的背包里装满物资。下城医院有150张床位，当天治疗了1 000多人，大多是皮外伤。一名救援人员被一块金属割伤后，被截去一根手指，一名严重烧伤的妇女被救护车送往贝尔维尤，因为正如一位医生所言：“我们只能给她注射吗啡。”

到达下城医院的贝尔维尤的实习生，对他们的任务感到震惊。他们本想着要负责创伤治疗，却被告知要在世贸中心遗址冒烟的废墟中搜寻身体部位，以便送到首席法医

办公室进行鉴定。“我们拿着头、胳膊、腿，给它们贴上标签，然后放进卡车里，”谈起这次任务时，其中一人写道， 297
“我原以为自己能在情感上处理好，但……我看到的死者数量令人难以置信。”

在接下来的几天里，贝尔维尤共进行了21场手术。最后从30英尺碎石瓦砾中找出的双子塔受害者中，有三人需做极精细的手术，其中两人得以幸存。最后一个被发现的生还者，是一位名叫约翰·麦克洛克林的港务局警佐，在北塔倒塌前一刻，他曾带头在北塔展开救援。“起初，我以为自己死了，”麦克洛克林说，他在梁下被压了22个小时，“我失去了全部知觉。什么都看不见，什么都闻不到，什么都听不见。一切都静止了。”被药物诱导昏迷后，麦克洛克林在接下来的三个月里接受了30次手术，以清除他被压坏的下半身的坏死肌肉和组织。他的肾脏衰竭，不得不接受肾脏透析，在出现严重的细菌感染后，他被戴上呼吸机。在康复过程中，他见证了留下来救治其他受害者的医疗团队的精湛技术。“那天有很多人失去生命，”一位主治医师回忆道，“在贝尔维尤和纽约大学，我们准备拯救更多的人，如果我们有机会的话。”

双子塔倒塌后几周，城市里到处都是失踪者的传单：“有没有人见过理查德________，36岁，黑头发，棕色眼睛，是位消防员；请与他在________的家人联系。”数百张传单贴在贝尔维尤的一堵 200 英尺长的建筑围墙上，这里成了一处临时纪念馆，由防风雨塑料覆盖着。每天经过这里的人，都对失踪者的醒目照片印象深刻：照片中，有的在庆祝婚礼和周年纪念日，有的在受领文凭，有的在海滩上度假，有的身穿礼服和燕尾服。在一张照片上，一位父亲与小女儿挨着坐在草地上，大写印刷字体写着：“你见过我爸爸吗？”随着传单越来越多，围墙也越来越长。纽约人称其为“祈祷墙”。

这种情形，与中央车站、宾夕法尼亚车站、港务局、
298 圣文森特医院和其他数十处地方出现的一样，只是规模更大。这在某种程度上是因为贝尔维尤紧邻首席法医办公室，人们在那里对遇难者进行身份鉴定。其中一位赶到世贸中心遗址的医生，回忆起突然出现在他办公室窗下、供验尸用的巨大白色帐篷。“值夜班时我会往下看，看到一队队灯火通明的卡车将遗体送来进行法医学分析，”他写道，“我记不清他们在那里待了几个月，但不管多久，那些为无休止工作的人们而照耀的灯光从未熄灭过。”

事实上，贝尔维尤长期以来一直是灾难发生后寻求信息者的聚集地。一是因为这里有全市最大的停尸房，二是因为这里治疗了许多伤员。在内战征兵骚乱、血腥的奥兰治人游行、“斯洛克姆将军号”灾难、1911 年造成 146 名

纺织工人死亡的三角女式衬衫厂大火[1]、飞机撞击帝国大厦和1993年世贸中心车库爆炸事件后，人群都拥向这里。祈祷墙在贝尔维尤存在了两个月，其间有悲伤辅导员在此值班。2001年11月，该墙拆除时，人们为医院员工举行了一场私人纪念会，有数百人参加；新教、犹太教和穆斯林的宗教领袖宣读了祈祷词。贴满这面墙的潦草文字和照片，如今存放在纽约市博物馆。

贝尔维尤在"9·11"事件中的作用延续至今。它的病理学家在确认遇难者身份方面扮演了重要角色，这一过程很是艰难，有1 200人仍下落不明，尽管他们的死亡证明多年前就已签发。贝尔维尤的胸科与其他医院合作，为第一急救者提供治疗，他们曾徒步穿越层层烟雾，里面充满了石棉、玻璃纤维、燃料灰、电脑粉末的铅、荧光灯里的汞及各种毒物。今天，贝尔维尤有一个由纽约大学医学院人员组成的环境健康中心，负责筛查附近街区里声称与"9·11"事件相关、肺部损伤的居民。在寻找最明显的症状（如呼吸急促、持续咳嗽、"世贸中心衍生颗粒"的证

1 这次火灾发生在1911年3月25日，是美国工业史上最惨重的灾难之一，很多人被火烧死或窒息而死；还有60多人被迫跳楼，有些直接摔死。灾后，劳工联合会发起了大规模抗议集会，促使当局建立"改进工作场所安全委员会"、防火局，通过了《劳动法》，大大增加劳动部监督员的编制，对工厂防火也做出相当详细的规定。

据）时，该中心就像贝尔维尤一样，不会将任何人拒之门
299 外。许多病人来自无医保的低收入家庭。他们无须提交证明材料，自付的治疗费也很少。

在“9·11”事件十周年之际，贝尔维尤开设了一个最顶尖的“模拟中心”，以训练第一急救者和医护人员如何处理大规模紧急情况。该中心占地25 000平方英尺，为国内最大，其中包括模拟手术室、拥有五张床位的重症监护室和栩栩如生的人体模型，这些人体模型可以说话、流血、出汗、呻吟、呕吐，甚至可以根据电脑生成的指令分娩。巧合的是，该中心与伊迪丝·林肯、安德烈·库尔南和迪金森·理查兹等医学巨擘运营的旧结核病病房同处一隅，证明城市医院护理的优先事项在不断变化。

“9·11”事件后不久，一位当天在贝尔维尤值班的医生写下了他看到的问题。通信不畅排在首位。和曼哈顿下城大多数地方一样，贝尔维尤的电话线不堪重负，手机服务也很不稳定。没有足够的双向对讲机，而在这种紧急情况下，双向对讲机是必不可少的，因此管理人员只能依靠医学生“跑腿”来传递重要信息。

他看到的第二个问题是发生停电的可能性。如果医院的主电源发生故障，最脆弱病人的生存将依赖于一个可靠性未知的备用系统。他写道，贝尔维尤这次躲过了这个问题，但“9·11”事件带来的后果是，难以想象的灾难已经

成为现代生活的一个事实。如果停电数小时或更长时间，会发生什么？有没有应对的计划？“通常，应急发电机的容量无法满足［这些］需求，”该医生总结道，“显然，应该派人控制和保护这些电源。”

实在是未卜先知之言。

在美国医院的“应急准备”领域，确实存在两个时代：
飓风“卡特里娜”之前和飓风“卡特里娜”之后。在那之
前，人们的注意力都集中在治疗恐怖袭击、瓦斯爆炸、高
速公路连环相撞事故的大量受害者，一位专家称之为“医
院围墙外的灾难”。虽然以前有一些预警，例如，1994 年 300
加州北岭大地震使当地几家医院倒塌，2001 年热带风暴
“阿利森”之后，休斯敦市中心的医疗建筑群遭到巨大破
坏——但“墙内”病人面临的危险似乎还相当遥远。

飓风“卡特里娜”挑战了这种想法。2006 年夏天，保卫新奥尔良的防洪堤溃决，洪水淹没了市中心的医院，病人沦为受害者。考虑到飓风的巨大规模，这起初不算什么大新闻。但是，关于纪念医院（原浸信会医院）等地发生之事的可怕报道开始流传出来，那里有 30 多人死亡，其中多数人体内吗啡含量很高，令人生疑。谢里·芬克医生在《在纪念医院的五日》一书中，把所有事和盘托出。此书以尖锐的语调，讲述了医院在后备发电机故障、水龙头不出

水、食物变质、空调停止、危重病人躺在半黑暗和闷热环境期间所发生的事情。医务人员孤立无援，疲惫不堪，在愈来愈无领导的真空中做出生死抉择——医疗与仁慈杀戮之间的界限如此模糊，以至于一名医生和两名护士被指控对病人实施安乐死，并以二级谋杀罪被起诉，但最终指控被撤销了。

2011 年，飓风“艾琳”在东海岸肆虐，纽约市面临一场小型“卡特里娜”的挑战。由于担心洪水泛滥，时任市长迈克尔·布隆伯格关闭了地铁系统，并下令疏散 A 区的所有医院，A 区是曼哈顿下城与东河相邻的低洼地区。纽约大学的朗格尼医学中心，包括蒂施医院，以及几个街区外的退伍军人事务部医院都关闭了。但位于这两家医院之间的贝尔维尤依旧开放，以服务于任何可能出现的紧急情况。

飓风“艾琳”对北部更远的地方造成了真正的破坏，而在纽约市只是一掠而过。原来是一次可怕的假警报，纽约人厌倦，他们无意再为似乎很少出现的猛烈风暴做准备。从医院角度来看，疏散不仅要花钱，把病人从安全的医疗环境中转移出来，还会使他们处于危险中。经权衡，像“卡特里娜”这样直接侵袭的超强的风暴，虽然可怕，但出
301 现的概率微乎其微，而反复疏散要付出的代价可就太大了。纽约市不是新奥尔良——或者说看起来是这样。

不过，贝尔维尤确实做了一项重要改进。因为它的应急发电机位于 13 楼，而供应发电机的燃料泵位于地下室，所以医院的备用电源系统并不是完全安全。虽然来自东河的风暴潮，如果规模不大，根本不可能抵达地下室，但为了安全起见，医院还是将燃料泵封装在钢和橡胶做的“潜艇门”后面，以抵御未来事故引发的水害。

2012 年 10 月，一场名为“桑迪”的季末风暴在新泽西海岸登陆。这一次绝非一掠而过。“桑迪”将是大西洋有史以来最大的风暴，直径接近 1 000 英里。它在满月之夜的涨潮时抵达，全面袭击了纽约市。从南泽西岛到长岛东端，损失是灾难性的，但曼哈顿下城的人口稠密地区情况更糟。一场大型飓风的风暴潮，会使东河涨高 4～6 英尺；这一次测得 A 区涨高了 14 英尺，令人难以置信。

10 月 28 日是周日，随着“桑迪”逼近，市长布隆伯格再次关闭公共交通，并强烈建议低洼地区的居民撤离。但出于不完全清楚的原因，毗邻东河的两大 A 区医院，即蒂施医院和贝尔维尤，继续营业，这一决定至今仍有争议。（邻近的退伍军人事务部医院，在联邦监督下已经撤离了。）对“桑迪”风暴潮的预测千差万别，市政官员对其危害估计较低。托马斯·法利医生是纽约广受尊敬的卫生专员，也曾在飓风“卡特里娜”肆虐时的新奥尔良工作过。他似乎确信曼哈顿周围的河流在涨潮时，涨幅不会超过 6 英尺。

此外，“原地避难”的决定也可能是受到飓风“艾琳”假警报的影响：过早将病人转移出去，可能比将他们留在拥有安全备用电源系统、储备充足的医院里更危险。当然，也更昂贵。

10 月 29 日，贝尔维尤的医疗服务主任道格·贝尔斯医生，早早地从新泽西的家中赶来。他知道当天早上地铁
302 和通勤铁路将关闭，于是带了换洗衣服和一些额外食物，期望于“桑迪”经过之际在办公室的沙发上过夜。当天开始时天气温和，但到了下午，风速已经达到了热带风暴的强度，据报道，泽西海岸一带损失严重。下午 5 点 45 分，市长布隆伯格召开新闻发布会，传递了一些非常糟糕的消息。他警告说，“桑迪”很可能是“本世纪最严重的风暴”，疏散的时机已经过去。贝尔斯从办公室窗口向外望。雨下得很大，罗斯福路——东河沿岸的一条南北大动脉，已经开始泛滥成灾。

就在晚上 9 点前，贝尔维尤一片漆黑。“我们被告知备用电源系统需要 10 秒钟才能启动，所以我开始默数。”贝尔斯回忆说。9 点，灯光重新亮起，电梯开始移动。几个街区外，被洪水淹没的联合爱迪生变电站发生爆炸，造成曼哈顿南部地区全面停电。此刻，贝尔维尤的备用电源系统正在运作。

但是，有一个问题。医院正在进水，涌入的洪水不是

涓涓细流那样，而是如一位震惊的工人所说，“像尼亚加拉大瀑布”。数百万加仑的水冲破了贝尔维尤古老的挡土墙，淹没了182 000平方英尺的地下室，大部分洪水从面向东河的装货码头涌入。应急发电机在13楼，因此没有危险，但供给发电机的燃料泵直接处在危险中。如果洪水冲破保护这些泵的新门，发电机很快就会无燃料可用。

在北边两个街区的蒂施医院，所有电源都断了。由于地下室的燃料泵被淹没，备用电源发生了短路。“没有电，静脉注射器也出了问题，”一位病人回忆说，“我听到一名护士对某人大喊：‘别用那水，水是黑的。’我无法相信形势会这么急转直下。”

蒂施医院早就为“桑迪”做了准备，额外召集了工作人员，储备了物资，并让四分之一的病人出院——这是“原地避难”的标准程序。此外，在去年飓风“艾琳”期间，医院还疏散了大楼人员，自感熟悉了整个流程。但这一次不同。暴风雨已经开始，医院里一片漆黑，电梯也坏 303
了。人们火急火燎地打电话，以寻找附近医院的病床和接送的救护车。由于电脑瘫痪了，医疗记录只能东拼西凑。

事后有一些激烈争吵：市长办公室声称在医院脆弱的备用系统问题上，他们被误导了；蒂施医院的官员则回应说，没人能预料到“桑迪”会掀起创纪录的风暴潮。然而，双方一致同意：疏散是成功的。300多名病人，由拿着手电筒和手机来照明的医学生和住院医师带下楼梯。无法行走的病人被放上担架，或被包进有防护罩的塑料雪橇——有些人还戴着呼吸机和静脉注射器。数十辆救护车在第一大道上一字排开。“病人在凌晨 1 点左右开始到达，”西奈山医院的一位重症监护室医生回忆说，“先来了一两个病人，然后又来了一两个。然后一下子来了 25 个。”他们的文书工作大多井井有条。“我不知道纽约大学是如何在停电的情况下做到的，”这位医生补充道，“但我对他们十分感激。”

讽刺的是，疏散开始时，肯·朗格尼，朗格尼医学中心的同名者和主要捐赠人，正是 11 楼的一名病人。几天后，他在接受采访时说：“备用发电机故障，就这么简单，但这里发生的故事展示出……人们的崇高。只要想一想，为了把［这么多］病人带下来，需要费多大工夫，而他们……彻夜都在做这件事。”

当被问及是否曾感觉自己身处危险时，家得宝公司的联合创始人、亿万富翁朗格尼回答说：“要是不安全的话，你觉得他们还会让我待在那儿吗？”

贝尔维尤面临一系列更棘手的问题。它的规模比蒂施医院大，收容的人更多样化。除了常规的内科和外科病人，还有被关押的囚犯、酒瘾者和药物成瘾者、数百名精神病患者，以及根据法院命令被拘留的高传染性结核病患者。

疏散这些群体并不容易。贝尔维尤的最佳选择，似乎是经受住飓风“桑迪”的考验，直到洪水退去。

这不是什么新鲜事。在大风暴期间，贝尔维尤医院总 304
是选择“原地避难”。演练是第二天性——全体工作人员迅速集合，让能够离开的病人转移。但贝尔维尤有一个额外要担忧的问题：一个异常庞大的群体，需依靠电力驱动的呼吸机、透析机、静脉滴注和主动脉泵才能生存。“在完全断电的情况下，”重症监护科主任劳拉·埃文斯医生回忆说，“我们有限的资源将不得不分配给最有可能从中受益的病人。”当时，她的重症监护室里有56人，必须根据需要对他们进行排序。埃文斯知道这项流程；在飓风“艾琳”肆虐期间，她就编制了一份类似名单。

周一晚上，埃文斯成立了一个由重症监护室医生和护士外加一名医学伦理学家组成的委员会，审查患者的病历。飓风“卡特里娜”留下的一个重要教训是，新奥尔良主要的公立（慈善）医院尽管病人多，但死亡人数比纪念医院少得多，原因之一是“病情最重的患者最先被带出来，而不是最后”。在贝尔维尤，委员会察看“病情的严重程度、对维持生命设备的需求以及康复的可能性”。埃文斯回忆说，评估病例时，灯光在背景中明灭闪烁，环境很是诡异。

晚上10点半，涨潮时，风暴潮淹没了保护地下室燃料泵的潜艇门。除非出现奇迹，否则贝尔维尤的备用电源将在三个小时内中断，届时应急发电机将耗尽油箱中最后一滴汽油。雪上加霜的是，地下室还安装着向病房提供壁式供氧的泵，以及向四个五万加仑的屋顶水塔提供淡水的泵。几乎所有维持医院运转所需的设备，都已瘫痪或即将瘫痪。这意味着没有空调、没有制冷、没有冲水马桶、没有洗衣服务、没有壁式供氧、没有血液检查或实验室结果。真空动力消失了，不得不用注射器给病人抽吸。32 部电梯全部停用，因为地下的电梯井就像游泳池一样。

午夜过后，情况有所缓和。国民警卫队赶到了，紧接着是一辆载着 2 600 加仑燃料的警用油罐车。一声令下，
305 志愿者在楼梯间的落脚点集合，迅速组成了一支水桶大队，其中有国民警卫队队员、医生、护士、医学生、技术人员、秘书，他们将五加仑的汽油桶从油罐车上手把手传递到 13 楼的备用发电机那里。“没有分工，没人抱怨和犹豫，也没有停下的迹象，”一名志愿者回忆说，“没人提起，但压力可想而知……如果［我们］停止行动，病人的生命可能在今晚结束了……这种情况进行了几个小时，一直持续……到天亮。”

水桶大队化解了灾难。备用发电机提供的电力，刚好够病房里的部分插座运行，使医院不至于完全陷入黑暗。同时，实习生抱着氧气罐，被分派到每一位需要呼吸机的病人的病床边，以防停电，机械式静脉注射也改为“皮下

注射”。药房人员拿着手电筒，将配好的处方交给医学生，由他们跑腿送到各个楼层。

在医院西区 17 号的指挥中心，电脑由一块白板替代，上面用白板笔潦草地写着急救电话，还有早晚餐的订单。“这里是曼哈顿，”一名员工回忆说，“比萨饼和中国外卖的配送络绎不绝。”也许白板上最奇怪的标记是：“19 S 东楼梯间（敲三次）”——这是进入南区 19 号监狱病房的新暗号。

10 月 30 日，周二上午，一场小型疏散开始了。婴儿和重症监护室的病人，以及那些使用呼吸机和透析仪的病人，被转移了出去。全面断电的威胁，加上对细菌污染的恐惧，促成了这一决定。在这样的条件下，治疗脆弱和受损的病人就变得太过危险了。“我堵在新生儿重症监护室的一个团队后面，”一位社会工作者在日记中谈及自己在楼梯间奔走时这样写道，“一名护士神情紧张，一脸严峻，一边指挥，一边数着台阶：‘一……二……三。’她抱着一个婴儿……其他五名护士和医生跟在后面。他们一步步地行进……像士兵一样走下 16 层楼梯。”

到了周二下午，贝尔维尤宛如一家濒临崩溃的医院。
垃圾堆积如山，厕所堵塞，臭气熏天，空气死寂而闷热，306
令人难以忍受。工作人员已经值了两天两夜的班，变得疲惫不堪。两侧的医院——蒂施医院和退伍军人事务部医院——都人去楼空。怎么耗时这么久？“我得撒尿，但我真的不想尿，”一位工作人员坦言，“没有自来水，卫生间惨不忍睹。”听说有间厕所的马桶里只有尿液，她赶紧跑过去使用。“尽管上下楼要走很多路，”她补充说，“我们试着尽量少喝水。”

10 月 31 日，周三清晨，医院被下令关闭。曼哈顿下城此刻仍漆黑一片，让剩余病人原地避难要比将他们转移出去更加危险。接下来是一场规模空前的“垂直疏散”。抬着数百名身体脆弱和精神有疾的病人，穿过光线不足、迷宫般的楼梯间，对任何人来说都不是闹着玩的。“所有医院都需要做灾难规划，”一名官员承认，“但把病人抬下楼，我们对此从未演练过。”

完成这项工作花了一整个白天和当晚大部分时间。士兵和工作人员以小组为单位，以每小时 25 人的缓慢速度撤离病人——有人用手抬，有人用担架和雪橇。伊丽莎白·福特医生的科室是最后一批离开的。“这里是贝尔维尤，我们对危机早已习以为常，但这次不一样，”福特谈到她位于南区 19 号的刑事精神科病房时说，“我认为自己一辈子从未惊慌过，但这次我开始担心我们出不去了。”她有 61 个病人，有人一听说洪水，就幻想自己要被淹死了。他们穿着橘色连体衣，脚踝处用铁链锁到一起，在一大群警察围绕下，六人一组被带下楼。

到周五上午，只剩下两名病人。一名是550磅重的妇女，人们无法把她放进引她下楼的雪橇；另一名是一位患有严重心脏病、带着心室辅助装置的老人。两人都只能等着，直到能用电梯将他们救出。

当风暴袭来、电力中断，有700多名病人待在贝尔维尤。这些人全部安全离开。那些被救护车转移至其他 307
医院的病人，拿到了手写的出院小结、用药清单和一个装有五天补给品的打包袋。其余的人——主要是无家可归的人——被送往当地收容所。附近医院都很乐意接收这些转诊病人，但“病人交接”工作很是麻烦，西奈山医院在接收十几名不通英文的华裔精神病患者时就感受到了这一点。对于法庭拘留的结核病病人，必须给他们找到安全的隔离病房，其中有些罪犯身体欠佳，无法送回赖克斯岛。这些被疏散的人中，大多数人最后被送进某家公立医院。2012年11月5日，周一，贝尔维尤有史以来第一次关门了。

“桑迪”的磨难考验了整个医院。工作人员在难以想象的条件下高尚地工作。因为医生和护士、医学生和医院工作人员团结一致，保护病人和彼此，生命才得到挽救。道格·贝尔斯称赞说，每一次都有国民警卫队——“我们的骑兵”——支持他们。贝尔维尤的一名住院医师这样说：“我还记得停电后病人监护仪变黑；在汽油味弥漫的楼梯间，人们自发组成一个大队，给 13 楼的备用发电机加油；还有，把病人安全抬下楼梯时筋疲力尽的感觉。那一晚是我职业生涯中最有意义的经历……由衷地感到‘这正是我从医的原因’，是这次风暴留给我的最强烈感触。”

很多人都认同他的看法。但也有人不禁问道，为何竟致如此？是什么让贝尔维尤变得如此脆弱？是因大自然之反常，还是因为没有加强医院的主要防御力量？既有飓风“卡特里娜”的教训在先，为何撤离还需要这么长时间？基础设施大多被毁，病人四散流离，贝尔维尤面临一个不确定的未来。一位备灾专家说得好，他说：“这种情况下产生的众多英雄壮举，怎么称赞都不为过。”但我们不得不“想一想为何需要这么多英雄壮举”。

第二十章　重生

在“桑迪”登陆后的几天里，曼哈顿变成了两个截然 308
不同的区。在第39街以北，风暴几乎未给生活造成什么损害或不便，而在第39街以南，风暴给生活带来了广泛的痛苦和混乱。纽约以前也经历过停电，但从没有过这么长时间的停电。整整一周，食品店和餐馆关门，地铁和交通灯断了，热水和电梯停了，曼哈顿下城变成一座鬼城。居民们轻蔑地称它为“SoPo”，即电力之南（South of Power）。

在贝德潘巷（第一大道的十个街区，坐落着贝尔维尤、蒂施医院和曼哈顿退伍军人事务部医院）沿线的三家医院中，风暴潮不仅破坏了重要的基础设施，还留下有毒的废水淤泥、柴油燃料、泄漏的化学品，以及从管道和墙壁上掉落的石棉。据初步估计，维修和清理费用高达20亿美元。就连这些设施何时能重新启用，都不得而知。

结构性损坏可以修复，新的医疗设备可以更换，但有些损失很难补救。“桑迪”造成的灾难性后果之一是对医学研究的影响。风暴潮淹没了发电机和电梯井，淹死了数千只存放在地下室笼子里的动物；停电使这些建筑陷入黑暗，毁掉了储存在实验室冰柜里的珍贵细胞系和标本。同时，由于医院关闭，病人离开，未来的医学试验被搁置。

309 最大的破坏发生在纽约大学的斯米洛研究中心，该中心位于贝尔维尤以北几个街区外，那里饲养着一万只啮齿类动物。“我们的大部分基因敲除小鼠都被毁了，”一位科学家回忆说，“我们在人工繁育过程中消除了它们的某些受体，以研究疾病。我们下到地下室的时候，只有最上面几排笼子漂在水面上。这个地方充满了柴油的恶臭。又黑又冷，食物也没有了。做了四年，我们又得从零开始。”

这是个再普遍不过的故事。对于关节炎、脑部疾病、癌症、糖尿病和其他疾病的研究，基因工程小鼠至关重要。“我感到非常绝望，为这些动物遭受的痛苦与损失，为数年工作的损失，为这将对我实验室里全身心投入研究的人员造成的影响。”一位生物学家在谈到这场劫难时写道。

电力中断时，实验室的冰柜停止运作。一袋袋干冰和一罐罐液氮由志愿水桶大队拖上 5 层、10 层、15 层的楼梯。“我们飞快地取回解冻的标本，”纽约大学的医学院院长回忆说，“我们几乎把当前所有研究的成果都抢救出来了，但失去了一些档案——从世界各地的村庄和病人那里获取的样本……它们是不可替代的。”

人们必须立即做出决定。一名研究员接到部门管理员的紧急电话。他被告知，电工刚到，要在楼梯间对应急照明进行硬接线，实验室里每个人只可选择一件接电电器。选哪一件呢？该研究员选择了他的华氏零下 80 度的冰柜，里面装着他穷尽职业生涯收集的酵母样本，他心里明白，这意味着失去其他东西。“这就像苏菲的选择。”他说。

贝尔维尤自身也困难重重。它的一些实验室专门研究艾滋病和耐药结核病。这不仅仅是拯救珍贵研究的问题，有些样本如果不妥善保存就会有危险。“我们开始用干冰包裹任何我们能包裹的东西，因为我的华氏零下 80 度的［冰柜］已经升温到华氏零下 49 度，”贝尔维尤的艾滋病病毒试验组负责人回忆说，“到了第二天，冰柜温度是华氏 4 度，剩余所有样本都毁了。”她说，在一些地方，“就像走过一个巨大的泥沼”。但污染得以被阻断。

这么多动物和标本的损失，让人不禁怀疑：这可以避 310
免吗？贝德潘巷一带给出的答案有些出人意料：或许不可避免。多数研究人员归咎于天灾，而不是人为过失（或者，也许是两者皆有）。他们认为，只有和“桑迪”一样规模和烈度的、反常的超级风暴才会淹没这些建筑。只有占卜者能预见到它造成的灾难性破坏。“我们知道飓风即将来临，”一位损失特别严重的研究人员解释道，“我们把东西收起来，检查应急电源是否打开。动物护理人员给我们的小白鼠提供了额外的水和食物；我们不能移动小白鼠，因为它们必须待在无菌环境中以避免感染，且没有足够大的地方放置它们。”所有能做的都做了。

然而，也不无质疑之声。动物权利活动家指责这些设施让笼中动物在黑暗中死去。“如果你是一只淹死的小鼠，或许还算运气好的。”有人写道，直指医学研究给动物造成的“痛苦和折磨”。但那些曾经遭受过类似损失的人，也提出批评。2001 年，飓风“阿利森”淹死了休斯敦的贝勒医学院和得克萨斯大学医学研究机构中的数万只笼中小鼠，还有数十只猴子、兔子和狗。五年后，飓风“卡特里娜”又杀死了路易斯安那州立大学和杜兰大学生活在地下的数千只小鼠。结果是，这四所大学都采取相应措施，以防重蹈覆辙。“我们再也不会把动物或关键设备放到地下室了。”得克萨斯大学校长宣称。

但少有医院或大学效仿。即使在贝德潘巷一带——其坐落于毗邻一条河流的垃圾填埋场上，这条河通往大海——人们的态度也普遍很淡漠。那里的大部分楼房建于飓风“卡特里娜”之前，把重型设备搬到更高楼层不仅代价高昂，而且会占用病人套房和最先进的医疗硬件所需的空间。简单地说，基础设施在发生故障之前，是无人注意的。正如一位专家所说：“人们不会根据哪家医院有最好的发电机来选择医院。”

此外，许多研究人员更愿意将动物藏在地下。理由各种各样：地下空间更便宜；啮齿类动物在低人工光照下生 311
长良好；它们携带的微生物逃逸的概率较低——但将它们隐藏起来的愿望几乎肯定起了作用。“[我们的] 中心是大规模屠杀啮齿类动物的场所，”一位研究人员指出，“这工作很丑陋，纵使它是有用和重要的。”

无论逻辑如何，这个教训被广泛忽视，尽管那些最了解情况的人一再发出警告。“我在世界各地谈论灾难，”一位经历过飓风“阿利森”的研究人员说，“我告诉他们：‘把你的动物搬离地下室。’”

在接下来的 99 天里，贝尔维尤分阶段重新开放。首先是几个门诊部和药房，然后是其他几个门诊部和急诊科。2 月 7 日，主医院及其 828 张床位重新开放。在此期间，员工们面临一个过去很少遇到的问题，更别提应对了：如何监测数百名被疏散的病人，以及数以千计依靠贝尔维尤众多诊所提供基层医疗的病人。追踪他们成了后勤上的噩梦。处方药需补开，手术需重新安排。X 射线、验血、透析、美沙酮，所有这些都只能在其他地方进行。这场危机有了一个名字：贝尔维尤大流散（Bellevue diaspora）。

合作必不可少。接收撤离病人的医院，也为流散的贝尔维尤医生和护士提供了空间。在记录共享和资格认证等方面出现了一些小问题，但很快就形成了一种粗略的秩序。“手写的纸条贴在我们的隔间里，”一位内科医生回忆道，“精神科在大都会医院；癌症中心在布鲁克林的伍德霍尔医院。皮肤科在曼哈顿诊治病人，但仅在周三和周四。透析是在布朗克斯区的雅各比医院……每天都有几个地点被划掉，又增加新的地点。”

如果说有一线希望的话，那就是人们认识到贝尔维尤的服务是多么宝贵，假如没有这些服务，将会多么艰难。贝尔维尤赶到现场治疗疏散病人的住院医师、护士和主治医师团队的密切协作与精湛技术，让其他城市医院的医生
312 深感震动。一些人承认，这种护理水平在他们的机构中很少见到。此外，在“桑迪”发生后的几周内，北面 40 个街区外的威尔康奈尔医疗中心的急诊室非常拥挤，正常情况下，等待床位的时间为 4 小时至 6 小时，但很快就达到了 12 小时至 14 小时。全市的专科诊所也是如此，它们现在被迫处理激增的新病人，其中许多是讲外语和没有保险的病人。贝尔维尤平均每年接诊 50 万人次。它的关闭，冷峻地向人们证明其价值所在。

2014 年 10 月，在飓风过去整整两年后，全国广播公司报道了当时正在进行的恢复工作。这则报道题为《两家

医院的故事》，对贝尔维尤和纽约大学朗格尼医学中心（包括蒂施医院在内）的做法进行了比较。两家医院都在“桑迪”期间被迫撤离，都遭受了灾难性的破坏。二者虽仅仅相隔两个街区，故事却截然不同。

正如全国广播公司的报道所指出的那样，纽约大学朗格尼医学中心已经从联邦紧急事务管理署（FEMA）获得12亿美元，这是该机构历史上的第二大支出。这笔钱是一次性支付的，而不是像往常那样，随着维修和报账而零散地发放。除此之外，美国国立卫生研究院又给纽约大学医学院提供了2.18亿美元，用于其研究恢复计划，其中包括在较高楼层为实验室动物建造一个新的饲养所。

与此同时，贝尔维尤仅从联邦紧急事务管理署获得1.17亿美元的资金，且只能分到美国国立卫生研究院大笔资金的一小部分。深入调查后，全国广播公司的调查小组发现，纽约大学朗格尼医学中心持有一份保险单，可以覆盖风暴造成的部分损失，其中包括1.5亿美元的“研究损失”。因此，联邦紧急事务管理署有官员对“使用巨额资金救助一家私人医疗机构，尤其是拥有充足私人保险的机构”提出质疑。

虽然没有明确抗议，但全国广播公司的报道强有力地暗示：在纽约大学朗格尼医学中心受领资金背后，存在游说势力。该医学中心的理事会成员名单，看起来就像华尔 313

街巨头的名人录：摩根大通首席执行官杰米·戴蒙、高盛总裁加里·科恩、黑石集团首席执行官拉里·芬克。而该中心据以命名的人物——家得宝联合创始人肯·朗格尼，与共和党众议院多数党领袖埃里克·坎托、纽约民主党资深参议员查克·舒默关系密切，正是舒默公开宣布了赔付金额。全国广播公司称，这种放款上的明显差异，“引起人们对联邦紧急事务管理署在飓风‘桑迪’过后不公平对待这两家医院的不安与质疑”。

这篇报道引发的更多的是愤怒而非惊讶。一家拥有广泛社会关系的私立医院受到如此优待，谁会想不到呢？“纽约大学有一大群富人捐助，而贝尔维尤却被指派去诊治城市中的无医保者”，根本没有公平的希望，一位评论家写道，尽管他也和许多人一样，被两家医院受领资金的“骇人”差距吓了一跳。

然而，这则报道背后还有更多东西。作为一家私立机构，纽约大学朗格尼医学中心不受政府的繁文缛节束缚，在暴风雨发生后几个月内就向联邦紧急事务管理署呈交了提案。而贝尔维尤经历了多次检查和估算，而且，纽约市向联邦紧急事务管理署提出最终申请的不只有贝尔维尤，还有三家公立医院寻求救济。实际上，舒默在文件最终到达时，已经在紧赶慢赶。在全国广播公司的报道曝光三周后，他宣布联邦紧急事务管理署承诺为纽约市被风暴破坏的公立医院拨款16亿美元，其中，贝尔维尤获得3.76亿美元的项目拨款，包括修建一堵3 200英尺长的围墙以保护医院周边，以及将重要设备转移到更高的地方。

对一些人来说，联邦紧急事务管理署在这个时候提供这些资金并非偶然。起作用的不只有全国广播公司的报道，还有很快成为当年最恐怖新闻的全球健康警报。就在参议员舒默发表声明的那一刻，贝尔维尤周围的街道上堵满了电视卡车和卫星天线。一名患上致命传染病的患者刚刚抵达。对大流行的恐惧正在蔓延，美国似乎没几家医院准备好应对未来的状况。舒默自信地宣称，贝尔维尤正是少数做好准备的医院之一。

2014年夏，随着埃博拉病毒在几内亚、利比里亚和塞 314
拉利昂等西非国家肆虐，贝尔维尤的一群工作人员开始为其可能出现在纽约做准备。这家医院被州政府官员选中，这似乎是情理之中。它的历史从18世纪90年代的黄热病暴发延伸到最近数十年的艾滋病疫情，而且它有一个治疗危重隔离病人——主要是耐药结核病患者——的科室。如有埃博拉患者出现，最有可能出现在肯尼迪机场，贝尔维尤将是目的地。

与此同时，美国人得到了一个悲痛的教训。9月下旬，一位名叫托马斯·埃里克·邓肯的利比里亚国民来到达拉斯探亲。感到身体不适后，他去了得州健康长老会医院的急诊室，说自己头痛和腹痛。邓肯有低烧；其生命体征似乎“无大碍”。给他做检查的护士，在他的病历上记下“来自非洲，2014 年 9 月 20 日”，但无人在意，甚至当他用药后体温下降两度，第二次体温读数达到华氏 103 度时，也没人注意。最后见到邓肯的医生，给他开了一种对病毒没有效果的抗生素，然后让他回家。

几天后，邓肯因高烧、呕吐、腹泻被救护车送回长老会医院。这一次，检查医生注意到了该病人的旅行史，在收治邓肯之前，他穿上防护装备，并清空了重症监护室。然而，现在已为时太晚。由于几乎未对埃博拉病毒做任何准备，负责处理邓肯血液的技术人员不得不在网上搜索，看自己是否遵循了正确的程序（他没有），花了四天时间才得到结果。照顾邓肯的护士不知该穿什么衣服，也不知如何正确处理。她们也依靠互联网，情绪越来越恐慌。“我们盯着一张张图片……说‘我们才不穿这样的衣服’。”她们中有一人回忆说。托马斯·邓肯于 10 月 8 日在长老会医院离世；照顾他的两名护士感染了埃博拉病毒，但活了下来。

讽刺的是，这家医院在达拉斯享有良好声誉。它拥有 900 张病床、6 亿美元的年度预算，以及备受尊敬的员工，
315 吸引了众多名流患者，其中包括前总统乔治·W. 布什。“平心而论，批评者忽略了坏运气在长老会医院的医疗失误

中所起的作用，”当地一名专栏作家写道，“邓肯可能会出现在全国任何一间急诊室，对本土首例未确诊的埃博拉患者的意外到来，假设每间急诊室都做好了充分准备，那是不现实的。”

毫无疑问，这是事实。但与达拉斯不同，纽约市已预料到埃博拉患者出现的可能性，遂指定其旗舰医院来领导这场战役。当年8月，世界卫生组织宣布“全球卫生紧急状态”后，演习就开始了。工作人员套上层层防护装备进行训练，其重量和便携度，与他们在早期沙林毒气攻击演习中使用的装备不相上下——防护服、及膝长靴、双层手套和带面罩的动力送风过滤式呼吸器。他们测试了一些特殊设备，比如不暴露耳朵的电子听诊器。“这是一件很酷的小工具，”贝尔维尤的重症监护主任劳拉·埃文斯说，“它看起来像个冰球，但接收到的音质很好，比我们尝试过的一次性听诊器好得多。”

一份长达31页的《埃博拉应对指南》定下了相关规则。“抽血应保持在绝对最低限度，以减少针头刺伤的风险。”它还补充说，样本“必须在一个经漂白剂擦拭的特殊运输箱中进行双重包装”。为防止出现导致托马斯·邓肯死亡的那些错误，“特殊顾客”被派往急诊室，观察工作人员对病人旅行史的掌握程度，以及对类似埃博拉症状的识别能力。人们报告了数十例疑似病例；虽然发现有相当多的人患有疟疾和伤寒，但没有人的埃博拉病毒检测结果呈阳性。

作为一家领先的教学医院，贝尔维尤十分依赖实习生、住院医师甚至医学生来提供医疗服务。贝尔维尤的住院医生以对病人“全权负责”而著称；这也是在那里工作的魅力之一。因此，当埃博拉出现时，住院医生有望发挥重要作用。甚至有人散发了一份请愿书，上面署着志愿者的名字。几乎所有人都签了名。

但这次会有所不同。没有人认为贝尔维尤会挤满埃博
316 拉患者。这种病毒是致命的，移动迅速，传染性极强。不能把时间浪费在训练数十名多余的人身上，他们可能感染该疾病并传染给他人。最好的选择是从相关科室招聘一批资深人员——传染病专家、重症监护室护士等。遏制是关键。“我们应对埃博拉的理念，”贝尔维尤一名官员说，“就是让尽可能少的人接触病人，而这些人的经验和能力都属于最高水平。”

这场考验在10月底袭来。“埃博拉袭击纽约市。”《纽约邮报》警告说。克雷格·斯宾塞是无国界医生组织的一名志愿者，从几内亚一家野战医院回来后，检测结果呈阳性，这一消息让这座城市陷入恐慌。斯宾塞医生在开始出现症状的前几天，究竟去了哪里？他对他所接触的人构成了什么威胁？不过有一点可以肯定：斯宾塞将在贝尔维尤

度过接下来的日子，直到完全康复或死于该疾病。

他的新住处是一间警卫套房，位于七楼的隔离病房，在那里，艾滋病流行病所产生的耐药结核病病人，被安置在以负压、紫外光杀死空气中的细菌，并配备高效空气过滤器的房间。病房自带废物处理系统和一间现场检测实验室，完全可以自给自足。每间套房都有一个前厅，可供“穿”“脱”防护服，还有一个内室供病人使用，并有额外的电源供救生设备使用。护士们结伴工作——这是一种防止粗心犯错的伙伴制度——疾控中心的一个小组则提供24小时监督。

斯宾塞医生到达贝尔维尤时，仍处于该病的早期阶段，与第一次去长老会医院急诊室的托马斯·邓肯状态类似。医生不断给斯宾塞补水，并监测他的生命体征。（呕吐和腹泻引起的体液流失将导致血压下降，这是埃博拉的巨大危险之一。）此外，他还接受了实验性的抗病毒药物，以及一位捐献人的血浆，这位捐献人曾在利比里亚传教，是位埃博拉幸存者，所幸，其血型正与斯宾塞的相匹配。这些治疗的效果如何（若有效果的话），还不得而知。但它们揭示了一个更大的事实，即贝尔维尤在斯宾塞住院期间，尽了最大可能来挽救他的生命，这与达拉斯的悲剧不同。

19天后，斯宾塞被宣布“无病毒”并出院。他的遭遇 317
表明，埃博拉不一定意味着死刑，一家准备充分的医院，尽早积极地治疗该疾病，就有很大概率救回病人的生命。事实上，埃默里大学和内布拉斯加大学的埃博拉中心收治的七名患者，包括两名达拉斯护士，都完全康复了。仅有托马斯·邓肯一人死亡。

对贝尔维尤来说，这是令人振奋的一刻。“她是我们的旗舰，”时任市长白思豪说，“她服务于最艰难时，让［我们］感到骄傲。”在《纽约》杂志年终特刊“爱纽约的理由”中，贝尔维尤占了前十条中的两条。第七条写道：“因为劳拉·埃文斯医生救了克雷格·斯宾塞的命。”第八条补充说：“因为劳拉·埃文斯医生在119人的帮助下，挽救了克雷格·斯宾塞的生命。”这些人包括曾为斯宾塞服务的护士、医生、技术人员、药剂师、废物管理员和保安人员。

在赞扬贝尔维尤的同时，《纽约》杂志在不经意间暴露了这次埃博拉疫情的负面问题。照顾克雷格·斯宾塞，给该机构带来了超出其极限的负担。众多经验丰富的护士参与其中，以至于成人和儿童重症监护室里的病人不得不转移到其他医院。医护人员疲惫不堪，尤其是那些必须穿卸重型防护装备的人。一些工作人员说，同事惊恐地远远躲着他们；还有一些人害怕危及家人，要求睡在医院里。还有流言提到“病假”与高缺勤率，以及不断流窜的电视台工作人员把麦克风强行塞给任何身穿医疗手术服的人。

拯救克雷格·斯宾塞的生命是一项极端挑战。花费高达数百万美元；仅处理斯宾塞的医疗废物，估计每天就要花费十万美元。“我们喜欢把自己当成一家‘兵来将挡’的医院，”贝尔维尤的医务主任回忆说，“我们是必不可少的。我们可以处理任何事情。”带来这一切危难与恐惧的埃博拉，证明他所言不虚。

尾声

在克雷格·斯宾塞出院后一两天内，贝尔维尤又变成了贝尔维尤。员工们回到正常岗位；重症监护室恢复了满负荷运转。媒体又开始整装待发，摩拳擦掌。2014 年的埃博拉大恐慌——几乎没有到达美国海岸的那场——现在已是一个逐渐消退的记忆。虽然七楼的隔离病房依然“活跃”，偶尔会有来自西非的“可疑”旅行者被带进来隔离和检测，但那种紧迫感已经消失。 318

贝尔维尤这家曾经的传染病院收留了克雷格·斯宾塞，此事并非偶然。在治疗“埃博拉医生”的过程中，劳拉·埃文斯及其团队踏上了年轻的亚历山大·安德森在 18 世纪 90 年代黄热病流行期间所开辟的道路，此后，在这条道路上，一代代医护人员都在与霍乱、伤寒、产后发热、流感、结核病和艾滋病做斗争。这些服务，是国内这座规模最大、人口最稠密、最具多样性的城市长期要求的，且注定会持续下去。纵观历史，我们相信，埃博拉病毒将被完全驯服，但下一个“致命菌株”也正在某处——蝙蝠洞、养猪场、露天家禽市场——喷涌。此即人类与微生物之间战争的本质，从无休战之时。

今天走进贝尔维尤的主大厅，会看到现在和过去的交织。2005 年，由贝考弗及合伙人建筑事务所设计的五层楼高的中庭开业，收获好评如潮。一边是一条造型优美、用
319 玻璃封闭的拱廊，里面有很多住院病人诊所；另一边是由麦金-米德-怀特建筑事务所设计的旧行政大楼，其砖与花岗岩外墙上有华丽的雕刻和古朴的年代铭文。（其中一个词是“雇员”，这是一个世纪前的常见用法。）地板是抛光的大理石，上面展示有煤气灯烛台，一条长长的走廊陈列着一辆 1898 年的救护马车。这里的安保力量得到加强，也看不到飓风“桑迪”破坏的明显痕迹。

然而，正是在患者方面，过去和现在才真正交汇。克雷格·斯宾塞的例子充分表明，贝尔维尤扮演着许多角色。但它的首要任务始终未曾改变：为这座不断发展的城市中的贫困阶层服务。今天，和以前一样，它的病人绝大多数是移民和他们的孩子——不再是来自欧洲，而是来自墨西哥、中美洲、加勒比海、西非、南亚和中国。（如今在“病患种族”类别中，白人排在末位。）在贝尔维尤，很少有谁持有私人或团体医疗保险。实际上，医院从惩教部收到

的治疗囚犯的钱，比从蓝十字暨蓝盾公司收到的钱还要多。大多数病人依靠某种形式的联邦医疗补助；其余的病人被称为“自费”，这是“无偿”的委婉说法，意思是没有保险的人。

作为一家重要的安全网医院[1]，贝尔维尤严重依赖州政府的贫困医疗共同资金和联邦政府的“慈善医疗补贴计划”等项目，以接续城市无力承担的费用。然而，这些福利正在骤减，人们担心奥巴马医改法案对无证移民的限制会使情况变得更糟，因为他们没有资格享受公共保险。在纽约，为穷人提供免费医疗的原则依然坚定不移；但实施起来，困难是前所未有的，如果不算 20 世纪 30 年代大萧条的话。

有些问题似乎无法解决。今天在贝尔维尤各处，有四五十名病人在接受替代护理（Alternate Level of Care，简称 ALOC）。许多医院都有这样的病人，尽管数量较少，情况也较好。替代护理指的是急诊医院里不再需要急诊护理的病人。但除非他有安全的地方可去，否则不能出院。有些人在贝尔维尤住了两个月，有些人住了两年甚至更久。不少人死在那里。对贝尔维尤有限的资源来说，这是一项 320
巨大消耗，也充分表明它经常收治的是什么样的病人。

---

1 安全网医院（safety net hospital），在美国，根据法律义务或使命，为个人提供保健服务的医疗中心，无论其保险状况或支付能力如何。这类医院的服务对象通常比“非安全网医院”多出一定比例的无保险者、低收入者和其他弱势人群。

一个患有艾滋病的年轻人，“非常好斗，被送到布朗克斯区黎巴嫩医院，当天就被送回来了”。一个来自加勒比海的“无家可归的女性”，“患有认知损害。姐姐不再回我们的电话”。一个来自斯里兰卡的77岁男子，“神经错乱，在这里无亲无故，需要助行器”。一个“无证件的流浪汉——精神痴呆……在收容所不能自理”。“一名中年男子，有营养不良、虱子、艾滋病、痴呆等问题，所有的转诊都被拒绝。”

私立医院可以更容易地让替代护理病人出院，因为许多人有家人的支持和私人保险。贝尔维尤则没有这样的奢侈。“想想一家拥有800张床位的医院里，从未挪动过的50张宝贵床位吧，”一位官员说，“50张床位！真是悲哀，但你决不能放走那些脆弱的病人而不考虑后果。”一位熟悉这些病患的医生，称其为“对我们的三重威胁——无证、无保险、无住所”。实际上，他还补充说：“他们和贝尔维尤的就医人群没有太大区别。他们只是待的时间更长罢了。”

贝尔维尤目前的住院病人，超过三分之一住在曾经声名狼藉的精神科病房。因此，“精神分裂症”及其他“精神病”等常见诊断成为入院的主要原因，也就不足为奇了。但如今，一个世纪前几乎不被贝尔维尤承认的诊断大量涌现，例如“可卡因依赖”、“阿片类药物滥用”以及无家可归者罹患的“蜂窝织炎和其他细菌性皮肤感染”。对于研究一座城市的社会需求，没有比这更好的晴雨表了。

几年前，与贝尔维尤关系深厚的四位纽约大学医生，写了一篇令人振奋的文章，为公立医院在美国医学教育中的作用辩护。他们写道，一名满腔抱负、“尚未接受现状”的护士或医生，还能去哪里直面现代生活“更残酷的不公”，从艾滋病、物质滥用到无家可归、监狱医疗？公立医院“体现的是一种使命感。在一个不论贫富和支付能力、旨在照顾病患的地方工作，其中体现的核心精神，对塑造[那些]受训者的世界观有着极大影响”。

他们承认，这并不适合所有人。道德和冒险不可强求。321
贝尔维尤令人沮丧，混乱不堪：预算不足，人手不够，而且挤满了“心理需求得不到满足以致反复住院”的病人。不过，在那里受训的人还是体验到了“引领他们选医学作为职业的那种价值”。在治疗弱者的过程中，他们巩固了自己的信念。

培训的使命依旧坚定不移。在贝尔维尤，多年以来发生改变的是研究工作，虽仍在进行，但已不再耀眼。培养出威廉·韦尔奇和赫尔曼·比格斯、沃尔特·里德和阿尔伯特·萨宾、迪金森·理查兹和安德烈·库尔南等人的实验室，大多已经消失。曾在贝尔维尤这样的大型公立医院进行的以患者为导向的研究，在很大程度上已经被合同研究组织[1]所取代，这些组织依靠来自更大社区的被试进行临床试验。医院病人不再是这一过程的主导。而研究本身，基于基因工程动物、细胞培养、晶体、大规模数据收集和名副其实的实验室人员队伍，也不再是纽约市财政紧张的公立医院系统的优先考虑事项。研究活动的地点已向北转移了几个街区，来到了纽约大学朗格尼医学中心及其周边令人印象深刻的设施中，这毫不奇怪，因为那里有可观的联邦拨款，还积极招募了一批顶尖的研究科学家。

纽约大学每年从该市获得近 1.7 亿美元，为贝尔维尤提供医疗服务。这种关系可追溯至一个多世纪前，与纽约的其他附属合同相比，它的运作效果极好。贝尔维尤的急救服务无出其右。它的诊所提供一流的基层医疗服务，其医生是诊断大师，几乎什么病都看过。想象一下没有纽约大学的贝尔维尤，或没有贝尔维尤的纽约大学，似乎是对历史的侮慢。一个是首屈一指的教学医院；另一个则提供了教学框架、连续性和学术声誉。

不久前，时任市长白思豪发誓，要额外向健康和医院组织提供 20 亿美元补贴，该组织负责管理城市正在失血的

1 合同研究组织（Contract Research Organization，简称 CRO），20 世纪 80 年代初起源于美国，它是通过合同形式为制药企业、医疗机构、中小医药及医疗器械研发企业，甚至各种政府基金等机构，在基础医学和临床医学研发过程中提供专业化服务的一种学术性或商业性的科学机构。按照工作的性质，CRO 大致分为临床前研究 CRO 和临床研究 CRO。临床研究 CRO 以接受委托临床试验为主。

公立系统。这笔资金大部分被指定用于社区诊所，目的是
尽可能提供基层医疗而不是住院治疗。但白思豪明确表示，
公立医院系统将受到保护，其所提供的数百年服务，由贝
尔维尤领导，是纽约的一项特色。“公立医院体系绝对不出 322
售，”他说，“这座城市永不会抛弃它。”

医生兼散文家、美国国家图书奖得主刘易斯·托马斯喜欢讲这样一个故事，描述的是20世纪初纽约市一条大街上的情景。一个女人躺在人行道上，周围的人群惊慌失措地愣在那里。然后，从最后面传来一个响亮的声音：“我是贝尔维尤的人，让我过去！”人群让出一条路，一位医生出现了。他手提医疗包，让这个女人苏醒并站了起来。人群中爆发出热烈的掌声。

在托马斯医生看来，贝尔维尤是善良医学天使的化身，尽管它有很多瑕疵。他讲的这个故事，关乎尊重和知识，关乎扶助那些潦倒的人。对数以百万计的纽约人来说，这故事依旧真实。

致谢

我记得，这个项目是在与我的好友、时任纽约大学文理学院院长迪克·福利的一次谈话中诞生的。我在得克萨斯大学度过了十几年的美好岁月后，来到纽约，而纽约大学的主要教学医院——标志性的贝尔维尤的历史，似乎是我对医学和公共卫生日益增长之兴趣的自然延伸。 323

同行的慷慨如何高估都不为过。《无人被拒之门外》（该书比较了公立的贝尔维尤与私立的纽约医院在20世纪的不同发展路径，叙述极好）的作者桑德拉·奥普代克，与我分享了她的大量研究资料——考虑到飓风“桑迪”给贝尔维尤良莠不齐的档案带来的影响，这绝对是救命稻草。藏品丰富的伯恩斯档案馆馆长斯坦利·伯恩斯医生激发了我对医学摄影的兴趣，而林恩·伯杰则主动提供了关于贝尔维尤首位摄影师O. G. 梅森的信息。艾拉·鲁特科夫医生，是作家，也是我的朋友，在美国医学发展轨迹这一问题上给予我深刻启发。丹尼尔·罗斯医生是贝尔维尤丰富历史的记录者，他提供了关于医院过去的重要见解。

在为其他研究者保存医院历史这一方面，没人能与洛琳达·克莱因相比。她以非常敏锐的眼光对这份手稿提出批评。虽然洛琳达和我有时会对本书的阐释产生分歧，但她的意见后来被证明是最宝贵的工具。

324 此外，还要特别感谢贝尔维尤的医疗服务主任道格·贝尔斯医生，他解释了医院运作及其对所服务城市的重要意义，让我深受启发；近三个世纪以来，贝尔维尤在医学上追求卓越、承担公共义务的精神，在道格身上得到了完美展现。

历史学家在很大程度上依赖图书馆馆员和档案管理员的技能和智慧；我非常有幸遇到了一些最优秀的人，包括纽约大学拉皮德斯医学图书馆的苏珊·钦、纽约医学会的阿琳·沙纳、纽约历史学会的玛利亚姆·图巴、哥伦比亚医学图书馆的斯蒂芬·诺瓦克以及约翰斯·霍普金斯大学切斯尼医学档案馆的玛格丽耶·基欧和南希·麦考尔。

贝尔维尤和纽约大学朗格尼医学中心的许多现任和前任同事分享了重要信息：文件、照片和个人信件。我深深地感谢罗伯特·霍尔兹曼、伊莱休·萨斯曼、内森·汤普森、弗雷德·瓦伦丁和亚瑟·齐特林等人。许多人与我坐在一起进行私人访谈和回忆，且往往不止一次：马丁·布莱泽、道格·贝尔斯、米切尔·查拉普、巴里·科勒、帕特里克·考克斯、布鲁斯·克龙斯坦、劳拉·埃文斯、戴维·戈德法布、罗伯塔·戈德林、洛伦·格林、马丁·卡恩、詹姆斯·勒布雷、杰罗姆·洛温斯坦、查尔斯·马尔马拉、露丝·努森茨威格、维克多·努森茨威格、丹妮尔·奥夫利、丹尼斯·波佩奥、戴维·斯特恩、伊莱休·萨斯曼、内森·汤普森、弗雷德·瓦伦丁、扬·维尔采克、杰拉德·魏斯曼和亚瑟·齐特林。

此外，我还要感谢纽约大学朗格尼医学中心院长兼首席执行官罗伯特·格罗斯曼医生、医疗主任史蒂文·艾布拉姆森医生和医学部办公室主任凯瑟琳·文斯努斯基，他们为本书写作提供了支持；感谢凯蒂·格罗根协助了本书的研究；感谢特洛伊·桑托斯在专业摄影方面提供的帮助；感谢马克·特廖拉向一个新手解释数字的奥秘；感谢埃米·雷曼的犀利分析；尤其要感谢斯泰茜·波德亚克，在与医学人文部有关的所有事务中，她都不可或缺。

我的朋友兼经纪人克里斯·卡尔霍恩引我找到了理想的出版社，在道布尔戴出版社，我极其有幸地与比尔·托马斯、丹·梅耶和优秀编辑克丽丝·波波洛交流。克丽丝对本书的热情，让我深受感染。在指导本书完成的过程中，

325 她的耐心近乎圣洁。每个作者都应该如此幸运。我对克丽丝的感激之情，随着她以自己的专业技能来善意地提醒我而不断增加。

自从这一项目开始以来，我的生活发生了很多变化，包括找到一份新工作，失去了我亲爱的兄弟史蒂夫，以及我那了不起的孙女琼出生了。但不变的是，有简·奥辛斯基在我身边，我有无穷的好运气。她的安静力量，让我正确看待自己的琐碎焦虑。作者往往是先天的孤独者，简是我的良药。

资料来源

本书许多内容都是基于档案资料——大多来自贝尔维 326
尤医院以外的地方。该医院的旧记录本就散乱且保存不善，又遭飓风进一步破坏。所幸，在其他许多档案存放处，包括纽约大学的席德与露丝·拉皮德斯医学图书馆、纽约历史学会、纽约医学会、国会图书馆、国家医学图书馆、纽约市市政档案馆、哈里·兰塞姆中心、布鲁克林学院图书馆、哥伦比亚大学医学图书馆、约翰斯·霍普金斯医学院切斯尼档案馆和威尔康奈尔医学中心精神病学系档案馆，都有与住院、病人护理相关的记录，以及病例册、信件和个人文件。此外，在贝尔维尤整个历史上，监督贝尔维尤的各个城市机构的年度报告都是公开的，而且非常详尽。

口述史在本书中扮演了重要角色。数十名纽约大学暨贝尔维尤的现任教职员工，还有以前的医学生、住院医师和教职员工都友好地接受了采访。每名受访者都列在致谢名单中。我还使用了哥伦比亚口述史中心、美国儿科学会和纽约大学医学院最近建立的口述史项目的档案。

关于美国的医学、公共卫生和医院的历史，有大量文
327 献可参考。查尔斯·罗森伯格的《陌生人的关怀》是很好的入门书，该书写于30年前，但仍是该领域的黄金标准。其他重要著作包括杰罗姆·格罗普曼的《医生如何思考》、肯尼斯·卢德默勒的《学会治疗》、雷吉娜·莫兰茨-桑谢斯的《同情与科学》；舍温·努兰的《蛇杖的传人：西方名医列传》、保罗·斯塔尔的《美国医学的社会化转变》，以及罗斯玛丽·史蒂文斯的《疾病与财富》。关于纽约市的文献也相当丰富。约翰·达菲的两卷本巨著《纽约市公共卫生史》、戴维·罗斯纳的《往日的慈善事业》和艾伦·克劳特的《沉默的旅行者》等书中，都有关于公共卫生、非营利性私立医院出现、移民与疾病相交融等方面的广泛历史。关于纽约市1898年之前的不可或缺的通史，没有哪本能与埃德温·伯罗斯和迈克·华莱士的《哥谭》相比。

有些书对我特别有帮助，它们提供了关于特定医学事件、趋势和争议的重要见解和信息。这些书包括德博拉·布卢姆的《毒理学手册》，讲述法医学的诞生；谢里·芬克的《在纪念医院的五日》，讲述飓风“卡特里娜”带来的医学后果；维多利亚·哈登的《艾滋病三十年》，讲

述美国最可怕的传染病之变化；史蒂芬·约翰逊的《死亡地图》，讲述现代流行病学的诞生；吉娜·科拉塔的《流感》，讲述 1918 年至 1919 年大流行的奥秘；霍华德·马克尔的《成瘾剖析》，讲述可卡因对两位杰出医学人物的影响，其中一位是贝尔维尤的外科医生；坎迪斯·米勒德的《共和国的命运》，讲述总统遇刺与抗菌医学兴起之间的联系；简·莫蒂的《纽约的南丁格尔们》，讲述革命性的贝尔维尤护理学院；艾拉·鲁特科夫的《蓝血与灰血》，讲述南北战争期间的医学进步和停滞不前；还有特德·斯坦伯格的《被解放的哥谭》，讲述纽约市生态和公共卫生的相互作用。

书架上摆满了病人和医生讲述在贝尔维尤经历的回忆
录。最近的作品包括埃里克·曼海默的《十二个病人》，讲
述他担任贝尔维尤前医疗主任时处理的一些病例，本书思
想敏锐，富有洞见；还有朱莉·霍兰德的《贝尔维尤的周
末》，是她身为一名医生对急诊室的观察，书中她的个人经 328
历与病人的经历相交织，非常引人入胜。60 年以来没有关
于贝尔维尤的历史作品出现，但桑德拉·奥普代克最近的
《无人被拒之门外》从纽约医院和贝尔维尤的角度来观察纽
约市的医疗服务，是一部非常流畅且有洞察力的作品。

注释

导言

页 1[1] “如果一名警察在曼哈顿遭枪击”：Eric Manheimer, *Twelve Patients* (2012), 2–3.

页 2 “它从来都不是世上最整洁的（地方）”：William Nolen, “Bellevue: No One Was Ever Turned Away,” *American Heritage* (February–March 1987).

页 2 “一次极丑陋的经历”：*New York Times*, December 3, 1945.

页 3 “黑鬼”：Norman Mailer, “Bellevue Diary,” Norman Mailer Papers, Harry Ransom Center, Austin, Texas.

页 4 “初次得知”：Frederick Covan, quoted in *New York Post*, April 1, 2008.

1 注释条目前的页码均为英文原著页码，见本书边码，以下不再一一注明。

第一章　开端

页 11　“他们商议之后”:《圣经 · 新约 · 马太福音》27：7。

页 11　“这块地离一些市民很近”：I. N. P. Stokes, *The Iconography of Manhattan Island* (1926), vol. 5, 1340.

页 12　“这些双轮死亡马车”：*Life and Writings of Grant Thorburn Prepared by Himself* (1852), 46–50.

页 12　“这里安放着詹姆斯 · 杰克逊的遗体”：*New York Times*, October 28, 2009.

页 12　“指出这一点很重要”：同上，November 12, 2009.

页 13　“收治患病的穷人”: History of Pennsylvania Hospital, *Penn Medicine*, www.uphs.upenn.edu.

页 13　“铺梁架屋”：Claude Heaton, “The Origins and Growth of Bellevue Hospital,” *The Academy Bookman* (1959), 3–10.

页 13　“身上生了虱子”：同上。

页 13　“长成贝尔维尤这棵参天大树的种子”：John Starr, *Hospital City* (1957), 9.

页 13　“大量拥入”：*Minutes of the Common Council of the City of New York*, September 15, 1794, 101.

页 14　“欣然坐落”：*Memoirs of the Life and Writings of Lindley Murray* (1827), 48–49.

页 14　“出售或出租”：*New York Daily Advertiser*, January 29, 1788.

页 14　“用作一家医院”：Francis Beekman, “The Origins of Bellevue Hospital,” *New-York Historical Society Quarterly* (July

1953), 214.

页 16 “黄热病将使大城市在我国的发展受挫”：Thomas Jefferson to Dr. Benjamin Rush, *The Letters of Thomas Jefferson*, September 23, 1800.

页 16-17 “人体直接产生的臭气”：Gary Shannon, “Disease Mapping and Early Theory of Yellow Fever,” *Professional Geographer* (1981), 221-27; Bob Arnebeck, “Yellow Fever in New York City,” copy in author’s possession.

页 17 “五六个”：Arnebeck, “Yellow Fever in New York City.”

页 17 “浑身起水疱”：Valentine Seaman, *An Account of the Epidemic Yellow Fever as It Appeared in the City of New York in 1795* (1796), 3.

页 18 “度过了焦躁不安的一夜”：*The Diary of Elihu Hubbard Smith*, September 6, 1795 (reprinted 1973 by the American Philosophical Society).

页 18 “防止正在费城肆虐的传染性瘟疫”：Minutes of the New York City Health Committee, in Beekman, “The Origins of Bellevue Hospital.”

页 18 “史密斯医生报告说”：同上。

页 18 “由于他们的拒绝”：Matthew Livingston Davis, *A Brief Account of the Epidemical Fever Which Lately Prevailed in the City of New York* (1796), 17-18.

页 18 “在迷茫又困惑的状态下”：Alexander Anderson Diary, August 24, 1795, in Frederick Burr, *Life and Works of Alexander Anderson* (1893).

页 19　“阅读所有触手可及的医学书籍”：同上，Appendix A, 84.

页 19　“目前的工作”：Alexander Anderson Diary, October 10, 1795.

页 19　“其中有费希尔先生”：同上，August 24, 1795.

页 19　“我们今天失去了三名病人”：同上，September 15, 1795.

页 19　“又一名病人送来，情况令人震惊”：同上，August 27, 1795.

页 19　“她嗜酒成瘾”：同上，October 8, 1795.

页 20　“欠缺仁慈与同情心”：同上，August 30, 1795.

页 20　“奇克林医生的胆怯”：同上，July 30, 1798.

页 20　“近 750 名［我们的］居民”：“Report to the Governor,” in Beekman, “The Origins of Bellevue Hospital,” 226.

页 20　“我在黄热病人中间度过了三个月”：Burr, *Life and Works*, Appendix A, 85.

页 20　“我很快发现”：同上，86.

页 20　“我真的因缺钱而绝望了”：同上。

页 22　“跟查尔顿医生做学徒”：Appendix: “List of Medical Practitioners of Eighteenth Century New York City and Long Island,” in Marynita Anderson, *Physician Heal Thyself* (2004), 150–89.

页 22　因“看病技术高超而广有声名”：Zachary Friedenberg, *The Doctor in Colonial America* (1998), 107–10; Byron Stookey, *A History of Colonial Medical Education*, 11–18; Ira Rutkow, *Seeking the Cure* (2010), 7–27.

页 23　“那些行医之人经常自称”：List of alternate professions in *Physician Heal Thyself*, 151–89.

页 23　“法律未予重视”：*New York Literary Gazette*, vol. 2 (1827), 21.

页 24　“放血，是人类历史上最常采用的”：Robert Golder, “Visual and Artifactual Materials in the History of Early American Medicine,” in Robert Golder and P. J. Imperato, *Early American Medicine: A Symposium* (1987), 7.

页 24　“医生的条件反射”：J. Worth Estes, “Patterns of Drug Use in Colonial America,” 同上，29–37.

页 24　“一名医生的普通一日”：纽约市医生日程表中的病人摘自：Dr. Samuel Seabury, “Account Book, 1780–1781,” Manuscripts Division, New-York Historical Society (NYHS); and “Fees of Dr. William Lawrence,” in John Bard, *The Doctor in Old New York* (1898), 310–11, copy on file in NYHS.

页 25　“对乔治·华盛顿的最后治疗”：Drs. James Craik and Elisha Dick, “News from ‘The Times,’ ” reprint from *Medical Repository* (1800), 311; Peter Henriques, “The Final Struggle Between George Washington and the Grim King,” *Virginia Magazine of History and Biography* (1999), 73–91.

页 26　“他的墓碑”：以色列余民会堂公墓 , http://www.placematters.net /node/1475.

页 26　“药中大力士”：Rutkow, *Seeking the Cure*, 38.

页 26　“两个年轻海员”：Alexander Anderson Diary, August 27, 1798.

页 26 “我彻夜未眠”：同上，July 3, 1798.

页 27 “看到［她］”：同上，September 12, 13, 1798.

页 27 “我对自己的冷静感到惊讶”：同上，September 14, 21, 1798.

页 27 “惊人的场面我已目睹了”：同上，December 31, 1798.

页 27 “不断的工作”：Alexander Anderson, *Autobiography*, in Burr, *Life and Works of Alexander Anderson*, Appendix A, 90.

页 27 “仅在特殊情况下……开放”：Davis, *A Brief Account of the Epidemical Fever Which Lately Prevailed in the City of New York*, 16–17.

页 28 “这一想法非常可憎”：同上。

第二章 霍萨克的远见

页 30 “引起强烈反响”：*New York Packet*, April 25, 1788; 以及 Steven Wilf, “Anatomy and Punishment in Late Eighteenth Century New York,” *Journal of Social History* (1989), 511–13.

页 30 “你们过度同情”：Jules Ladenheim, “The Doctors' Mob of 1788,” *Journal of the History of Medicine* (Winter 1950), 22–43.

页 30 “接收需要医疗、手术处理的患者”：James J. Walsh, “The Doctors Riot and the Quest for Anatomical Material,” in Walsh, *History of Medicine in New York*, vol. 2 (1919), 378–91.

页 30 “在解剖室里”：Ladenheim, “The Doctors' Mob of 1788,” 23–43.

页 31 “严重破坏了……友好感情”：同上。

页 31 “防止……可恶做法”：Laws of New York State, 1887, 12th Session, vol. 11, 5.

页 32 “整整一天经受了几乎”：David Hosack to William Coleman, August 17, 1804, *Alexander Hamilton Papers*, Library of Congress, Founders Online.

页 33 “被一块石头砸中头部”：“David Hosack,” in Samuel Gross, *Lives of Eminent American Physicians* (1861), 291.

页 33 “最直接的病因”：A. E. Hosack, *A Memoir of the Late David Hosack* (1861), 293.

页 33 “他开明”：同上，34; Ruth Woodward, *Princetonians: 1784–1790: A Biographical Directory* (1991), 405.

页 34 “长期、习惯性的观察”：Robert W. Hoge, “A Doctor for All Seasons: David Hosack of New York,” *American Numismatic Society Magazine* (Spring 2007), 46–55.

页 34 “他把我抱到一个不好的［地方］”：*The Commissioners of the Almshouse vs. Alexander Whistelo ...*, 1808, New-York Historical Society (NYHS). 以及 Craig S. Wilder, *Ebony and Ivy* (2013), 211–20.

页 34 “为何却选择指认”：*The Commissioners of the Almshouse vs. Whistelo.*

页 35 “面色憔悴的穷人”：Raymond Mohl, *Poverty in New York* (1971), 84.

页 35 “不到半小时，他就要死了”：Ezra Stiles Ely, *Journal: The Second Journal of the Stated preacher to the Hospital and Almshouse of the City of New York* (1813).

页 36 “［额外］6 英亩”：*Minutes of the Common Council of the City of New York*, April 29, 1811.

页 36 “石匠、木匠”：同上，November 27, 1811.

页 36 “可前来问询”：*New York Journal*, April 19, 1811.

页 37 “没有哪家慈善机构”：Timothy Dwight, *Travels in New-England and New-York*, vol. 3 (1823), 440.

页 37 “我相信……你们有些人”：John Sanford, “Divine Benevolence to the Poor on Opening the Chapel on the New Alms-House, Bellevue” (1816), copy on file at NYHS.

页 37 “最近建成的大楼”：*Minutes of the Common Council of the City of New York*, December 5, 1825.

页 38 “肮脏、令人反感、像瘟疫”：Mohl, *Poverty in New York*, 25.

页 38 “航运和贸易”：Charles Bouldan, “Public Health in New York City,” *Bulletin of the New York Academy of Medicine* (June 1943), 423.

页 39 “水极深且异常纯净”：Ted Steinberg, *Gotham Unbound* (2014), 44–50.

页 39 “是我见过的最悲惨的地方”：Tyler Anbinder, “From Famine to Five Points,” *American Historical Review* (April 2002), 360.

页 39 “我看到的大醉之人……都要多”：Tyler Anbinder, *Five Points* (2001), 26.

页 39 “罪恶与悲惨的世界”：同上。

页 40 “只要还允许大量的”：Edmund Blunt, *Stranger's*

Guide to the City of New York (1817), quoted in *Eclectic Review* (January–June 1819), 274.

页 40 “烟雾和臭味”：Abel Stevens, ed., “The Five Points,” *National Magazine* (1853), 267–71.

页 41 “满载的公共马车”：Charles Rosenberg, *The Cholera Years* (1962), 33–34.

页 42 “奥尼尔突染恶性霍乱”：*Reports of Hospital Physicians and Other Documents Relating to the Cholera Epidemic of 1832* (1832).

页 42 “菲茨杰拉德先生以裁缝为业”：同上。

页 42 “对身体的刺激”：同上。

页 42 “随后出现呕吐”：同上。

页 43 “病人只需从烟草的作用中恢复过来”：同上。

页 43 “我已经很满意了”：同上。

页 43 “施用了烟草”：同上。

页 43 “脚底下尽是死人和垂死的人”：Page Cooper, *The Bellevue Story* (1948), 34.

页 43 “我认为，它对许多人有害”：*Medical and Surgical Reporter* (July–December 1866), 456.

页 44 “那些患病者要么治好，要么死掉”：John Wilford, “How Epidemics Helped Shape the Modern Metropolis,” *New York Times Learning Network* (April 16, 2008).

页 44 “击退了……不时发起的暴力抵抗”：Edwin Burrows and Mike Wallace, *Gotham* (1999), 786.

页 45 “宴会的安排很低级”：George Pierson, *Tocqueville in America* (1938), 90.

第三章　大流行病

页 46 “一个随机的病人，得了随机的疾病”：*New England Journal of Medicine* (1964), 449.

页 46 “高许多倍”：Eric Larrabee, *The Benevolent and Necessary Institution* (1971), 120, 215.

页 47 “医生去富贵人家探望”：Charles Rosenberg, “The Practice of Medicine in New York City a Century Ago,” *Bulletin of the History of Medicine* (1967), 229−30.

页 47 “欧美最好学校……吸入乙醚……治疗方法”：Philip Van Ingen, *The First Hundred Years of the New York Medical and Surgical Society* (1946), 6−14.

页 47 “医生，前几天我收到你寄来的账单”：John Starr, *Hospital City* (1957), 61.

页 47 “人们会产生一种错觉”：George Rosen, *Fees and Bills* (1946), 89.

页 47 “在交易所一天的收入”：同上，7.

页 48 “乔纳森·道奇，医学博士”：*Longworth's American Almanac: New York Registry and City Directory* (1857), 208.

页 48 “富人之友”：Robert Ernst, *Immigrant Life in New York City* (1994), 55.

页 48 “诚实的工人”：*New York Evening Post*, December 12, 1828.

页 49 “一个瓶子或茶杯”：Charles Rosenberg, “The Rise and Fall of the Dispensary System,” *Journal of the History of*

Medicine (1974), 32–54.

页 49 “只会吸引行业内的年轻人”：*New York Times*, May 28, 1855.

页 49 “实践学校”：Rosenberg, “The Rise and Fall of the Dispensary System,” 33.

页 49 “无异于乱七八糟的慈善机构”：W. Gill Wylie, *Hospitals: The History, Organization, and Construction* (1877), 4, 64.

页 49 “应得到救助的美国穷人”：Rosenberg, “The Rise and Fall of the Dispensary System,” 46–47.

页 50 “贫穷病人的公共容器”：Larrabee, *The Benevolent and Necessary Institution*, 40.

页 50 “年迈体衰者”：William Russell, “The Organization and Work of Bloomingdale Hospital,” *State Hospital Quarterly* (August 1919), 437.

页 51 “请想象一所疯人院”：*Report of the Special Committee ... Relative to a New Organization of the Hospital Department of the Alms-House* (1837), 343–45.

页 51 “心肠刚硬的异教徒”：Charles Rosenberg, *The Care of Strangers* (1987), 45.

页 52 “受救济的机会”：Stephen Klips, “Institutionalizing the Poor: The New York City Almshouse,” PhD diss., NYU (1980), 5–7.

页 52 “罕见恶习”：Alan Kraut, “Illness and Medical Care Among Irish Immigrants,” in Ronald Bayor and Timothy Meagher, *The New York Irish* (1996), 159–61.

页 53 “马铃薯是维生之本”：Hasia Diner, “The Most Irish

City in the Union," in 同上，89－90.

页 53 "100 个乘客死 10 个"：Kraut, "Illness and Medical Care Among Irish Immigrants," 155.

页 54 "在点火之前就被转移走了"：Kathryn Stephenson, "The Quarantine War: The Burning of the New York Marine Hospital in 1858," *Public Health Reports* (January 2004), 79－92.

页 54 "翻看……死亡人数"：Robert Carlisle, *An Account of Bellevue Hospital, with a Catalogue of the Medical and Surgical Staff from 1736 to 1893* (1894), 107－360.

页 55 "至少有五分之二送来时就已处于垂死状态"：Klips, "Institutionalizing the Poor," 386－88.

页 56 "此事值得庆祝一番"：*Fourth Annual Report of the Governors of the Alms-House, New York for the Year 1852* (1852), 12.

页 56 "22 名雇员中的 9 名"：Dr. A. L. Loomis, "The History of Typhus Fever as It Occurred in Bellevue Hospital," *Bulletin of the New York Academy of Medicine* (January 1865), 348－57.

页 56 "彻底改变机构的管理模式"：Dr. D. R. McCready, "Remarks," *Bellevue and Charity* Hospitals (1870), v－xi.

页 57 "无偿提供服务"：*Rules and Rugulations for the Government of Bellevue Hospital* (1852), copy on file at New-York Historical Society.

页 57 "三个学生"：同上。

页 57 "放血、拔罐、用水蛭吸血、包扎伤口"：同上。

页 57 "全部按同样的条件录用"：同上。

页 57 "凡是……不得收留"：同上。

页 58 “无力支付膳宿费和生活费的病人”：同上。

页 58 “谁来照顾我们的病人?”：Bernadette McCauley, *Who Shall Take Care of Our Sick?* (2005), viii.

页 58 “许多人入院时……一无所知”：Mary Stanley, *Hospitals and Sisterhoods* (1855), 1–2.

页 58 “一处皇家狩猎场”：McCauley, *Who Shall Take Care of Our Sick?*, 9.

页 59 “最好之事”：Richard Shaw, *Dagger John* (1977), 209.

页 59 “食宿、洗涤、护理”：Sister Marie Walsh, *With a Great Heart* (1965), 13–22.

页 59 “在纽约建房”：McCauley, *Who Shall Take Care of Our Sick?*, 53.

页 59 “对于在旅馆暂歇的神职人员”：John Francis Richmond, *New York and Its Institutions* (1871), 376.

页 60 “终身服务”：同上，377–78.

页 61 “诊所每日开放”：*Manual of the Corporation of the City of New York* (1857), 323.

页 61 “城市中的佼佼者”：Russel Viner, “Abraham Jacobi and German Medical Radicalism in Antebellum New York,” *Bulletin of the History of Medicine* (1992), 434–63.

页 62 “葬于犹太人中间……经文匣和披肩流苏”：Hyman Grinstein, *The Rise of the Jewish Community in New York* (1945), 156.

页 62 “有 800 多人出席”：*New York Times*, February 6, 1852, May 18, 1955.

页 63 “他对本机构的慷慨遗赠”：Grinstein, *The Rise of the Jewish Community in New York*, 158–59.

页 63 “除了‘意外或紧急情况’”：Tina Levitan, *Islands of Compassion* (1964), 27, 30.

页 63 “今天在某个犹太人公墓里”：B. A. Botkin, *New York City Folklore* (1956)，149–50.

页 64 “可怜意大利人”：McCauley, *Who Shall Take Care of Our Sick?*, 12.

页 64 “在这里，我们的富人”：McCready, “Remarks,” vii–xv.

页 65 “成群结队拥向水边”：*New York Times, April* 27, 1860.

页 65 “周一早上 6 点”：同上。

第四章 开设医学课程

页 66 “非法牟利”：*Boston Medical and Surgical Journal*, November 3, 1847.

页 66 “众所周知”：Michael Sappol, *A Traffic of Dead Bodies* (2002), 127.

页 67 “为活生生的人着想”：“An Appeal to the State of New York,” *American Lancet* (October 1853–March 1854), 109.

页 67 “所有奄奄一息、无人认领、无亲无故的流浪汉”：Sappol, *A Traffic of Dead Bodies*, 122–35.

页 67 “将他们的身体献给”：“A Debt Repaid, Nativism and Dissection in New York State,” unpublished paper in author’s possession.

页 67 “其恶习已耗尽”：Sappol, *A Traffic of Dead Bodies*, 130.

页 67 “宁可对一些身体疾病的原因”：*Harper's New Monthly* (April 1854), 690–94.

页 68 “我们保护病人”：Sappol, *A Traffic of Dead Bodies*, 131.

页 68 “感谢立法机构的开明与慷慨”：J. C. Dalton, *History of the College of Physicians and Surgeons* (1888), 84.

页 68 “该领域现在向所有人开放”：*Boston Medical and Surgical Journal* (March 1850), 109.

页 70 “这个男人是众人的父亲”：S. D. Gross, *Memoirs of Valentine Mott* (1868), 5.

页 70 “最大的［胆］结石”：“Report of Professor Mott's Surgical Cliniques in the University of New York” (1849–1850), 149.

页 70 “他的刀法稳健而大胆”：James Parton, *Illustrious Men and Their Achievements* (1856), 530.

页 70 “瓦伦丁·莫特做的伟大手术比……都多”：L. H. Toledo-Payra, “Valentine Mott: American Surgeon Pioneer,” *Journal of Investigative Surgery* (March 2006), 76.

页 70 “因周围肌肉逐渐收缩而被拉起”：Alfred Charles Post, *Eulogy on the Late Valentine Mott* (1866), delivered before the New York Academy of Medicine.

页 70 “超过一蒲式耳的睾丸”：“Report of Professor Mott's Surgical Cliniques,” 67.

页 70–71 “莫特早期”：Samuel Francis, “Valentine Mott,” in *Biographical Sketches of Distinguished Living New York Surgeons* (1866), 25.

页 71 “最终战胜该病魔的大力士”：*Diary of George*

Templeton Strong, vol. 1, May 8, 1839.

页 71 “手术刀滑落”：Francis, “Valentine Mott,” 26–27.

页 72 “他每天 7 点起床”：Gross, *Memoirs of Valentine Mott*, 91.

页 72 “他只对希腊流浪汉的气味……感兴趣”：“Valentine Mott,” *Bulletin of the New York Academy of Medicine* (August 1925), 213.

页 73 “这种腐朽和可耻的事业”：Martin Kaufman, *American Medical Education* (1976), 88–89.

页 73 “学费”：Medical School fees and expenses: NYU College of Medicine, “Meeting Minutes, April 12, 1852,” Ehrman Medical Archives, NYU Medical School.

页 73 “治疗方法是放血，先生”：Claude Heaton, *A Historical Sketch of New York University College of Medicine* (1941), 6.

页 74 “心理学和文学上的一个奇观!”：Joseph Ryan, “Doctor Gunning S. Bedford and the Search for Safe Obstetric Care,” *Journal of Medical Biography* (August 2008), 134–43.

页 74 “作为解剖学讲师”：F. L. M. Pattison, *Granville Sharp Pattison:* Anatomist and Antagonist (1987), 202.

页 74 “一位教授摸到了股动脉”：*New York Herald*, July 21, 1841.

页 75 “他被放到手术桌上时”：同上，September 29, 1841.

页 75 “瓦伦丁·莫特的退出”：Walsh, “New York University Medical College,” History of Medicine in New York (1919), 150.

页 75 “人类得的各种疾病”：Dr. B. W. McCready, “Introductory Address ... Bellevue Hospital Medical College,” *American Medical Times* (October 1861), 6.

页 76 “他们就让她快速离开了这个世界”：Samuel Thomson, *Narrative of the Life and Discoveries of Samuel Thomson* (1832), 68.

页 76 “这导致身体失去热量”：同上，19.

页 76 “对病人的研究，而非书本”：同上，262.

页 76 “让每个人成为自己的医生”：Michael Flannery, “The Early Botanical Medical Movement as a Reflection of Life, Liberty, and Literacy in Jacksonian America,” *Journal of the Medical Library Association* (October 2002), 442–54.

页 77 “谷仓中的激进主义”：James Whorton, *Nature Cures: The History of Alternative Medicine in America* (2002), 68.

页 78 “[理事会成员]中有五位是顺势疗法医生”：“College Hospital and Dispensary Reports,” *North American Homoeopathic Journal* (1857), 275.

页 78 “介于两个极端之间”：John Warner, “The Nature-Trusting Heresy,” *Perspectives in American History* (1977–78), 317–18.

页 78 “临床观察显示，放血”：*Bellevue Medical and Surgical Reports*, November 17, 1860, 170.

页 78 “设施齐全、挤满心怀感激的病人的医院”：“Majority Report of the Select Committee of the Board of Governors of the Alms-House Department, December 20, 1857,” New-York Historical Society.

页 78 “挤满的学生和医生……让来访者无不动容”：同上。

页 79 “先生，您的病人准备好了”：Thomas Dormandy, *The Worst of Evils: The Fight Against Pain* (2006), 219.

页 79 “先生们，这不是忽悠”：Ira Rutkow, *Seeking the Cure*

(2010), 55.

页 80 “‘你愿不愿把腿锯掉？’”：Ira Rutkow, *American Surgery: An Illustrated History* (1998), 86.

页 80 “没有人不发怵的”：Steven Lehrer, *Explorers of the Body* (2006), 83; Stephanie Snow, *Blessed Days of Anesthesia* (2008), chapters 2, 3.

页 80 “宁可让病人痛一阵子”：Harris Coulter, *Science and Ethics in American Medicine* (1973), 365.

页 80 “这种愚蠢而偏执的观念可以休矣”：“Remarks of the Importance of Anesthesia ... by Valentine Mott,” October 4, 1848, New York Academy of Medicine.

页 81 “讲授最好选在给人开刀前后”：Stephen Smith, “Reminiscences of Two Epochs: Anesthesia and Asepsis,” *Johns Hopkins Hospital Bulletin* (1918), 274–77.

页 81 “我目睹的第一次没使用麻醉的手术”：同上。

页 81 “看着那把锋利闪亮的刀子”：Michael Nevins, *Still More Meanderings in Medical History* (2013), 73.

页 81 “那一天为期不远”：“First Announcement and Circular: Bellevue Hospital Medical College,” 1861, copy on file at Harry Ransom Center, Austin, Texas.

页 82 “各教学部”：“Minutes of the Executive Committee of Bellevue Hospital,” 1862–63, Ehrman Medical Archives, NYU Medical School.

页 82 “习惯性地不守时”：同上。

页 82 “到其他地方完成我们的医学研究”：John Langone,

Harvard Med (1995), 139–45; Henry Beecher, *Medicine at Harvard* (1977), 461–85.

页 82 “班上顿时鸦雀无声”：Regina Morantz-Sanchez, *Sympathy and Science* (1985), 48.

页 82 “真是非常可惜”：*Boston Medical and Surgical Journal* (February–August 1849), 58.

页 83 “《纽约时报》发表了一篇……报道”：*New York Times*, December 6, 11, 13, 18, 1864.

页 83 “先生们，这是根老阴茎”：“Bellevue Hospital,” *American Eclectic Medical Review* (1872), 377.

页 84 “当时有 500 名男学生”：*New York Times*, April 9, 1916.

第五章 战争中的医院

页 85 “[我们的] 城市，既属于北方，也属于南方”：Steven Jaffe, *New York at War* (2012), 145.

页 85 “我们迟早会发现黑人在我们中间”：Edwin Burrows and Mike Wallace, *Gotham* (1999), 865.

页 86 “该问题的关键考验”：Ernest McKay, *The Civil War and New York City* (1990), 56.

页 86 “几乎每栋建筑上都有旗帜飘扬”：Jaffe, *New York at War*, 141.

页 86 “炮兵部队的助理外科医生”：“List of internees, 1855–1864,” in Robert Carlisle, *An Account of Bellevue Hospital* (1894), 148–320.

页 86 “炮兵部队的外科医生”：同上。

页 86 “中等身材”：Charles A. Leale, *Eulogy of Professor Frank Hastings Hamilton* (1886), copy on file at New York Academy of Medicine.

页 87 “我相信战争持续不了几个月”：同上。

页 87 “被酒精刺激的人”：*New York Times*, April 29, 1861.

页 87 “一间黑人居住的舒适木屋里”：Frank H. Hamilton, *American Medical Times* (1861), 77–79.

页 87 “我承认，两台手术”：同上。

页 88 “我不忍告诉他们”：同上。

页 88 “可能是一场短期战争”：*New York Times*, May 31, 1861.

页 88 “学会如何……发财致富”：Jaffe, *New York at War*, 150.

页 89 “我经历过的最重大事件”：Titus Coan to My Dear Mother, July 24, 1862, Titus Coan Papers, Box 1, New-York Historical Society (NYHS).

页 89 “他与每个人交谈”：Coan to My Dear Hattie, December 1, 1862, in 同上。

页 89 “我是第二外科的住院医生”：December 1, 1862, in 同上。

页 90 “血溅到了我肘部”：John Vance Lauderdale, November 8, 1863, in Peter Josyph, *The Wounded River: The Civil War Letters of John Vance Lauderdale, M. D.* (1993), 170.

页 90 “巡视一番”：*New York Times*, April 27, 1862.

页 90 “病人减少，或许是由于”：Commissioners of Public Charities and Corrections, NYC, *Fourth Annual Report*, 1863.

页 90 “只接收‘付不起医疗费的病人’”：“Rules and

Regulations for the Government of Bellevue Hospital, 1863," Commissioners of Public Charities and Corrections, *Fifth Annual Report*, 1864; *Eighth Annual Report*, 1868, NYHS.

页 91 "托马斯·里格尼，36 岁，爱尔兰人"及其他描述：*Titus Coan Patient Ledger, 1862–63*, Titus Coan Papers, NYHS. 以及 Ludwig Eichna, "Bellevue Hospital Patient Casebook: September 8, 1866–February 3, 1868," *Pharos* (Fall 1991), 21–26.

页 91 "意外受伤"：John Howard, *Stephen Foster: America's Troubador* (1962), 342–43.

页 92 "是什么杀死了斯蒂芬·福斯特？"：Ken Emerson, *Doo-dah! Stephen Foster and the Rise of American Popular Culture* (1997), 299.

页 92 "他自我介绍说是约翰·万斯·劳德戴尔医生"：Josyph, *The Wounded River*, 224–25.

页 93 "仅有一两人例外"：Coan to My Dear Mother, July 21, 1863, Titus Coan Papers.

页 93–94 "'一场劫掠和暴力的狂欢'……可耻！这些可耻的爱尔兰人"：Edward Spann, "Union Green: The Irish Community and the Civil War," in Ronald Bayor and Timothy Meagher, *The New York Irish* (1996), 193–209.

页 94 "最卑贱的爱尔兰临时工"：*Diary of George Templeton Strong*, vol. 3, July 13, 1863.

页 94 "纽约的内战造成兄弟相残"：Jaffe, *New York at War*, 166.

页 94 "玛丽·威廉斯，24 岁，有色人种女性"和这一段中的其他描述：*New York Times*, July 15, 16, 17, 1863.

页 94 “又是一声锣响”：Josyph, *The Wounded River*, 162–65.

页 94 “要惩罚违法暴徒”：同上。

页 95 “战争是人类的正常状况”：Frank H. Hamilton, *A Treatise on Military Surgery and Hygiene* (1865), 11–12, 66–80, 128.

页 96 “我们穿着沾着旧血、经常沾有脓水的外套”：National Library of Medicine, *Medicine in the Civil War* (1973), 2. 以及 Ira Rutkow, *Bleeding Blue and Gray* (2005) 中关于内战时期外科治疗最详尽的叙述。

页 97 “尝试开刀取子弹时”：Hamilton, *A Treatise on Military Surgery and Hygiene*, 175, 180–81.

页 97 “内战时期的外科医生，不得不在……一无所知的情况下工作”：Alfred Bollet, “The Truth About Civil War Surgery,” *Civil War Times* (October 2004), 26–32.

页 97 “外科手术奇人”：Elliott Hague, “Frank Hastings Hamilton: Surgeon Extraordinary of the Union Army,” *New York State Medical Journal* (July 1961), 2330–36.

页 97 “我不记得……学到了什么”：W. G. MacCallum, *William Stewart Halsted, Surgeon* (1930), 19.

页 98 “给我留下了深刻印象”：Charles A. Leale, *Lincoln's Last Hours* (1909), 2.

页 98 “我立即起身”：同上，3–4.

页 98 “我抓住［她］伸出来的手”：同上，1.

页 98 “我掀开他的眼皮”：同上，5–6.

页 99 “林肯总统的生命”：同上，7–12.

页 99 “处于深度昏迷状态”：“Report of Dr. Charles A. Leale,” April 15, 1865, *Papers of Abraham Lincoln Website*, http://www.papersofabrahamlincoln.org.

页 100 “大脑的自然结构”：Hamilton, *A Treatise on Military Surgery and Hygiene*, 245–47.

页 100 “有时，辨别力和理性会回归”：*Los Angeles Times*, December 27, 1977.

页 100 “林肯死了——成千面旗帜”：Walter Lowenfels, *Walt Whitman and the Civil War* (1961), 174–75.

页 101 “我被一场可怕的个人灾难震惊了”：*Diary of George Templeton Strong*, April 15, 1865.

页 101 “在我的整个外科生涯中”：James Parton, *Illustrious Men and Their Achievements* (1881), 527–30. 以及 Valentine Mott, Chairman, *Narrative of Privations and Sufferings of U.S. Officers and Soldiers While Prisoners of War in the Hands of Rebel Authorities* (1864).

页 101 “他认为这是不祥之兆”：S. D. Gross, *Memoir of Valentine Mott* (1869), 86–87.

页 101 “他也是国家痛失首领这一打击的受害者”：同上。

第六章 “疾病与恶习之渊薮”

页 102 “战争有利于医学吗？”：Christopher Connell, “Is War Good for Medicine?,” *Stanford Medical Magazine* (Summer 2007).

页 102 “含糊不清”：Bonnie Blustein, *Preserve Your Love of Science: Life of William A. Hammond, American Neurologist*

(1991), 76–80.

页 103 “医学中世纪”：Frank Freemon, *Gangrene and Glory* (2001), 19–26.

页 103 “‘所需的医疗方法’将至还未至”：Ira Rutkow, *Seeking the Cure* (2010), 62.

页 104 “镶银红木马厩”：Edward Ellis, *The Epic of New York City* (1966), 328.

页 104 “从城市国库巧取豪夺”：James Bryce, *The American Commonwealth*, vol. 2 (1915), 389.

页 105 “门窗都破了”：Stephen Smith, *The City That Was* (1911), 35–39.

页 105 “在这种极端情况下”：同上。

页 106 “举国惊恐”：Gert Brieger, “Sanitary Reform in New York City,” *Bulletin of the History of Medicine* (1966), 419.

页 106 “作为一个整体”：Smith, *The City That Was*, 40–53.

页 106 “在一块 240 英尺乘 150 英尺的土地上”：*Sanitary Conditions of the City: Report of the Council of Hygiene and Public Health of the Citizens of New York* (1865).

页 107 “这样的例子有很多”：同上。

页 107 “在一间阴暗潮湿的地窖”：同上。

页 107 “肮脏、过度拥挤、排泄物”：同上。

页 107 “稠密拥挤的房屋”：同上。

页 108 “[我们]要屈辱到何种地步”：A transcript of Smith’s testimony is in the *New York Times*, March 16, 1865.

页 108 “实际上，[我们]是一个毫无卫生治理的城市”：同上。

页 108 “侵犯了我们的自我管理权”：John Duffy, *History of Public Health in New York City* (1968), 569.

页 109 “史上最完整的卫生立法”：Smith, *The City That Was*, 158.

页 109 “非常成功，总是整日人头攒动”：John Duffy, *A History of Public Health in New York City, 1866–1966* (1974), 44.

页 110 “别吃太多肉”：*New York Times*, November 16, 1921.

第七章 贝尔维尤的救护车

页 111 “极度娇弱的感觉”：*Memorial of Edward Dalton* (1872), 1–12.

页 112 “有害气体”：同上。

页 112 “在战争史上”：William Howell Reed, *Hospital Life in the Army of the Potomac* (1866), 93.

页 112 “混乱可怖状况”：National Library of Medicine, *Medicine in the Civil War* (1973), 3–5.

页 113 “美国最适合这个职位的人”：Ryan Bell, *The Ambulance* (2009), 54.

页 113 “他被带到最近的房子里”：Page Cooper, *The Bellevue Story* (1948), 81.

页 114 “维多利亚时代的”：Bell, *The Ambulance*, 61.

页 114 “当我们在拐角处飞奔”：W. H. Rideing, “Hospital Life in New York,” *Harper's New Monthly Magazine* (June 1878), 173.

页 114 “尤其要知道”：Francis Nichols, “The New York Ambulance Service,” *The Junior Munsey* (1901), 729–32.

页 115 “早期贝尔维尤救护车运送的病例”：“Admitting Record Book: Third Surgical Division, Bellevue Hospital, 1872,” Ehrman Medical Archives, NYU Medical School.

页 115 “一艘状似魔鬼的阴森黑船”：*New York Times*, April 7, 1872.

页 115 “3 人死亡，6 人重伤”：同上，July 13, 1870.

页 116 “仅隔行记录伤亡人员就写了好几页”：奥兰治人骚乱死伤者名单见于 Michael Gordon, *The Orange Riots* (1993), Appendix.

页 117 “救命稻草已经消失”：Edwin Burrows and Mike Wallace, *Gotham: A History of New York City* (1999), 1008.

页 117 “根据法律规定，私立医院”：*New York Herald Tribune*, February 25, 1906.

页 117 “帕特里克·凯里，马蹄铁工”：*New York Times*, October 13, 1888.

页 118 “病人死了”：同上，June 29, 1896.

页 118 “打开你们的账本”：Emily Abel, “Patient Dumping in New York City, 1877–1917,” *American Journal of Public Health* (May 2011), 789–95.

页 118 “把可怜的垂死病人送到”：同上。

页 118 “在雪堆中束手无策”：Bell, *The Ambulance*, 149.

页 118 “这两匹马，乔和吉姆”：*New York Times*, March 13, 1924.

页 119 “其坚韧与乐观无人可比”：*Memorial of Edward Dalton*, 1–12.

页 119 “或许没有哪位发明家”：Nichols, “The New York Ambulance Service,” 729.

第八章　贝尔维尤的维纳斯

页 120 “在所有的大型军事医院中”：“Proposal for a Photographic Department,” *Eighth Annual Report of the Commissioners of Public Charities and Corrections*, 1867.

页 120 “所有病态解剖学标本”：Stanley Burns, “Civil War Medical Photography,” *New York State Journal of Medicine* (August 1980), 1444–69.

页 121 “一股冷水”：John McCabe, *Lights and Shadows of New York Life* (1881), 839–42.

页 121 “这条死亡长廊的确凿记录”：O. G. Mason, “Photographic Report, Bellevue Hospital,” 1881.

页 121 “悄然隐匿于视线之外”：同上，1879.

页 122 “奄奄一息的女病人”：Paul Schmidt, “Transfusion in America in the Eighteenth and Nineteenth Centuries,” *New England Journal of Medicine* (December 12, 1968), 1319–20.

页 123 “有一两块”：“Skin Graft: Elephantiasis,” in George Henry Fox, *Photographic Illustrations of Skin Diseases* (1881).

页 124 “一个非常私人的上层小圈子”：*New York News-Weekly Sunday Ledger*, December 19, 1879.

页 124 “数月谈判”：同上。

页 124 “大约八年前”：Mason, “Photographic Report, Bellevue Hospital,” 1875.

页 125 “病终于治好后”：Dr. Waldron Vanderpool, “Bellevue Hospital, New York, Plastic Operation for Restoration of Nose,” *Medical Gazette* (July–December 1881), 269–70.

页 125 “患者……感到疼痛”：同上。

页 125 “鼻子已牢牢结合在一起了”：同上。

页 125 “鼻子……并不是很成功”：“Remarks by Dr. Randolph Winslow,” *Transactions of the Meeting of the American Surgical Association* (1922), 668.

页 126 “脂肪类物质”：Austin Flint, *A Practical Treatise on the Diagnosis, Pathology and Treatment of Diseases of the Heart* (1859).

页 126 “没人搀扶他就不能走路”：Jay Zampini, “Lewis A. Sayre, the First Professor of Orthopaedic Surgery in America,” *Clinical Orthopaedics and Related Research* (June 2008)，226–67.

页 126 “哦，医生，要非常小心”：同上。

页 127 “这几乎是个奇迹”：Lewis A. Sayre, “Lecture: Paralysis from Peripheral Irritation,” *Medical and Surgical Reporter* (October 14, 1876), 305–9; Sayre, “Spinal Anemia with Partial Paralysis ... of the Genital Organs,” *Transactions of the American Medical Association* (1875), 255–74.

页 127 “要是像塞尔这样有经验”：David Gollaher, “From Ritual to Science: The Medical Transformation of Circumcision in America,” *Journal of Social History* (Fall 1994), 5–36.

页 128 “声誉卓著的人”：“Remarks to the Graduating Class of Bellevue Hospital College Medical School” (1872), copy on file at New York Academy of Medicine.

第九章　南丁格尔们

页 129　“主要以三个原因而被人们记住”：National Archives, “British Battles, Crimea, 1854,” www.nationalarchives.gov.uk/battles/crimea.

页 130　“不值得给他清洗”：Christopher Gill and Gillian Gill, “Nightingale in Scutari: Her Legacy Reexamined,” *Clinical Infectious Diseases* (June 2005), 1800.

页 130　“她的干预……在当时被认为是革命性的”：同上，1801.

页 130　“太老、太弱”：Julia Hallam, *Nursing the Image* (2000), 18.

页 130　“杀死［她的］病人的疾病，与他们所处的肮脏环境有明显关系”：Gill and Gill, “Nightingale in Scutari,” 1801.

页 130　“在绝大多数情况下，疾病的康复”：Florence Nightingale, “Sites and Construction of Hospitals,” *Builder* (1858), 577. 以及 Jeanne Kisacky, “An Architecture of Light and Air,” PhD diss., Cornell University (2000), 118–31.

页 131　“你能想象五六个或十来个丑老太婆”：Ira Rutkow, *Bleeding Blue and Gray* (2005), 170.

页 131　“理性判断不明确”：Louise Knight, *Citizen: Jane Addams and the Struggle for Democracy* (2008), 78.

页 132　“衣着必须朴素到几乎招人嫌弃”：Thomas Brown, *Dorothea Dix: New England Reformer* (1998), 304.

页 132 “不要和天主教护士说话”：同上，294.

页 132 “铺床、为病人制作合适的食物”：Jane Mottus, *New York Nightingales* (1980), 27.

页 133 “躬行慈善、爱国主义”：同上。

页 133 “我以前从没进过”：Elizabeth Hobson, *Recollections of a Happy Life* (1916), 81–84.

页 133 “护理病人、保护儿童”：Mottus, *New York Nightingales*, 46.

页 133 “我们意识到”：*Third Annual Report of the Visiting Committee for Bellevue and Other Public Hospitals* (1875), 9.

页 133 “护士，或者说是那些被雇用成为护士的人”：Robert Carlisle, *An Account of Bellevue Hospital*(1893), 79.

页 134 “在那里，而且仅仅是在那里，执行内科和外科医生的命令”：Nightingale's “Advice to Bellevue Hospital” 见于 *American Journal of Nursing* (February 1911), 361–64.

页 134 “神职人员、专业男性和农民的女儿和遗孀”：Mottus, *New York Nightingales*, 44–49.

页 134 “我不相信护士培训学校会成功”：Mrs. William Griffin and Mrs. William Henry Osborn, *A Short History of Bellevue Hospital and the Training Schools* (1915).

页 135 “像奴隶一样害怕”：David Presswick Barr interview, Columbia Oral History Project, Columbia Medical School Archives.

页 135 “我不知道——问你的医生吧”：Franklin North, “A New Profession for Women,” *The Century* (November 1882), 38–47.

页 135 “我们已经尽了一切努力”：*Annual Report of the*

Governors of the Almshouse (1853), 19.

页 136 “他的天才引领他获得了一个……发现”：Sherwin Nuland, *Doctors: The Biography of Medicine* (1988), 239.

页 136 “32 号病例”：Fordyce Barker, M.D., *The Puerperal Fevers: Clinical Lectures Delivered at Bellevue Hospital* (1874), 430–31. 若想获得关于贝尔维尤的产后发热病例的更完整的名单，请见“First Medical Division, Cases 1866–1868, vol. 1,” Columbia Medical School Archives.

页 136 “所有人都承认，空气中只要充满”：Barker, *The Puerperal Fevers*.

页 137 “很少有人意识到……精神状况十分骇人”：William T. Lusk, M.D., *Clinical Report of the Lying-in Service at Bellevue Hospital* (1874), 1–9.

页 137 “通风［和］结构上的缺陷”：State Charities Aid Association (Louisa Lee Schyler, President), “Report of the Special Committee Appointed to Take Active Measures in Regard to the Erection of a New Bellevue Hospital” (1874).

页 137 “第 14 天死于脓血症”：F. J. Metcalfe, “Amputations Performed at Bellevue Hospital”; D. F. Goodwillie, “Report of Cases of Anesthesia,” both in *Bellevue Hospital Reports* (1869).

页 138 “准备好见你的上帝吧”：*New York Times*, November 23, 1884.

页 138 “所有东西都泡在脓水里”：Henry Dowling, *City Hospitals* (1982), 69.

页 138 “治疗伤病员的最佳场所”：Frank Hamilton, *A Treatise*

on Military Surgery (1865).

页 138 “哈蒙德医生对学院不忠诚”：“Minutes of the College Faculty,” Bellevue Hospital Medical College (1866), Ehrman Medical Archives, NYU Medical School.

页 139 “我们给你们 48 小时”：Hobson, *Recollections of a Happy Life*, 106. 以及“Report of the Training School,” in *Third Annual Report of the Visiting Committee* (1875), 27–30.

页 139 “我仍能想起那里的病房”：David Presswick Barr interview.

页 139 “早期的偏见，我们不得不与之抗争的反对意见”：Hobson, *Recollections of a Happy Life*, 113.

页 140 “对［我们的］医院有不可估量的好处”：Mottus, *New York Nightingales*, 53–57; Carlisle, *An Account of Bellevue Hospital*, 78–84.

页 140 “通用的女性服务员”：Rosemary Stevens, *In Sickness and in Wealth* (1989), 12.

页 140 “我母亲成为一名注册护士时”：Lewis Thomas, *The Youngest Science: Notes of a Medicine Watcher* (1983), 61–67.

第十章　病菌学说

页 141 “我几乎不担心”：Charles Rosenberg, *The Care of Strangers* (1987), 176.

页 142 “［你］已经以排名第一的成绩通过了”：C. E. A. Winslow, *The Life of Hermann M. Biggs* (1929), 49.

页 142 “我还没决定选谁的课程”：Haller Henkel to C. C.

Henkel, March 5, 1878, H. H. Henkel Papers, New York Academy of Medicine.

页 142 “这种把戏很常见”：同上，August 19, 1878. 这名申请人后成为贝尔维尤第一外科分部的实习生。见 Robert J. Carlysle, *An Account of Bellevue Hospital* (1893), Appendix, 216.

页 142 “世界上配置最齐全的医院”：William Welch to father, May 1875, Box 68, William Welch Papers, Chesney Archives, Johns Hopkins University.

页 143 “1876 年，也就是我［初次］走进”：Walter Burket, *Surgical Papers of William Stewart Halsted*, vol. 1. (1924), xxvii. 以及 “William Halsted: A Lecture by Peter Olch,” *Annals of Surgery* (March 2006), 421–25.

页 145 “工业产品”：Linda Gross and Theresa Snyder, *Philadelphia's 1876 Centennial Exhibition* (2005).

页 145 “拿总的结果来比较”：Joseph Lister, “On the Effect of the Antiseptic System of Treatment Upon the Salubrity of a Surgical Hospital,” *The Lancet* (January 1870), 4–6, 40–42.

页 146 “直视它需要坚强的神经”：Sheldon Nuland, “The Artist and the Doctor,” *American Scholar* (Winter 2003), 121–26; Patrick Grieffenstein, “Eakins' Critics: Snapshots of Surgery on the Threshold of Modernity,” *Archives of Surgery* (November 2008), 1122.

页 147 “很大一部分美国外科医生”：Remarks of Hamilton and dissenters in John Ashcroft, *Transactions of the International Medical Congress of Philadelphia* (1876), 532–34.

页 147 “闻名于世”：李斯特的评论见同上，始于第 535 页。

页 148 “专业人员远距离流动”：Thomas Bonner, *American Doctors and German Universities* (1963), 23.

页 148 “可以看到有着波兰犹太人样貌的夏洛克们”：William Welch to Fred Dennis, September 26, 1876, Box 12, Welch Papers.

页 148 “别惊慌”：Welch to sister, September 26, 1876, 同上。

页 149 “你一定要到［莱比锡］去”：Welch to Dennis, March 30, 1877, 同上。

页 149 “我们得让你回来”：Simon Flexner and Thomas Flexner, *William Henry Welch and the Age of Heroic Medicine* (1941), 116.

页 149 “我就是叛徒”：Victor Freeburg, *William Henry Welch at Eighty: A Memorial Record* (1930), 69–70.

页 150 “有人说空气中存在细菌”：Donald Fleming, *William H. Welch and the Rise of Modern Medicine*, 72.

页 150 “我们可以将成功的必要条件归结如下”：Stephen Smith, “The Comparative Results of Operations in Bellevue Hospital,” *Medical Record* (1885), 427–31. 以及 Smith, “Reminiscences of Two Epochs—Anesthesia an Asepsis,” *Bulletin of the Johns Hopkins Hospital* (1919), 273–78.

页 151 “病菌来了，快抓住他！”：Peter Olch, “William Halsted’s New York Period,” *Bulletin of the History of Medicine* (1966), 503.

页 151 “众多反李斯特的外科医生”：Howard Markel, *An Anatomy of Addiction* (2012), 95.

页 151 “巴斯德已经证明，华氏 212 度的高温”：H. H. Henkel, *Student Notebook*, New York Academy of Medicine.

页 151 “地板用枫木铺成”：“William Halsted: A Lecture by Peter Olch.” 以及 Howard Markel, *An Anatomy of Addiction* (2011), 94–95.

第十一章　两任总统的故事

页 152 “医生，我就要死了”：Ira Rutkow, *James A. Garfield* (2006), 2–3.

页 153 “总统虽然身体状况良好”：Telegram, Secretary of State James G. Blaine to Dr. Hamilton, July 3, 1881, Frank H. Hamilton Papers, Box 1, Library of Congress.

页 153 “子弹似已进入肝脏”：*New York Times*, July 13, 1881.

页 153 “从这一刻起，直到总统去世”：Hamilton Affidavit, Box 1, Frank H. Hamilton Papers.

页 153 “全国第一台空调”：Candice Millard, *Destiny of the Republic* (2011), 178.

页 154 “有害气体对总统的威胁”：Ira Rutkow, “Dirty Nation,” unpublished manuscript in author’s possession.

页 154 “我认为他的病情进展良好”：*New York Times*, August 1, 2, 3, 1881.

页 154 “有很丰富的经验”：同上，August 3, 1881.

页 154 “就要大打折扣了”：*New York World*, July 26, 1881.

页 154 “发展得不能再好了”：*New York Times*, July 13, 1881.

页 155 “总统的最好一日”：同上，September 9, 1881.

页 155 “他的肋骨突出”：Ira Rutkow, *Seeking the Cure* (2010), 78.

页 155 “在腰肌和右肾之间”：“Official Bulletin of the Autopsy of the Body of the President,” September 20, 1881.

页 155 “我们或许要批评几名外科医生将手指探入伤口的做法”：John Collins Warren, “The Case of President Garfield,” *Boston Medical and Surgical Journal* (1881), 464.

页 156 “意见分歧”：*New York Herald Tribune*, September 25, 1881.

页 156 “假如加菲尔德是个‘混混’”：John Girdner, “The Death of President Garfield,” *Munsey's Magazine* (October 1902), 547.

页 156 “没有比这更荒谬的了”：*Boston Medical and Surgical Journal* (February 16, 1882), 150.

页 156 “提供的内外科会诊专业咨询服务”：关于汉密尔顿的账单的材料见于 Box 1, Frank H. Hamilton Papers.

页 157 “在年轻医师和医学生眼里”：“Eulogy Delivered Before the New York State Medical Association of Professor Frank Hastings Hamilton” (November 1886), copy on file at the National Library of Medicine.

页 157 “主菜是乡村火腿”：H. L. Mencken, *Chrestomathy* (1982), 372–74.

页 158 “我要让新鲜病理标本展示”：Flexner and Flexner, *William Henry Welch*, 114–18.

页 158 “在医学界人士中间盛行的［病菌］理论”：同上，119.

页 158 “我们的宗旨何在？”：“Gilman's Inaugural Address,” Johns Hopkins University, https://www.jhu.edu/gilman-address;

Gerald Imber, *Genius on the Edge* (2010), 59–73.

页 159 “吉尔曼先生正在搜罗人才”：Welch to father, January 3, 1876, Box 57, William Welch Papers.

页 159 “一位在各种意义上的绅士”：John Shaw Billings to Gilman, March 1, 1884, Box 57, William Welch Papers.

页 159 “你一定要来”：Gilman to Welch, March 15, 1884, Box 57, William Welch Papers.

页 159 “我觉得［我在］做的不是自己想做的事”：Welch to father, March 26, 31, 1884, Box 68, William Welch Papers.

页 159 “教学的苦差”：Flexner and Flexner, *William Henry Welch and the Age of Heroic Medicine*, 130–31.

页 159 “威利·韦尔奇来看我”：丹尼斯和韦尔奇的所有通信见于 William Welch Papers, Box 12.

页 160 “先生们，请支付……汇票”：卡内基的电报见于 “Papers of Bellevue Hospital,” New York Academy of Medicine.

页 161 “在德国，［这样的］机构由政府充分保障”：*New York Times*, April 27, 1884.

页 161 “他在德国接受的思想是不切实际的”：Donald Fleming, *William H. Welch and the Rise of Modern Medicine* (1954), 68.

页 161 “我将在几年内辞去贝尔维尤医院的职务”：Loomis to Welch, December 30, 1884, Loomis Folder, William Welch Papers.

页 162 “我心知自己从始至终都是真诚行事”：Welch to Dennis, September 27, 1884, Dennis Folder, William Welch Papers.

页 162 “好吧，再见”：Flexner and Flexner, *William Henry Welch and the Age of Heroic Medicine*, 134.

页 163 “生命力最为旺盛的时期”：Allen Dumont, “Halsted at Bellevue, 1883－1887,” *Annals of Surgery* (December 1970), 929－35.

页 163 “手臂彻底清洗和消毒”：“Record Book of Bellevue Hospital, 1883－1887,” Ehrman Medical Archives, NYU Medical School.

页 163 “在这个城市……一群绅士”：Peter Olch, “William S. Halsted's New York Period,” *Bulletin of the History of Medicine* (1966), 498－510; Olch, “William Halsted and Local Anesthesia,” *Anesthesiology* (1975), 479－86.

页 164 “从一个正直、高贵的楷模”：Gerald Imber, *Genius on the Edge* (2010), 58.

页 165 “受毒瘾控制的生活……只要还活着”：Markel, *Anatomy of Addiction*, 241.

页 166 “外科医生用无菌刷、热水”：Frederic Dennis, “Report of Two Months Service at Bellevue Hospital,” *Medical and Surgical Reports of Bellevue and Allied Hospitals* (1907－8).

页 166 “溃疡性病变”：Dr. W. W. Keen, “The Surgical Operations on President Cleveland in 1893,” *Saturday Evening Post*, September 22, 1917; Matthew Algeo, *The President Is a Sick Man* (2012), 53－88.

页 167 “我们行事非常小心”：*Saturday Evening Post*, September 22, 1917.

页 167 “新鲜又纯净的空气、消过毒的舱房”：“President Cleveland's Secret Operation,” *The American Surgeon* (August 1997), 758－59; Arlene Shaner, “The Secret Surgeries of Grover

Cleveland," *Monthly Archive* (February 2014), New York Academy of Medicine; "Final Diagnosis of President Cleveland's Lesion," *JAMA* (December 19, 1980).

第十二章　精神病院

页 168　"穷人中的穷人"：W. H. Rideing, "Hospital Life in New York," *Harper's New Monthly Magazine* (June 1878), 171–89.

页 169　"对病例的解释和操作"：同上。

页 169　"患者每人每天的费用"：Henry Dowling, *City Hospitals* (1982), 77.

页 169　"这个地方可能干燥得厉害"：*New York Times*, May 14, 1867.

页 170　"残疾人、老人、体弱者"：Grand Jury Report: "An Address to the Citizens of New York: Abuses and Reforms of the Alms-House and Prison Department" (1849), New-York Historical Society (NYHS).

页 170　"湍急猛烈的水流"：Blackwell Family Scrapbook, March 8, 1784; Samuel Mitchell Note on Blackwell's Island, October 20, 1796, NYHS.

页 170　"闷闷不乐的白痴"：Charles Dickens, *American Notes*, vol. 4 (1842).

页 171　"我有幸抚摸过"："A Visit to the Lunatic Asylum on Blackwell's Island," *Harper's New Monthly Magazine* (March 19, 1859). 以及 "Blackwell's Island Lunatic Asylum," in 同上；and Elizabeth Montgomery, *A Separated Place* (1988), privately published, NYHS.

页 171 “种菜”：“Report of the Resident Physician, Blackwell's Island Lunatic Asylum” (1863–73), NYHS.

页 171 “法国科学家和探险家”：Denis Brian, *Pulitzer: A Life* (2002), 67.

页 172 “我们必须筹集资金”：National Park Service, “Statue of Liberty: Joseph Pulitzer,” www.nps.gov/joseph-pulitzer.htm.

页 173 “把［我］送到纽约一家精神病院”：Brooke Kroeger, *Nellie Bly: Daredevil, Reporter, Feminist* (1995), 91–92.

页 173 “练习成为一个疯子”：Nellie Bly, *Ten Days in a Mad-House* (1887), 5–9.

页 173 “这个疯姑娘是何许人？”：*New York Sun*, September 26, 1887.

页 173 “一个神秘流浪儿”：*New York Times*, September 26, 1887.

页 173 “通往布莱克威尔岛之路的第三站……我觉得自己以前对医生的能力有些高估了”：Bly, *Ten Days in a Mad-House*.

页 174 “这个身份背景一概不知的姑娘”：Kroeger, *Nellie Bly*, 91–92.

页 174 “精神病院铁栏后面”：*New York World*, October 9, 16, 1887.

页 174 “她彻底理解她所选择的职业”：Kroeger, *Nellie Bly*, 91–92.

页 175 “我几乎没指望大陪审团支持我”：同上，97–99.

页 175 “这让我稍感宽慰”：同上。

页 176 “想象自己是一只蚊子”及以下标题：“Bellevue Maniacs,” Robertson Portfolio, Scrapbook Clippings (1897), New York Academy of Medicine.

页 176 “男护士的惊人暴行”：*New York World*, December 15, 1900.

页 177 “没有哪位小说家能写得出”：*New York Times*, December 28, 1900, February 15, 19, 1901.

页 177 “被绞死的法国人案件”：Page Cooper, *The Bellevue Story* (1948), 155.

页 177 “在精神病院”：*New York Times*, February 16, 1901.

页 177 “你为什么去贝尔维尤？”：同上。

页 177 “这是私人问题”：同上。

页 177 “体面感”：Jane Mottus, *New York Nightingales* (1980), 71.

页 178 “太紧张”：同上，106–7.

页 178 “交叉询问的高手”：对米诺克的交叉询问，参见 Francis Lewis Wellman, *The Art of Cross-Examination* (1903), Chapter 15.

页 178 “不自然的挑逗行为”：Sandra Opdycke, “Improper Conduct: Rumors, Accusations, and the Closing of the Bellevue Training School for Male Nurses” (n.d.), unpublished paper in author’s possession.

页 179 “调查的细节”：同上。

页 179 “护理本质上是女人的工作”：同上。

页 179 “一般男性不会选择护士这个专业”：同上。

页 179 “照护酗酒者”：同上。

第十三章　崭新的大都会

页 181　“新贝尔维尤的成本”：*New York Times*, April 23, 1904.

页 181　“外科用途”：Report of the Proposed Bellevue Hospital, Box 42, Bellevue, Papers of McKim, Mead & White, New-York Historical Society (NYHS).

页 181　“公众检查身份不明的死者”：尽管新贝尔维尤的大部分规划可在 Mckim, Mead & White Papers 中找到，哥伦比亚大学的埃弗里建筑图书馆中有关该事务所的藏品中存有贝尔维尤的原始设计稿。参见 “Bellevue Hospital: New Hospital Buildings and Modernization of Existing Buildings ... Preliminary Drawings.”

页 181　“亲爱的查理”：Stanford White to Charles McKim, May 12, 1904, McKim, Mead & White Papers, Box 147, NYHS.

页 181　“亲爱的斯坦福”：McKim to White, May 14, 1904, in 同上。

页 182　“大陪审团谴责贝尔维尤管理层”：*New York Times*, February 1, 1901.

页 183　“我就觉得我们责无旁贷”：James A. Miller to George O’Hanlon, February 10, 1906, Dean’s Files, Archives and Manuscripts, Health Services Library, Columbia University.

页 183　“我想援引”：C. E. A. Winslow, *The Life of Hermann M. Biggs* (1929), 216–19.

页 183　“没有人尝试指导”：William Rom and Joan Reibner, “The History of the Bellevue Chest Service,” *Annals of the American*

Thoracic Society (October 2015), 1439.

页 184 “医生们将［一名］男子的衣服脱光”：Edward Kohn, *Hot Time in the Old Town* (2010), 89–90.

页 184 “跳入水中营救”：*New York Times*, December 14, 1946.

页 184 “不要有‘太多装饰’”：Memos in Box 147, McKim, Mead & White Papers, NYHS.

页 185 “取消穹顶”：“Bellevue Hospital, REDUCTIONS,” May 10, 1904, in 同上。

页 185 “在我看来”：George Shady, “New Bellevue Hospital Plans Filed,” *Medical Record*, vol. 71, 273. 以及 Arthur Dillon, “The New Bellevue Hospital,” *House and Garden* (June 1904), 296–99.

页 185 “花的钱都要多得多”：*New York Times*, November 29, 1907.

页 186 “学习尚可，好于爱尔兰人”: Kate Holliday, “The Foreign Immigrant in New York City,” *Report of the Industrial Commission*, vol. 15 (1901), 465–92.

页 186 “以令人沮丧的频率显示出额头低”：Alan Kraut, *Silent Travelers* (1994), 109.

页 186 “贝尔维尤自然反映出”：贝尔维尤的出生数据收集自 *Annual Report of the Commission of Public Charities* (1875–93) and *Bellevue and Annual Hospital Reports* (1902–13).

页 187 “强制排除”：*Report of the Committee on Inquiry into the Department of Health, Charities, and Bellevue and Allied Hospitals* (1913), 22.

页 187 “人们普遍认为”：*New York Times*, November 8, 1891.

页 187 “慈善机构里”：Paul Starr, *The Transformation of American Medicine* (1982), 174.

页 188 “19 世纪 90 年代，在贝尔维尤的分类账簿上”：贝尔维尤的病例文件见 “Record Books, First Surgical Division, Bellevue Hospital, 1898”；“First Surgical Children's Division, Bellevue Hospital, 1911–1915,” both in Archives and Special Collections, Health Studies Library, Columbia University.

页 189 “产生了有益影响”：E. H. Lewinski-Corwin, *The Hospital Situation in Greater New York* (1924), 18, 43.

页 189 “今天病人走近”：Rosemary Stevens, *In Sickness and in Wealth* (1989), 30.

页 189 “富裕病人的旅馆”：*New York Times*, January 26, 1904.

页 189 “我们不禁会问：‘这样做对吗？’”：David Rosner, *A Once Charitable Enterprise* (1982), 66.

页 190 “我们的病人入院时，我们为何”：同上，102.

页 190 西奈山医院是众多例子中的一例：有关西奈山医院慈善病人数量下降，见 Alan Herman, “Institutional Practices in Jewish Hospitals of New York City: 1880–1930,” PhD diss., NYU (1984), 72–73.

页 192 “制造无知医生的工厂”：*The New York Times*, July 24, 1910.

页 192 “这些学校正如履薄冰”：Abraham Flexner, *Medical Education in the United States and Canada* (1910), 275–77.

页 193 “有一天，25 磅的上等腰肉牛排”：*Report of the Committee on Inquiry into the Department of Health, Charities, and*

Bellevue and Allied Hospitals, 83.

页 193 “缺乏疾病诊断经验”：同上，367.

页 193 “这一职位需要在经济上做出相当大的牺牲”：E. H. Poole to Dr. Brewer (included in a letter to Dr. Lambert, Dean of Columbia Medical School, March 13, 1916), Dean’s Files, Box 317, Health Studies Library, Columbia University.

页 194 “东河边的大胆老鼠”：John Starr, *Hospital City* (1957), 198.

页 194 “我的选择极其有限”：Dr. Connie Guion Interview, Columbia Oral History Project (COHP), Health Studies Library.

页 194 “她的服务，不会让人遗憾”：例如，见 letters of recommendation in Leoni Clarman Papers, Box 1, Health Services Library, Columbia University.

页 195 “说白了，他就是被淘汰了”：Sandra Opdycke, *No One Was Turned Away* (1999), 67.

页 195 “很黑很黑”：May Chinn Interview, COHP.

页 196 “贾尔斯医生是我们中的一员”：*Journal of the National Medical Association* (May 1939), 122.

页 196 “几天后，当我的身体恢复到可以……交谈时”：Clayborne Carson, ed., “The Autobiography of Martin Luther King, Jr.” (2001), 118.

页 196 “说实在的，我们只是试图排除”：Michael Rosenthal, *Nicholas Miraculous: The Amazing Career of the Redoubtable Nicholas Murray Butler* (2015), 343.

页 196 “激进”：Harold Wechsler, *The Qualified Student: A*

History of Selective Admission in America (1977), 161－62.

页 197 “绝不能录取超过五个犹太人”：Gerard Burrow, *A History of Yale's School of Medicine* (2008), 107.

页 197 “闲置了九年”：Leon Sokoloff, “The Rise and Decline of the Jewish Quota in Medical School Admissions,” *Bulletin of the New York Academy of Medicine* (November 1992), 497－518. 以及 Edward Halperin, “Jews in U.S. Medical Education,” *Journal of the History of Medicine* (April 2001), 140－67.

页 197 “人的个性”：John Wycoff, “Relation of Collegiate to Medical School Scholarship,” *Bulletin of the Association of Medical Colleges* (January 1927), 1－16.

页 197 “在班里排名中等”：关于候选人的描述，见 Charles Flood to Dr. John McCreery, “Applicants for First Surgical Division at Bellevue: Group One-Preferred,” Dean's Papers, Box 247, Health Services Library, Columbia University.

页 198 “聊一聊，其间他为哥伦比亚大学……辩护”：Dr. Joseph Dancis Interview, *Archives of the American Academy of Pediatrics* (1996).

页 198 “收集死者和垂死者”：Deborah Blum, *The Poisoner's Handbook* (2010), 17.

页 199 “这一定是某种新的感染”：Gina Kolata, *Flu* (1999), 17.

页 199 “体温高，呼吸短促”：Dr. Connie Guion Interview, COHP.

页 199 “随意咳和打喷嚏”：Francesco Aimone, “The 1918 Influenza Epidemic in New York City,” *Public Health Reports*

(Supplement Three, 2010), 71–79.

页 200 “竟到了我只能见病人两次的地步”：Guion Interview.

页 200 “医生，你觉得”：同上。

页 201 “我们的最终结论”：Wade Oliver, *The Man Who Lived for Tomorrow* (1941), 392–99.

页 201 “一次沉痛的教训”：Winslow, *Hermann Biggs*, 321.

第十四章　死因

页 202 “美国人想不到”：Walter George, *Hail Columbia: Random Impressions of a Conservative English Radical* (1921), 154.

页 203 “酒精蒸馏器上的城市”：Michael Lerner, *Dry Manhattan* (2007), 4.

页 203 “徇私舞弊、敲诈勒索和失职渎职”：Leonard Wallstein, *Report on the Special Examination of the Accounts and Methods of the Office of Coroner in the City of New York* (1915).

页 204 “8 名殡仪员、7 名政客”：同上，以及 Deborah Blum, *The Poisoner's Handbook* (2010), 20.

页 204 “[取得]医学博士学位、技艺精湛的病理学家”：William Eckert, “Medicolegal Investigation in New York City,” *Forensic Medicine and Pathology* (March 1983), 33–54.

页 204 “想要的所有改革”：Francis Barry, *The Scandal of Reform* (2009), 82.

页 204 “活动最频繁的地方”：Edward Marten, *The Doctor Looks at Murder* (1940), 43–47.

页 204–5 “死于暴力犯罪、自杀”：“An Act to Amend the

Greater Charter of New York City," New York State Journal of Medicine (February 1903), 464.

页 205 "这一说法是不确切的": Blum, *The Poisoner's Handbook*, 29.

页 206 "1921 年购买的所有新设备": 同上, 53.

页 206 "将相关物质掺入肉中": Henry Freimuth, "Alexander O. Gettler," *American Journal of Forensic Medicine* (December 1983), 304–5.

页 207 "在实验室踉踉跄跄": Eugene Pawley, "Cause of Death: Ask Gettler," *American Mercury* (September 1954), 62–66.

页 207 "它们氧化酒精的速度更快": 同上。

页 208 "老了没法照顾宠物": *New York Sun and Herald*, May 24, 1920.

页 208 "阐明事实真相": "Letter to the Editor," *New York Times*, June 1, 1920.

页 208 "试管侦探": *Time* (May 15, 1933), 24.

页 208 "解读尸体的人": *Harper's Magazine* (February 1, 1955), 62–67.

页 208 "用他的测试送上电椅的罪犯": S. K. Niyogi, "Historical Developments of Forensic Medicine in America Up to 1978," *American Journal of Forensic Medicine and Pathology* (September 1980), 255.

页 208 "镭姑娘": William Sharpe, "The New Jersey Radium Dial Painters," *Bulletin of the History of Medicine* (Winter 1978), 560–70.

页 209 “威尔莫特的骨灰在做毒物检测”: *New York Times*, September 13, 1934.

页 209 “我记得有个受害者”: “The Memoirs of Dr. DeWitt Stetten, Jr.,” unpublished manuscript in author’s possession.

页 210 “在节后下跌后略有上升”: “The Liquor Market,” *The New Yorker* (January 16, 1926), 7.

页 210 “让人说疯话和爬树”: 同上。

页 210 “这里有 23 人死于节日饮酒”: *New York Times*, December 28, 1926.

页 211 “这种原因造成的死亡率”:《诺里斯报告》的副本及摘要见 *New York Times*, February 6, 1927.

页 212 “拥有精良葡萄酒”: 同上。

页 212 “众所周知”: 同上。

页 213 “现在我们几乎再也看不到这样的情景了”: Philip Weiss, *Unsung Heroes: The Story of the Bellevue Hospital Social Work Department* (2005), 24.

页 213 “4 天内有 16 人被毒酒杀死”: *New York Times*, July 31, 1932.

第十五章　令人震惊的真相

页 214 “似乎集纽约的勃勃生机”: Mason Williams, *City of Ambition* (2013), 81.

页 215 “在他上任头两年”: Edward Ellis, *The Epic of New York City* (1966), 526.

页 215 “钱真是太好赚了!”: 同上。

页 215 “绝望的男女”：Dr. Alexander Thomas, “History of Bellevue Psychiatric Hospital” (1982), unpublished manuscript, Lapidus Medical Library, NYU.

页 216 “普通医生……这不奇怪吗？”：Menas S. Gregory, “Reception Hospitals, Psychopathic Wards, and Psychopathic Hospitals,” presented to the American Medico-Psychological Association, 1907, copy in author’s possession.

页 216 “疯子拿手枪”：*New York Times*, September 16, 17, 1925.

页 216 “我可不会把我的狗送到那里”：同上，June 10, 1926.

页 217 “搞这项目能贪不少钱”：“Dr. Joseph Wortis, Recollections, told to Leo Hollister,” December 14, 1994, copy in author’s possession.

页 217 “意大利文艺复兴式的门廊”：Gerald Weissmann, “Bellevue: Form Follows Function,” *Hospital Practice* (August 1981), 18.

页 218 “第一次接受慈善援助的人……‘新穷人’”：Williams, *City of Ambition*, 92.

页 218 “对许多纽约人来说”：Sandra Opdycke, *No One Was Turned Away* (1999), 73.

页 218 “真是一个巨大工厂”：同上，77.

页 218 “曾经有段时间”：*New York Times*, September 12, 1940.

页 218 “他们对我的医治是一流的”：“A Reporter in Bed: Bellevue Days,” *The New Yorker* (October 14, 1950), 104–5.

页 219 “至少 20 个救命的职位”：Gerald Weissmann, “Einstein’s Letter to the Dean: Welcome to America,” *Federation of American Scientists for Experimental Biology* (December 2015), 4761.

页 219 “过度刺激”：Robert Kohn et al., “Affective Disorders Among Jews: A Historical Review and Meta-Analysis,” *History of Psychiatry* (1999), 245–67.

页 220 “我们预计，犹太病人的数量会持续增长”：P. P. Yeung and S. Greenwald, “Jewish Americans and Mental Health,” *Social Psychiatry and Psychiatric Epidemiology* (1992), 292–99; B. Malzberg, “Mental Illness Among Jews,” *Mental Hygiene* (1930), 926–46.

页 220 “前任专员多纳休的一个侄女”：“Gross Defects in the Management of the Psychopathic Division of Bellevue Hospital” (1934), Box 22, Lauretta Bender Papers, Brooklyn College Archives.

页 220 “未能充分鼓励”：同上。

页 221 “混蛋格雷戈里”：Interview with Dr. Arthur Zitrin.

页 221 “我们很少见到他”：Arthur Zitrin, “The Greatest Little Man in the World,” unpublished paper in author’s possession.

页 221 “她尖叫”：Dr. Emanuel Kotsos to Dr. Gregory, September 17, 1932 (copy in author’s possession).

页 221 “院长和保他上台的政治组织之间的联盟”：*New York Herald Tribune*, June 27, 1934; *New York Times*, June 27, 1934.

页 221 “几乎一夜之间，住院医师、初级医师和心理学家”：Walter Bromberg, *Psychiatry Between the Wars* (1982), 108–9.

页 222 “对轰动谋杀案的最迅速审判”：*New York Times*,

May 28, 1916.

页 222 “法院下令推迟”：同上，July 20, 1933.

页 222 “格雷戈里医生认为”：同上，December 2, 1925.

页 222 “首先我扒光她的衣服”：Katherine Ramsland, *The Devil's Dozen* (2009), 71.

页 223 “你会听到很多关于贝尔维尤的事情”：*New York Times*, March 12, 13, 1935.

页 223 “是的，贝尔维尤负有重大责任”：同上。

页 223 “不多……没有精神失常”：同上，March 22, 1935.

页 223 “我总是渴望给别人带来痛苦”：Colin Wilson, *The Serial Killers* (2011), 171; *New York Times*, March 20, 22, 1935.

页 224 “不管你如何定义理智在医学和法律上的边界”：Katherine Ramsland, *The Mind of a Murderer* (2011), 47. 以及 Fredric Wertham: *The Show of Violence* (1949).

页 224 “未患精神病的变态人格”：*New York Times*, March 20, 22, 1935; “Albert Fish Case, 1935: The M'Naghten Rule,” *Bloomberg Law* (n.d.).

页 224 “格雷戈里医生死在高尔夫球场”：*New York Times*, November 3, 1941.

页 225 “令人惊奇的是”：Bromberg, *Psychiatry Between the Wars*, 85.

页 225 “书举到眼睛处”：同上。

页 225 “她可能没有在家”：Peter Schilder, “My Family,” unpublished paper, Box 22, Lauretta Bender Papers. 她儿子的大学教授给这篇文章打了 C+ 的成绩。“我不认为你了解你自己或你母

亲。”这名教授写道。

页 225 “她爱孩子的方式跟孩子一样”：Lauretta Bender, “Autobiography,” unpublished, Lauretta Bender Papers.

页 226 “我都怀疑我能否毕业”：同上。

页 226 “我立刻明白了”：同上。

页 226 “他们成群地拥向［我们］”：Joseph Wortis, “Observations of a Psychiatric Intern,” in Correspondence, Joseph Wortis Unit $^{1}/_{4112}$, Adolph Meyer Papers, Chesney Medical Archives, Johns Hopkins.

页 227 “几乎所有人都会承认［黑人］有两个特征”：Dennis Doyle, “Racial Differences Have to Be Considered: Lauretta Bender, Bellevue Hospital, and the African-American psyche,” *History of Psychiatry* (2010), 206–23.

页 227 “还算好的”：Wortis, “Observations of a Psychiatric Intern.”

页 228 “微乎其微”：Edward Shorter and David Healy, *Shock Therapy* (2007), 60–66.

页 228 “不是简单的休克”：Joseph Wortis, “Remarks Before the New York Neurological Association,” Box 8, Joseph Wortis Papers, Psychiatric Archives, Cornell-Weill Medical Center, NYC.

页 228 “我们的胰岛素病房现在有 26 张床位”：Joseph Wortis to Kingsley Porter, April 20, 1937, Box 10, in 同上。

页 229 “我没觉得困惑”：Joseph Wortis, “Experience at Bellevue with Hypoglycemic Treatment of Psychosis,” Adolph Meyer Papers, Wortis Unit $^{1}/_{4112}$.

页 229 “我们可以等待”：同上。

页 229 “［我们科室］即将推行电击疗法”：Joseph Wortis to Harold Himwich, October 21, 1940, Box 8, Joseph Wortis Papers.

页 230 “可能损害神经系统”：Shorter and Healy, *Shock Therapy*, 32–37.

页 230 “放置大量电极凝胶”：“Instructions for Electro-Shock Apparatus,” Box 20, Joseph Wortis Papers.

页 231 “如果你在贝尔维尤面对［我处理的］典型病人”：Adam Feinstein, *A History of Autism: Conversations with Pioneers* (2010), 44–47.

页 232 “器质性大脑障碍”：Bender, “Notes on Children’s Ward,” Box 22, Lauretta Bender Papers.

页 232 “青少年犯罪”：Jill Lepore, *The Secret History of Wonder Woman* (2014), 264–71.

页 232 “我们中间有太多弱智的人”：Foster Kennedy, “The Problem of Social Control of the Congenital Defective,” *American Journal of Psychiatry* (July 1942), 14.

页 233 “基本的精神分裂症过程”：Lauretta Bender, “One Hundred Cases of Schizophrenia Treated with Electric Shock,” *Transactions of the American Neurological Society* (June 1947), 165–69.

页 233 “将［电击］与性交和性幻想联系在一起”：同上。以及 Austin Des Lauriers, “Psychological Tests in Childhood Schizophrenia,” *American Psychological Society, Annual Meeting* (1947), 57–67.

页 233　“是暂时的，并没有使行为模式得到持续改善”：E. R. Clardy and Elizabeth Rumpf, “The Effect of Electric Shock Treatment on Children Having Schizophrenic Manifestations,” *Psychiatric Quarterly* (1954), 616–23.

页 233　“所有其他措施都失效”：同上。

页 234　“我不曾见过一个”：Feinstein, *History of Autism*, 44–47.

页 234　“我认为他们毁了他”：Barbara Seaman, *Lucky Me: The Life of Jacqueline Susann* (1996), 211–14.

页 234　“怕死”：Clardy and Rumpf, “The Effect of Electric Shock Treatment on Children Having Schizophrenic Manifestations,” 621–23.

页 234　“我不觉得他们给我带来了什么好处”：同上。

页 234　“在我即将接受电休克疗法的早晨”：Ted Chabasinski, “A Child on the Shock Ward,” *Mad in America* (July 17, 2012), http：// madinamerica.com.

页 235　“有时她会离我很近”：同上。

页 235　“那个被带到［贝尔维尤］受折磨的小男孩”：同上。

页 235　“曾有人告诫我说”：Dr. Stella Chess, “Images in Psychiatry: Lauretta Bender, M.D.,” *American Journal of Psychiatry* (March 1995), 436. 以及“Remembering Lauretta Bender,” *Annals of Dyslexia* (1987), 1–9.

页 236　“我们极其谨慎”：Jeff Sigafoos, “Flashback to the 1960s: LSD in the Treatment of Autism,” *Developmental Neurorehabilitation* (January–March 2007), 75–81.

页 236　“变得开心、快乐，经常笑”：Lauretta Bender, “LSD

and UML Treatment of Hospitalized Disturbed Children," *Recent Advances in Biological Psychology* (1963), 84-92.

页 236 "有益成果"：*American Druggist* (1962), 33.

页 236 "杰出的女精神科医师"：Gwendolyn Stevens and Sheldon Garner, *The Women of Psychology* (1982).

页 237 "他们汹汹发难甚至还控告"：Thomas, "History of Bellevue Psychiatric Hospital," 118-19.

页 237 "有适当的制约和保护措施"：Gary Walters, "Electroconvulsive Therapy on Young People and the Pioneering Spirit of Lauretta Bender," *Acta Neuropsychiatrica* (2010), 253-54.

页 237 "我们认为这是最后的治疗方法"：Interview with Dr. Dennis Popeo.

第十六章　幸存

页 238 "对心肺的一切"：Yale Enson and Mary Chamberlin, "Cournand and Richards at the Bellevue Cardiopulmonary Laboratory," *Columbia Magazine* (Fall 2001).

页 238 "能否先征询一下［我们的］意见"：Dean Lambert to Bellevue Board of Trustees, January 26, 1916, Dean's Files: Affiliated Hospitals, Bellevue, Box 317, Health Services Library, Columbia University.

页 239 "至少有六项临床研究"："Plans for a Service for Chronic Lung Diseases at Bellevue Hospital," May 6, 1933, in 同上。

页 239 "如果你成功了"：André Cournand oral interview, in Allen Weisse, *Heart to Heart* (2002), 24-38.

页 239　“理查兹向我介绍了”：同上。

页 240　“我深信”：Lawrence Altman, *Who Goes First* (1998), 41. 以及 Werner Forssmann, *Experiments on Myself* (1974).

页 240　“淋巴结广泛转移”：Cournand oral interview, *Heart to Heart*.

页 240　“好吧，他都是拿别人做实验”：同上。

页 240　“一名外科住院医师每天 24 小时待命”：同上。

页 241　“我的技术员”：Richards to Dean Willard Rappleye, Dean's Files, April 17, 1947.

页 241　“和最优秀、最聪明的人物擦肩而过”：Enson and Chamberlin, "Cournand and Richards at the Bellevue Cardiopulmonary Laboratory."

页 241　“不知这是否与我是法国人有关”：Cournand oral interview, *Heart to Heart*.

页 242　“女性在贝尔维尤的处境一直都更好”：Dr. Joseph Dancis interview; Dr. Donna O'Hare interview; both in Archives of the American Academy of Pediatrics.

页 242　“赚的钱足够多”：Joseph Dancis interview.

页 242　“有了一点病变”：Dr. Edwin Kendig interview, Archives of the American Academy of Pediatrics.

页 243　“第一种有效治疗结核病的抗生素”：The Nobel Prize in Physiology or Medicine, 1952, NobelPrize.org.

页 243　“来自社会经济背景低下”：Edith Lincoln, *Tuberculosis in Children* (1963), 1–5.

页 244　“消息很快传开”：Donna O'Hare interview.

页 244 “我觉得有义务向你投诉”：Richards to William Van Glahn, Dean’s Files, June 20, 1947.

页 245 “我们全都戴着口罩”：Dr. Roberta Goldring interview.

页 245 “亲爱的迪克，我要告诉你”：Dean Willard Rappleye to Richards, in 同上。

页 245 “我有能力获得诺贝尔医学奖”：*New York Times*, February 9, 1957.

页 246 “走进医院看一看”：*New York Times*, May 8, 1957.

页 246 “按上键下楼”：Gerald Lowenstein, *The Midnight Meal* (2005), 114.

页 246 “要鸡肉，不要金枪鱼”: Interview with Dr. Loren Greene.

页 246 “如果病人需要私密性”：William Nolen, “Bellevue: No One Was Ever Turned Away,” *American Heritage* (February–March 1987).

页 247 “在我们看来，纽约市真叫人遗憾”：Richards et al. to William Jacobs, n.d., Dean’s Files, 1948–50.

页 247 “诺贝尔奖得主认为贝尔维尤”：*New York Herald Tribune*, May 8, 1957.

页 247 “为保体面和尊严”：*New York World Telegram*, May 8, 1957.

页 247 “贝尔维尤不仅仅是一家市立医院”：Sandra Opdycke, *No One Was Turned Away* (1999), 129.

页 247 “当下的众声喧哗”：Arthur and Barbara Gelb, “The Plus Side of Bellevue,” *New York Times Magazine* (June 2, 1957).

页 248 “与流行的看法相反”：Salvatore Cutolo, *Bellevue Is My Home*(1956), 121, 128-29.

页 248 “把它们的医疗弃儿”：Richards to Dean Willard Rappleye, Dean’s Files, March 9, 1951.

页 248 “医院管理局”：Elizabeth Kramer, *The New York City Health and Hospitals Corporation* (1977), 55-56.

页 250 “重复收费和虚假考勤表”：Charles Morris, *The Cost of Good Intentions* (1980), 41.

页 250 “数百万美元左右”：Kramer, *The New York City Health and Hospitals Corporation: Issues, Problems, and Prospects*, 60.

页 250 “这件事摆在首位”：Randall Woods, *LBJ: Architect of American Ambition* (2006) 569.

页 251 “也许是二战诺曼底登陆日以来最大的一次政府行动”：同上，573.

页 251 “[我们]不能被那些未经训练的政府雇员所左右”：Ira Rutkow, *Seeking the Cure* (2010), 259.

页 251 “医院和医生说报销什么”：Woods, *LBJ*, 573.

页 251 “长期资金不足”：J. B. Mitchell, “Medicaid Mills: Fact and Fiction,” *Health Care Financial Review* (Summer 1980), 37-49.

页 252 “纽约市通过一轮轮”：Opdycke, *No One Was Turned Away*, 141.

页 253 “不良典型”：同上，138.

页 253 “历来以纽约市为主”：Lewis Thomas, *The Youngest Science* (1983), 112.

页 254 “还有什么更好的解决办法”：Harry Dowling, *City Hospitals*

(1982), 185.

页 254 “最重要的原因”：Lawrence Hutchison, *The New York City Health and Hospitals Corporation: Panacea or Placebo?* (1970), 4.

页 254 “大嗓门独行侠”：*New York Times*, January 22, 1967.

页 254 “与他们的疾病无关”：同上。

页 255 “很有能力的医学权威”：同上，January 13, 1967.

页 256 “雇用更多工人”：*New York Times*, June 6, 1971.

页 257 “福特总统对纽约市说：去死吧”：New York *Daily News*, October 30, 1975.

页 258 “我发现”：Joseph Blumenkranz, *Bellevue Behemoth* (1984), 193.

页 258 “走廊干净”：Gerald Weissmann, “Bellevue: Form Follows Function,” *Hospital Practice* (August 1981), 21.

页 258 “一栋壮观的建筑”：Thomas, *The Youngest Science*, 134–35.

页 258 “她抗拒改善”：Opdycke, *No One Was Turned Away*, 168.

第十七章　艾滋病

页 259 “我们震惊得不知所措”：Interview with Dr. Fred Valentine.

页 260 “我突然开始考虑病人的性史”：Ronald Bayor and Gerald Oppenheimer, *AIDS Doctors: Voices from the Epidemic* (2000), 53–54.

页 260 《41 名同性恋者患罕见癌症》：*New York Times*, July 3, 1981.

页 260　“机会性感染”：CDC, *Morbidity and Mortality Weekly Report*, July 1981, 305−8.

页 260　“我曾碰到他从一个同性恋澡堂出来”：Bayor and Oppenheimer, *AIDS Doctors*, 61.

页 261　“关系最密切的变量”：Marmor, Friedman-Kien, and Lauberstein, et al., “Risk Factors for Kaposi’s Sarcoma in Homosexual Men,” *The Lancet* (May 1982), 1083−87.

页 261　“亚硝酸戊酯”：Fred Valentine, “Surveillance Notes,” copy in author’s possession.

页 261　“谴责的话语”：Daniel Defoe, *A Journal of the Plague Year* (1722), 238.

页 262　“直面［瘟疫］之危险”：American Medical Association, *Code of Medical Ethics* (1847).

页 262　“自由选择服务对象”：AMA, *Revised Code* (1957).

页 262　“必须对病人的护理另做安排”：AMA, Council on Ethical and Judicial Affairs, *Statement on AIDS* (1986).

页 262　“私人医生不会接受”：*New York Times*, April 23, 1990.

页 262　“将这类病人拒之门外时”：B. Friedman, “Health Professions, Codes, and the Right to Refuse HIV Infectious Patients,” *Hastings Center Report* (April–May 1988), 20.

页 263　“它没有名字”：Abigail Zuger, “AIDS on the Wards: A Residency in Medical Ethics,” *Hastings Center Report* (June 1987), 16.

页 263　“他们会说‘你会染上艾滋病’”：Seymour Shubin, “Caring for AIDS Patients: The Stress Will Be on You,” *Nursing* (October 1989), 44.

页 264 “患艾滋病的吸毒者是贝尔维尤的勤杂工”：*New York Post*, June 14, 1983.

页 264 “在那一瞬，我所能感受到的”：*New York Times*, December 23, 1985.

页 264 “从嗡鸣的速度”：Richard Ostreicher, “On Medical Residents,” Laubenstein, *Tales of Linda* (2013), 54.

页 265 “她对病人的照顾非常好”：Bayor and Oppenheimer, *AIDS Doctors*, 121.

页 265 “有人认为，这可能是因为”：Laubenstein, *Tales of Linda*, 10.

页 265 “最好剪掉她那该死的指甲”：同上，33.

页 265 “艾玛·布鲁克纳医生这一角色”：同上，10.

页 266 “[他们]一次又一次向我提到”：Zuger, “AIDS on the Wards,” 19.

页 266 “有相当程度的担心”：Nathan Link, “Concerns of Medical and Pediatric House Officers About Acquiring AIDS from Their Patients,” *American Journal of Public Health* (April 1988), 455–59.

页 267 “当时有很多关于艾滋病和 4H 的谈论”：Interview with Dr. David Goldfarb.

页 267 “我从未见过这种情况”：*Newsday*, September 15, 1985.

页 267 “从来没人探视过那个艾滋病患者”：Zuger, “AIDS on the Wards,” 19.

页 267 “我的意思是，当一个”：*Newsday*, September 15,

1985.

页 267 “三分之一的入院者似乎”：*New York Times*, July 27, 2012.

页 267–68 “艾滋病非常复杂”：*New York Times*, December 23, 1985.

页 268 “一个女人患有严重糖尿病”：Michael Pillinger, “The Bellevue Experience,” *NYU Physician* (Spring 1985), 33.

页 268 “他们都会死在你手上”：*New York Times*, December 23, 1985.

页 268 “我们的培训被艾滋病笼罩”：Danielle Ofri, “Pas De Deux,” in Lee Gutkind, ed., *Becoming a Doctor* (2010), 10. 以及“The Impact of AIDS on Medical Residency Training,” *New England Journal of Medicine* (1986), 177–80.

页 269 “谢谢你的精彩演讲”：Bayor and Oppenheimer, *AIDS Doctors*, 96.

页 269 “我们了解你对艾滋病有多专注和投入”：同上。

页 269 “旧金山总医院几乎所有东西”：Interview with Dr. Robert Holzman.

页 270 “我们在 50 个事项中大约排在第 47 位”：*New York Times*, May 31, 1988.

页 270 “没有艾滋病危机”：Charles Perrow and Mauro Guillen, *The AIDS Disaster* (1990), 35.

页 271 “没有亲属……单身男性”：*New York Times*, August 7, 1989.

页 271 “我们 60% 以上的［艾滋病］患者都是药物滥用者”：

R. Holzman et al., "Bellevue Hospital's Administrative Response to the AIDS Epidemic," copy in author's possession.

页 271 "这不仅仅是为了'防患于未然'": Holzman interview.

页 272 "想象一个无比悲惨的病人": 希望保持匿名的信息提供者。

页 272 "我不能怪她": Edward Ziegler and Lewis Goldfrank, *Emergency Doctor* (1987), 247.

页 272 "护士的疾病": Shubin, "Caring for AIDS Patients," 44.

页 273 "这里与泰坦尼克号的唯一区别是": *New York Times*, December 23, 1985.

页 273 "它与其他疾病不同": *New York Times*, October 4, 1987.

页 273 "这种情况可以自行解决": *Evans v. Bellevue*, *New York Law Journal*, decision rendered July 28, 1987.

页 274 "他想有尊严地死去": *New York Times*, July 16, 17, 28, 1987.

页 274 "尚有希望康复": 同上, July 17, 1987.

页 274 "没有什么比人的生命更珍贵的了": *Evans v. Bellevue*. 以及 Anthony Di Somma, "Evans v. Bellevue," *Library Law Journal: Issues in Law and Medicine* (1988), 235–38。

页 274 "生前预嘱": Governor's Task Force on Life and Law, *Life Sustaining Treatment: Making Decisions and Appointing a Health Care Agent* (1987).

页 275 "气道小组": Interview with Dr. Nathan Thompson.

页 275 "医学不能逞英雄": 希望保持匿名的信息提供者。

页 276 "年度人物": *Time* (December 30, 1996).

页 276 “我开始相信”：Andrew Sullivan, “When Plagues End,” *New York Times Magazine* (November 10, 1996).

页 276 “人人都在死亡，有的死得快，有的死得慢”：“Saying Goodbye to Bellevue Virology,” *Infection Disease Division Newsletter* (2012), NYU Langone Medical Center, 1.

第十八章 跌入谷底

页 277 “一家大医院身陷危机”：*New York Times*, February 21, 1988.

页 278 “她很刻苦”：同上，January 23, 1989.

页 278 “细针活检”：同上，April 5, 1988.

页 278 “那里一个人都没有”：同上，January 9, 1989; New York *Daily News*, January 9, 10, 1989.

页 279 “鼠人”：*Newsday*, February 6, 1989.

页 279 “他非常开心”：*New York Times*, January 10, 1989.

页 280 “我能和你说会儿话吗？” *New York Times*, January 13, 1989; Walt Bogdanich, *The Great White Lie* (1991), 12–30.

页 280 “在 1989 年的普通一天里”：New York *Daily News*, January 27, 1989.

页 280 “贝尔维尤野兽”：Bogdanich, *The Great White Lie*, 20.

页 281 “至少有三份报告”：*Johnson v. New York City HHC* (June 1998).

页 281 “毫无好转希望的瘫痪者”：*New York Times*, May 28, 1919.

页 281 “拿了根香蕉”：Dr. Alexander Thomas, “History of

Bellevue Psychiatric Hospital” (1982), unpublished manuscript in author’s possession. 托马斯长期担任纽约大学医学院精神病学系系主任。

页 282　威廉·莫拉莱斯：莫拉莱斯案的信息，见 Bryan Burrough, *Days of Rage* (2015), 471–75; *New York Times*, September 16, 1984; Susan Reverby, “Enemy of the People,” *Bulletin of the History of Medicine* (2014), 403–30.

页 283　“她那么招人疼爱”：*Newsday*, February 9, 1989.

页 283　“我们认为他是装的”：*New York Times*, October 31, 1989.

页 283　“要求医院的安保体系完美无瑕”：*People v. Smith* (N.P. App. Div. 1994); *Johnson v. New York City HHC*.

页 284　“玩具警察”：*New York Times*, March 27, 1989.

页 284　“贝尔维尤的安保工作糟糕透顶”：Bogdanich, *The Great White Lie*, 20.

页 284　“成群结队的人”：*New York Times*, February 3, 1971.

页 285　“寒冷天气警报”：同上，September 14, October 30, 1987, April 11, 1988.

页 285　“我们由来已久的传统”：Thomas, “History of Bellevue Psychiatric Hospital”；H. Richard Lamb, *A Report on the Task Force of the Homeless Mentally Ill* (1992).

页 286　“经过一番劝诱”：Jennifer Toth, *Mole People*, 56–57.

页 286　“这些人”：同上，155.

页 286　“黑暗中杂声四起”：*New York Times*, January 12, 1992.

页 286　“冬天是最糟糕的”：Danielle Ofri, “Pas de Deux,”

in Lee Gutkind, *Becoming a Doctor* (2010), 10.

页 286 “一股变质奶酪的恶臭”：Michael Pillinger, “The Bellevue Experience,” *NYU Physician* (Spring 1985), 34.

页 287 “粗糙不堪，布满小洞”：同上。

页 287 “社会工作部做了一项调查”：Philip Weiss, “The Story of Bellevue Hospital and Bellevue Social Workers” (2005), unpublished manuscript in author’s possession.

页 287 “[我们]已经从一家接收医院转变”：Thomas, “History of Bellevue Psychiatric Hospital.”

页 287 “我不想这么说”：*New York Times*, September 20, 1983.

页 287 “醉汉小火车”：“Bellevue’s Emergency,” *New York Times Sunday Magazine*, February 11, 1996.

页 288 “我们处理社会的一切问题”：*New York Times*, November 24, 1992.

页 288 “我们的安保工作糟糕透顶”：*Newsday*, February 26, 1989.

页 288 “在安全系数如此之低、犯罪分子始终存在的地方工作”：同上，February 6, 1989. 以及 *New York Times*, January 13, 1989.

页 288 “一个不修边幅的弃儿”：Gerald Weissmann, *Darwin's Audubon* (2001), 265.

第十九章 飓风“桑迪”

页 290 “我很难相信”：“The Bellevue Murder: Could It Happen in Your Hospital?” Hospital Security and Safety Management (May 1989).

页 290 “大量无家可归者”：同上。

页 291 “我们努力工作”：*Newsday*, March 6, 1989.

页 291 “公立医院中的旗舰”：“Privatizing HHC,” *City Journal* (Spring 1993).

页 291 “［我们是］一个大机构”：*New York Times*, March 7, 1995.

页 291 “我现在没法面不改色地告诉你”：同上。

页 292 “与社区需求不再相关”：同上。

页 292 “比以往患者病情更重，更难管理”：United Hospital Fund, *The State of New York City's Municipal Hospital System* (1989).

页 292 “贝尔维尤有过的领导”：*New York Amsterdam News*, June 21, 1997.

页 292 “我只会管理一家”：*New York Times*, May 31, 1988.

页 292 “我没必要忍受”：同上，December 6, 1988. 以及 Walt Bogdanich, *The Great White Lie* (1991), 15.

页 293 “城市应该继续”：Jeremiah Barondess, “Municipal Hospitals in New York City—A Review of the Report of the Commission to Review the Health and Hospitals Corporation,” *Bulletin of the New York Academy of Medicine* (Summer 1993), 15.

页 293 “一件好事，很好”：Sandra Opdycke, *No One Was Turned Away* (1999),184.

页 294 “这是战区医学”：*New York Times*, November 4, 1990.

页 294 “她当时处于深度休克状态”：Salvatore Cutolo, *Bellevue Is My Home* (1955), 123. 以及 New York *Daily News*, July 25, 1945.

页 295 “重新组合起来”：Cutolo, *Bellevue Is My Home*, 125.

页 295 “氧气罐堆在门边”：Katherine Finkelstein, “Bellevue's Emergency,” *New York Times Sunday Magazine*, February 11, 1996.

页 295 “这将是一场大劫难”：*Los Angeles Times*, September 5, 2011.

页 295 “医院开足马力”：同上。

页 295 “第二座塔倒塌了”：Mack Lipkin, “Medical Ground Zero,” *Annals of Internal Medicine* (May 2002), 704–7.

页 295 “我一直在思索这样的事情”：*New York Times*, September, 18, 2001; *Boston Globe*, September 14, 2001.

页 296 “数以千计的医务工作者”：*Los Angeles Times*, September 5, 2011.

页 296 “核心区是撞击死亡”：同上。

页 296 “一辆辆警车火速赶来”：Tony Dejer, “Lessons Learned: New York Downtown Hospital and 9/11,” *Health Leaders Magazine* (October 5, 2006).

页 296 “我们拿着头、胳膊、腿”：Marilyn Larkin, “New York Physicians Respond to the Terror, Tragedy, and Trauma,” *The Lancet* (September 22, 2001), 940.

页 297 “起初，我以为自己死了”：“Last Man Out,” *Sixty Minutes II*, November 4, 2004.

页 297 “那天有很多人失去生命”：Stuart Marcus, “Remembering 9/11: Reflections from Bellevue Hospital and New York University Medical Center,” *Surgery* (2002), 502–5.

页 297 “有没有人见过理查德”：*New York Times*, September 29, 2001. 以及 Victor Seidler, *Remembering 9/11: Terror, Trauma and*

Social Theory (2013), 39.

页 298 “值夜班时我会往下看”：Russell Saunders, “Never Forget,” *The Daily Beast*, September 10, 2015.

页 299 “通常，应急发电机的容量”：J. David Roccaforte, “The World Trade Center Attack: Observations from New York’s Bellevue Hospital,” *Critical Care* (2001), 307−9.

页 299 “医院围墙外的灾难”：*Insurance Journal*, November 6, 2012.

页 302 “我们被告知备用电源系统需要 10 秒钟”：Interview with Dr. Doug Bails.

页 302 “没有电”：*Insurance Journal*, November 6, 2012.

页 303 “病人在凌晨 1 点左右开始到达”：Phyllis Maguire, “New York Hospitals and the Hurricane,” *Today’s Hospitalist* (December 2012).

页 303 “你觉得他们还会让我待在那儿吗”：David Remnick, “Leaving Langone: One Story,” *The New Yorker* (October 30, 2012).

页 304 “在完全断电的情况下”：Interview with Dr. Laura Evans; Laura Evans et al., “In Search of the Silver Lining: The Impact of Superstorm Sandy on Bellevue Hospital,” *Annals of the American Thoracic Society* (April 2013), 135−42.

页 305 “没有分工”：“The Night of the Hurricane,” *Bellevue Literary Review* (Spring 2013).

页 305 “这里是曼哈顿”：Danielle Ofri, “Bellevue and the Hurricane,” *New England Journal of Medicine* (December 13, 2012), 2265−67.

页 305 “19 S 东楼梯间”：这块白板至今挂在西区 17 号，提醒人们记住飓风“桑迪”。

页 305 “我堵在新生儿重症监护室的一个团队后面”：Kelsey Frohman, “Bellevue Hospital: Sandy Recap,” Ravenscroftschool.com, October 30, 2012.

页 306 “我得撒尿”：同上。

页 306 “所有医院都需要做灾难规划”：*New York Times*, November 2, 2012.

页 306 “这里是贝尔维尤，我们对危机早已习以为常”：Erin Haggerty, “When Bellevue Had to Evacuate Its Criminally Insane,” *Bedford + Bowery*, October 29, 2013.

页 307 “我还记得停电后病人监护仪变黑”：“Alumni Share Stories from Hurricane Sandy,” University of Wisconsin-Madison School of Medicine, March 12, 2013.

页 307 “产生的众多英雄壮举”：Sheri Fink, “Beyond Hurricane Heroics—What Sandy Should Teach Us About Preparedness,” *Stanford Magazine* (Summer 2013).

第二十章　重生

页 309 “我们的大部分基因敲除小鼠”：Interview with Dr. Bruce Cronstein.

页 309 “我感到非常绝望”：Gordon Fishell, “After the Deluge,” *Nature* (April 25, 2013), 421.

页 309 “我们飞快地取回”：Interview with Dr. Martin Blaser. 以及 Martin Blaser, *Missing Microbes* (2014), 258.

页 309 “这就像苏菲的选择”：Apoorva Mandavilli, “One Year After Sandy, Uneven Recovery at New York University’s Labs,” *Scientific American* (October 29, 2013).

页 309 “我们开始用干冰包裹”：“ACTG Still Struggles in Sandy’s Aftermath,” *ACTG AIDS Clinical Trials Group* (December 2012).

页 310 “我们知道飓风即将来临”：Fishell, “After the Deluge,” 421.

页 310 “如果你是一只淹死的小鼠”：“Sandy and the Laboratory Mice,” *Earth in Transition* (October 2012).

页 310 “我们再也不会把动物”：Daniel Engber, “Sandy’s Toll on Medical Research,” *Slate* (November 1, 2012).

页 310 “人们不会根据哪家医院”：Reuters, November 4, 2012.

页 311 “［我们的］中心是大规模屠杀啮齿类动物的场所”：Engber, “Sandy’s Toll on Medical Research.”

页 311 “我在世界各地谈论灾难”：同上。

页 311 “手写的纸条贴在我们的隔间里”：*New York Times*, November 26, 2012.

页 312 “使用巨额资金”：Chris Glorioso, “I-Team: Two Years After Sandy, FEMA Aid to Hospitals Questioned,” NBC News, New York.

页 313 “纽约大学有一大群富人捐助”：Louis Flores, “Criticisms over Obscene NYU Sandy Grant,” www.progressivequeens, November 7, 2014.

页 314 “来自非洲”：*Dallas Morning News*, September 25,

2014.

页 314 “我们盯着一张张图片”：*New York Times*, October 25, 2014.

页 315 “平心而论”：*Dallas Morning News*, October 12, 2014.

页 315 “这是一件很酷的小工具”：*New York Times*, February 10, 2015.

页 315 “抽血应保持在绝对最低限度”：Bellevue Hospital Center, *Ebola Virus Disease Response Guide*, 2014.

页 316 “我们应对埃博拉的理念”：Nicholas St. Fleur, “What Makes a Hospital ‘Ebola Ready’?,” *Scientific American* (October 23, 2014).

页 316 “埃博拉袭击纽约市”：*New York Post*, October 23, 2014.

页 317 “她是我们的旗舰”：Transcript: Mayor de Blasio at Bellevue Hospital on the Discharge of Dr. Craig Spencer, November 11, 2014.

页 317 “爱纽约的理由”：*New York*, December 14, 2014.

页 317 “我们喜欢把自己当成”：Interview with Dr. Doug Bails.

尾声

页 320 “非常好斗”：“Active ALC cases for January 13, 2016” (copy in author’s possession).

页 320 “从未挪动过的 50 张宝贵床位”：Interview with Dr. Doug Bails.

页 320 “对我们的三重威胁”：Interview with Dr. James Lebret.

页 320 “尚未接受现状”：Marc Gourevitch et al., “The Public Hospital in American Education”, *Journal of Urban Health* (September 2008), 779-86.

页 322 “绝对不出售”：*New York Times*, April 25, 2016.

索引

（以下页码为英文原著页码，即本书边码）